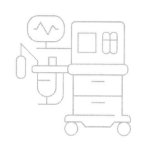

精选临床麻醉案例分析

Selected Clinical Anesthesia Case Analysis

邱 颐 王彩霞 安 敏 主编

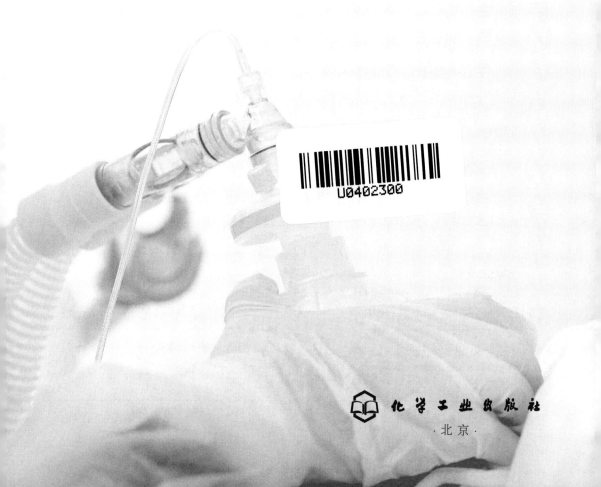

化学工业出版社

·北京·

内容简介

本书由内蒙古医科大学第二附属医院麻醉科牵头主编。精选27个案例，急性颈脊髓损伤、老年髋部骨折快通道、老年全髋关节置换、肩关节镜手术、多发性创伤术后抽搐、下肢手术中突发急性肺栓塞、膝关节置换术后外周神经损伤、髋臼骨折术后凝血功能障碍、骶骨肿瘤、成骨不全、急性冠脉综合征患者行OPCAB等。所有案例均以问题为导向，对病例进行简洁清晰的分析，为读者提供全面的解答和临床处理要点，总结经验和教训。本书适合基层麻醉医师阅读参考。

图书在版编目(CIP)数据

精选临床麻醉案例分析 / 邱颐，王彩霞，安敏主编.

北京：化学工业出版社，2025.1. -- ISBN 978-7-122-46727-0

Ⅰ. R614

中国国家版本馆CIP数据核字第2024DE9747号

责任编辑：戴小玲　赵兰江　王向军　　　文字编辑：李　悦
责任校对：杜杏然　　　　　　　　　　　　装帧设计：张　辉

出版发行：化学工业出版社（北京市东城区青年湖南街13号　邮政编码100011）
印　　装：大厂回族自治县聚鑫印刷有限责任公司
710mm×1000mm　1/16　印张16¼　字数290千字　2025年7月北京第1版第1次印刷

购书咨询：010-64518888　　　　　　　　售后服务：010-64518899
网　　址：http://www.cip.com.cn

凡购买本书，如有缺损质量问题，本社销售中心负责调换。

定　价：78.00元　　　　　　　　　　　　　　　　　　　版权所有　违者必究

编写人员名单

主　编　邱　颐　王彩霞　安　敏

编　者（以姓氏笔画为序）

　　　　丁玉美　马鹏垒　王　莹　王　曦　王春杰　王晓冬
　　　　王彩霞　石海霞　付学强　师文静　安　敏　李　宵
　　　　李晓燕　杨　旭　杨宇荣　吴育林　邱　颐　宋　昕
　　　　张　垚　张末娇　段琪瑞　徐梦颖　董海云　薛　娇

前 言

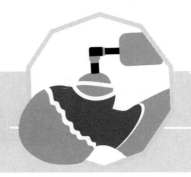

麻醉专业的内涵日益加深,外延加速拓展,推动麻醉医学迅速迈向围术期医学阶段,在此过程中,麻醉科成了医院各科室间的关键枢纽。现今,众多患者伴有多器官系统疾病,使得麻醉医生面临的临床状况错综复杂。因此,麻醉工作者不但要筑牢理论基础,还需深入领会相关系统疾病的知识要点。

为此,我们组织24位奋战于临床一线且经验老到的麻醉医师精心编撰本书。他们遴选本院极具代表性的27个临床危重疑难病例,包括急性颈脊髓损伤、老年髋部骨折、多发创伤、心脑血管疾病、呼吸系统疾病、电解质紊乱等临床常见病例的麻醉处理,以及脆骨病、骶管瘤、强直性肌营养不良、极低体重患儿等少见病例的麻醉管理。编写团队广泛查阅大量国内外前沿麻醉相关文献,紧密贴合临床实践,以问题为导向深入探讨。从术前精准评估到术中精细麻醉管理,均予以详尽剖析,并提供全方位的解决方案与关键临床处理要点。值得一提的是,本书聚焦围术期并存疾病的麻醉选择与管理,旨在为广大临床麻醉医师,尤其是基层临床麻醉医师,以及ICU和急诊科医师提供极具价值、切实可行的专业参考,助力其提升临床工作中的麻醉决策与操作水平。

借此机会,我深深地感谢各位主审的指导,各位编委对本书编写做出的巨大贡献,以及出版社的支持和努力。

虽然经过仔细的校对和反复讨论,但因编者水平有限,书中难免出现不足之处,恳请读者多提宝贵意见。

编 者
2024年12月

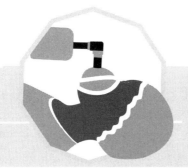

目　录

案例一　急性颈脊髓损伤患者的麻醉管理　　001

问题 1　该患者术前准备有无特殊？ ……………………………………… 003
问题 2　颈椎手术的方式有哪些？适应证是什么？ ……………………… 004
问题 3　此时是否考虑拔除气管导管？ …………………………………… 005
问题 4　气管导管拔除的指征有哪些？ …………………………………… 006
问题 5　气管导管拔除的注意事项有哪些？ ……………………………… 006
问题 6　此时发生了什么情况？怎么办？ ………………………………… 008
问题 7　术后呼吸抑制的主要原因有哪些？ ……………………………… 008
问题 8　颈前路手术术后血肿的原因有哪些？ …………………………… 009
问题 9　颈椎手术致气道梗阻的主要原因有哪些？ ……………………… 009
问题 10　颈椎手术致气道梗阻的危险因素有哪些？ …………………… 010
问题 11　为什么说气道问题是麻醉相关心跳停搏的最重要因素？ …… 011
问题 12　本例患者出现呼吸抑制的原因是什么？如何做紧急处理？ … 011

案例二　老年髋部骨折快通道的麻醉　　014

问题 1　老年髋部骨折快通道手术与麻醉的理念是什么？有哪些优势？ … 015
问题 2　老年患者术前访视与评估要点有哪些？ ………………………… 015
问题 3　老年患者的麻醉生理改变有哪些？ ……………………………… 020
问题 4　老年髋部骨折如何选择麻醉方式？各麻醉方式的优缺点有哪些？ ……… 022

问题5　老年髋部骨折患者围术期的麻醉管理要点有哪些？ ………………… 023
问题6　老年髋部骨折术后疼痛管理的原则有哪些？ …………………………… 024

案例三　老年全髋关节置换的麻醉管理　　　　　　　　　　　026

问题1　老年患者病理生理学的变化有哪些？ …………………………………… 027
问题2　老年骨科患者术前评估需关注哪些问题？ ……………………………… 027
问题3　老年全髋关节置换手术麻醉方式选择及其优缺点是什么？ ………… 028
问题4　怎么诊断、治疗糖尿病？糖尿病的分型、临床表现有哪些？ ……… 029
问题5　糖尿病患者如何进行术前评估？ ………………………………………… 030
问题6　糖尿病患者如何进行术前准备？ ………………………………………… 031
问题7　糖尿病患者的麻醉管理需要注意什么？ ………………………………… 032
问题8　糖尿病患者的麻醉中监测需要注意什么？ ……………………………… 032
问题9　糖尿病患者的并发症有哪些？怎样防治？ ……………………………… 033
问题10　老年全髋关节置换手术围术期管理风险有哪些？怎样预防？ …… 034
问题11　患者在髋臼放入骨水泥后出现显著低血压的原因是什么？
　　　　应如何预防？ …………………………………………………………… 037

案例四　肩关节镜手术的麻醉　　　　　　　　　　　　　　　039

问题1　肩关节镜手术需要关注哪些问题？ ……………………………………… 040
问题2　肩关节镜手术如何选择麻醉方式？ ……………………………………… 040
问题3　如何诊断高血压？ ………………………………………………………… 040
问题4　如何对高血压患者进行术前病情评估？ ………………………………… 041
问题5　治疗高血压的常用药物有哪些？围术期需关注的事项有哪些？ …… 042
问题6　术中发生低血压该怎么处理？ …………………………………………… 043
问题7　患者摆放沙滩椅位时突然发生血压降低、心率减慢的原因是什么？
　　　　该如何预防？ …………………………………………………………… 044
问题8　如何避免沙滩椅位时患者出现脑血管意外？ ………………………… 044

案例五　多发性创伤术后抽搐的麻醉管理　　**047**

- 问题 1　什么是多发性创伤？ ………………………………………………… 048
- 问题 2　休克的定义是什么？如何分类？ …………………………………… 048
- 问题 3　休克的病理生理学改变是什么？ …………………………………… 049
- 问题 4　创伤性休克患者麻醉前访视应注意些什么？ ……………………… 050
- 问题 5　创伤性休克如何进行麻醉管理？ …………………………………… 051
- 问题 6　抽搐的定义是什么？ ………………………………………………… 052
- 问题 7　抽搐的分类有哪些？ ………………………………………………… 053
- 问题 8　怎样对抽搐患者进行神经系统定位？ ……………………………… 054
- 问题 9　怎样治疗抽搐？ ……………………………………………………… 057
- 问题 10　导致患者发生抽搐的原因及诱因是什么？ ………………………… 057
- 问题 11　怎样预防抽搐的发作？ ……………………………………………… 057

案例六　下肢手术中突发急性肺栓塞的麻醉管理　　**059**

- 问题 1　肺血栓栓塞症的危险因素有哪些？ ………………………………… 061
- 问题 2　该患者的术前评估应注意哪些事项？ ……………………………… 061
- 问题 3　下肢手术中如何诊断肺栓塞？ ……………………………………… 063
- 问题 4　患者术中出现急性肺栓塞该如何进行抢救？ ……………………… 063
- 问题 5　术中出现肺栓塞时怎么选择抗栓治疗方式？ ……………………… 064
- 问题 6　术中肺栓塞如何进行溶栓？ ………………………………………… 064
- 问题 7　围术期肺栓塞的预防措施有哪些？ ………………………………… 065

案例七　膝关节置换术后外周神经损伤的麻醉管理　　**069**

- 问题 1　本例患者术后是否发生神经损伤？ ………………………………… 070
- 问题 2　外周神经损伤发生的危险因素有哪些？ …………………………… 071
- 问题 3　外周神经阻滞相关损伤的机制有哪些？ …………………………… 071
- 问题 4　外周神经损伤如何进行诊断？ ……………………………………… 071

问题 5　外周神经损伤的治疗方法有哪些？ …………………………………………… 072

问题 6　外周神经阻滞时，如何有效预防外周神经损伤？ …………………………… 073

案例八　髋臼骨折术后凝血功能障碍的麻醉管理　　　075

问题 1　术前常用抗凝药物如何管理？抗凝药物对麻醉有什么影响？ …………… 076

问题 2　凝血功能各项监测指标的意义及对麻醉选择有哪些影响？ ……………… 077

问题 3　当有全麻禁忌证时，如何评估停用抗凝剂风险？ …………………………… 078

问题 4　大量失血的患者在液体复苏过程中如何选择液体？ ……………………… 079

问题 5　患者因何种原因发生术后凝血功能障碍？其发生机制是什么？ ………… 080

问题 6　通过此例患者的麻醉处理，我们可以从中得到怎样的启发？ ……………… 080

案例九　骶骨肿瘤手术的麻醉管理　　　082

问题 1　骶骨肿瘤切除术需要关注的问题有哪些？ ………………………………… 083

问题 2　导致围术期低血压的原因有哪些？ ………………………………………… 084

问题 3　如何处理围术期发生过敏反应？ …………………………………………… 085

问题 4　对于该手术，如何减少术中出血？ ………………………………………… 086

问题 5　术中大量失血患者的麻醉管理需注意什么？ ……………………………… 087

案例十　成骨不全患者的麻醉管理　　　089

问题 1　什么是成骨不全？ …………………………………………………………… 090

问题 2　成骨不全的病理生理特点有哪些？ ………………………………………… 090

问题 3　成骨不全的分型有哪些？ …………………………………………………… 090

问题 4　成骨不全的临床表现有哪些？ ……………………………………………… 090

问题 5　成骨不全的诊断标准是什么？ ……………………………………………… 091

问题 6　成骨不全患者的临床治疗手段有哪些？ …………………………………… 091

问题 7　成骨不全患者的麻醉需注意些什么？ ……………………………………… 092

问题 8　本例患者应采用何种麻醉方式？ …………………………………………… 092

案例十一　心血管疾病患者麻醉诱导期发生低血压　　094

- 问题 1　已知或者可疑缺血性心脏病患者的术前评估需关注哪些方面? …………… 095
- 问题 2　围术期心肌舒张功能障碍临床意义有哪些? 超声心动图显示 E/A < 1 的临床意义是什么? ……………………………………………………………… 096
- 问题 3　患者围术期发生严重低血压应考虑有哪些原因? ……………………………… 097
- 问题 4　冠状动脉微血管病变是什么? 冠状动脉心肌桥是什么? ……………………… 098
- 问题 5　怎样分析该患者心脏超声报告评价其心功能? ………………………………… 098
- 问题 6　什么是 SAM 征? 其发生的原因和具体机制是什么? ………………………… 099
- 问题 7　该患者术中遇到了什么情况? 该情况的机制与处理办法是什么? …………… 099
- 问题 8　此病例给我们带来了哪些经验和教训? 冠心病患者围术期循环管理使用甲氧明的优势有哪些? …………………………………………………… 100

案例十二　急性冠脉综合征患者行 OPCAB　　103

- 问题 1　冠心病患者行非体外循环冠状动脉旁路移植术,需要关注的问题有哪些? ……………………………………………………………………………… 104
- 问题 2　冠心病的常用检查手段包括哪些? ……………………………………………… 107
- 问题 3　冠状动脉怎样走行与分布? ……………………………………………………… 108
- 问题 4　怎样通过心电图识别心肌梗死部位? …………………………………………… 109
- 问题 5　什么是主动脉内球囊反搏,其原理、作用是什么? …………………………… 109
- 问题 6　麻醉术中管理应注意哪些问题? ………………………………………………… 111
- 问题 7　Vigileo-Flotrac 能监测哪些指标? ……………………………………………… 112

案例十三　下咽癌术后胸腔镜手术的麻醉管理　　115

- 问题 1　下咽癌的临床表现、治疗方法及术后并发症有哪些? ………………………… 116
- 问题 2　放疗患者围术期需要考虑哪些问题? 与麻醉相关的并发症有哪些? ……… 116
- 问题 3　此病例术前检查与术前评估需重点关注什么? ………………………………… 118
- 问题 4　胸腔镜手术的适用范围、胸腔镜手术麻醉的特点有哪些? …………………… 118
- 问题 5　针对此病例如何进行麻醉选择? 分别有什么利弊? …………………………… 119
- 问题 6　开胸和侧卧位对患者呼吸和循环的影响有哪些? ……………………………… 120

问题 7　单肺通气时的呼吸管理应注意哪些？ ················· 121
问题 8　此患者拔管时应该注意什么？ ························ 122

案例十四　双肺间质性疾病患者行全身麻醉后继发呼吸衰竭　　123

问题 1　肺功能检查项目包括哪些？ ·························· 124
问题 2　诊断间质性肺炎和阻塞性通气功能障碍疾病的指标有哪些？ ·········· 125
问题 3　术后低氧血症的诊断指标及原因有哪些？ ················ 126
问题 4　什么是间质性肺疾病？ ······························ 127
问题 5　间质性肺疾病术前如何评估？ ······················· 127
问题 6　间质性肺疾病术中如何管理？ ······················· 128

案例十五　低钾血症患者术后突发快速性房颤　　130

问题 1　腹腔镜胆囊切除术的关键步骤有哪些？ ················ 131
问题 2　腹腔镜胆囊切除术中麻醉需要关注的有哪些？对呼吸和循环的影响
　　　　有哪些？ ·· 131
问题 3　围术期血钾异常对于麻醉的影响有哪些？低钾血症的临床表现有哪些？
　　　　怎样补钾？ ··· 132
问题 4　心房颤动患者麻醉时需要注意哪些方面？ ················ 133
问题 5　引起围术期快速性房颤的高危因素有哪些？ ··············· 135
问题 6　围术期阵发性快速性房颤应与哪些类型的心律失常进行鉴别？ ····· 135
问题 7　哪些药物可以在快速性房颤时用于控制心室率？ ············ 135
问题 8　结合本病例分析围术期发生快速性房颤时处理方案及基本原则
　　　　是什么？ ·· 137
问题 9　如何避免发生围术期快速性房颤？ ···················· 137
问题 10　如何处理伴发血流动力学不稳定的快速性房颤？ ··········· 138

案例十六　高血压患者术后发生脑梗死　　140

问题 1　全髋关节置换术需要关注的问题有哪些？ ················ 141
问题 2　与全身麻醉相比，髋关节置换术采用区域麻醉的优势和潜在的风险

　　　　有哪些？ ………………………………………………………………… 141
　问题 3　怎样诊断高血压？ ……………………………………………………… 142
　问题 4　高血压的并发症有哪些？ ……………………………………………… 143
　问题 5　治疗高血压病常用的药物有哪几类？对于这些药物，需关注的事项
　　　　有哪些？ ………………………………………………………………… 143
　问题 6　高血压患者的术前评估需关注什么？ ………………………………… 144
　问题 7　高血压患者的术前准备需注意什么？ ………………………………… 144
　问题 8　围术期脑梗死的常见原因或诱因有哪些？ …………………………… 145
　问题 9　围术期脑梗死的辅助检查有哪些？ …………………………………… 146
　问题 10　急性脑梗死的病因有哪些？ …………………………………………… 146
　问题 11　围术期脑卒中的治疗原则是什么？ …………………………………… 147
　问题 12　围术期脑卒中的规范化诊疗流程是什么？ …………………………… 147
　问题 13　怎样防范及处理围术期脑卒中？ ……………………………………… 147

案例十七　剖宫产患者术中突发呼吸、心搏骤停　　　　150

　问题 1　产妇需要重点关注的生理改变有哪些？ ……………………………… 150
　问题 2　合并甲状腺功能亢进症的剖宫产患者需关注哪些问题？ …………… 151
　问题 3　甲状腺危象的诱发因素与临床表现是什么？怎样治疗？ …………… 152
　问题 4　什么是妊娠期高血压？ ………………………………………………… 152
　问题 5　剖宫产手术麻醉前评估需关注什么？ ………………………………… 153
　问题 6　剖宫产手术可选择何种麻醉方式？ …………………………………… 153
　问题 7　术中出现心搏骤停的原因有哪些？ …………………………………… 154
　问题 8　产妇术中突发心搏骤停该如何处理？ ………………………………… 155
　问题 9　该病例产妇突发心搏骤停的原因可能是什么？应怎样防范？ ……… 156

案例十八　小儿脊柱侧凸并发恶性高热　　　　158

　问题 1　什么是脊柱侧凸？ ……………………………………………………… 159
　问题 2　脊柱侧凸的类型有哪些？ ……………………………………………… 159
　问题 3　如何评估脊柱侧凸的严重程度？ ……………………………………… 160

问题 4　术前评估关注点有哪些？ ………………………………………… 160
问题 5　术前评估需要完善哪些检查？ …………………………………… 160
问题 6　术前需要和手术医生沟通吗？需要沟通哪些问题？ …………… 160
问题 7　患者术前需要准备什么？ ………………………………………… 161
问题 8　脊柱侧凸手术中需要监测什么？ ………………………………… 161
问题 9　术中管理需要关注什么？ ………………………………………… 161
问题 10　侧凸矫形手术操作需要关注哪些问题？ ……………………… 162
问题 11　根据患儿临床表现，考虑什么原因所致？ …………………… 163
问题 12　术中高热的可能原因有哪些？ ………………………………… 163
问题 13　什么是恶性高热？ ……………………………………………… 164
问题 14　恶性高热的发病机制是什么？ ………………………………… 164
问题 15　恶性高热有哪些临床表现？ …………………………………… 164
问题 16　如何进行恶性高热的诊断与鉴别诊断？ ……………………… 165
问题 17　恶性高热易感者麻醉前准备与评估如何做？如何选择麻醉药物和麻醉方式？ …………………………………………………………… 167
问题 18　发生恶性高热如何处理？ ……………………………………… 168

案例十九　早产儿（极低体重儿）行开腹探查术的麻醉管理　171

问题 1　什么是新生儿坏死性小肠结肠炎？ ……………………………… 171
问题 2　新生儿坏死性小肠结肠炎的病因包括哪些？ …………………… 172
问题 3　新生儿坏死性小肠结肠炎的诊断标准是什么？ ………………… 173
问题 4　何为早产儿？ ……………………………………………………… 173
问题 5　何为新生儿低体重？ ……………………………………………… 173
问题 6　新生儿每日液体需要量怎么计算？ ……………………………… 173
问题 7　新生儿围术期液体补充量怎么计算？ …………………………… 174
问题 8　新生儿允许的失血量及血液制品如何补充？ …………………… 174
问题 9　新生儿麻醉前评估应关注哪些问题？ …………………………… 175
问题 10　术中呼吸机通气应该关注哪些问题？ ………………………… 176
问题 11　全身麻醉药物的选择需注意什么？ …………………………… 176
问题 12　麻醉期间需监测哪些指标？ …………………………………… 177

问题 13　麻醉后常见并发症有哪些？如何处理？ ………………………………… 177

案例二十　新生儿术中突发喉痉挛　　　　　　　　　　　　　180

问题 1　小儿的生理特点有什么？ ………………………………………………… 181
问题 2　小儿术前麻醉评估有哪些？重点关注有哪些？ ………………………… 181
问题 3　小儿骨科手术的麻醉方法怎样选择？ …………………………………… 182
问题 4　小儿麻醉术前如何准备？ ………………………………………………… 183
问题 5　术中管理应注意哪些问题？ ……………………………………………… 184
问题 6　如何鉴别喉痉挛、支气管痉挛与痰栓导致的通气障碍？ ……………… 186
问题 7　该例患儿是否同时合并支气管痉挛？ …………………………………… 186
问题 8　患儿是否发生过敏反应？ ………………………………………………… 186
问题 9　喉痉挛的诱因及处理措施是什么？ ……………………………………… 187
问题 10　上呼吸道感染的患儿如何界定麻醉时机？ …………………………… 187

案例二十一　颈强直张口受限患者甲状腺手术的麻醉管理　　　189

问题 1　行择期甲状腺手术的患者我们需要关注的问题有哪些？ ……………… 190
问题 2　拟行甲状腺手术的患者常规的检查包括哪些？ ………………………… 190
问题 3　此患者气道评估时需要重点关注哪些指标？ …………………………… 191
问题 4　本例患者气道管理的重点和难点是什么？ ……………………………… 192
问题 5　何为困难气道？术前的气道管理方案是什么？ ………………………… 192
问题 6　如何进行麻醉后的气道管理？ …………………………………………… 193
问题 7　困难气道的评估方法有哪些？ …………………………………………… 194

案例二十二　耳鼻喉科手术麻醉管理　　　　　　　　　　　　199

问题 1　患者可能合并哪些其他损伤？气道损伤的分类有哪些？ ……………… 200
问题 2　怎样对头颈部外伤患者进行初步评估？ ………………………………… 200
问题 3　头颈部外伤患者，应进行哪些诊断性检查？ …………………………… 201
问题 4　如何确定患者体内异物取出的时机？取出的条件是什么？ …………… 201

问题 5　耳鼻咽喉部手术应该怎样进行术前评估与准备? ………………………… 201
问题 6　该患者是否需要进行清醒气管内插管? ………………………………… 202
问题 7　如何对气道外伤患者进行处理? ………………………………………… 202
问题 8　纤维支气管镜引导清醒气管内插管的风险有哪些? …………………… 203
问题 9　经检查确认气道有损伤的患者，如果气管内插管失败需要怎么处理?
　　　　喉罩、口咽通气道和喉管能起到作用吗? ……………………………… 203
问题 10　手术过程中可能出现的并发症有哪些? 怎样预防、处理? ………… 204
问题 11　头颈外科手术患者术后拔管的标准是什么? ………………………… 204

案例二十三　病理性肥胖与阻塞性睡眠呼吸暂停的麻醉管理　　206

问题 1　肥胖与阻塞性呼吸暂停有何关联? 严重肥胖患者咽部结构病理变化的
　　　　原因是什么? ………………………………………………………………… 207
问题 2　阻塞性睡眠呼吸暂停与麻醉有什么关联? ……………………………… 207
问题 3　此类患者术前评估与准备关注点有哪些? ……………………………… 208
问题 4　如何对该患者进行合理的术中管理? …………………………………… 209
问题 5　如何解释上述变化? ……………………………………………………… 210
问题 6　此类患者术后管理需要关注的要点有哪些? …………………………… 210

案例二十四　肾移植手术的麻醉管理　　213

问题 1　肾移植患者的病理生理学改变有哪些? 麻醉方式及药物选择需要
　　　　注意什么? …………………………………………………………………… 214
问题 2　肾移植手术的常见并发症有哪些? ……………………………………… 215
问题 3　肾移植手术采用区域麻醉有什么优势和潜在风险? …………………… 215
问题 4　慢性肾衰竭的诊断标准是什么? ………………………………………… 216
问题 5　肾衰竭的并发症有哪些? ………………………………………………… 216
问题 6　肾移植手术中的麻醉管理关键是什么? ………………………………… 217
问题 7　如何对肾衰竭患者进行术前病情评估? ………………………………… 217
问题 8　应当如何处理当前的局面? ……………………………………………… 218
问题 9　导致该患者肺水肿的原因是什么? ……………………………………… 218
问题 10　怎样防范及处理围术期肺水肿? ……………………………………… 219

案例二十五　重症肌无力患者的麻醉管理　　　　　　　　　　　221

问题 1　重症肌无力的病因有哪些?·····································222
问题 2　重症肌无力的临床表现有哪些?·······························222
问题 3　重症肌无力如何分型?··223
问题 4　如何诊断重症肌无力?··223
问题 5　如何治疗重症肌无力?··224
问题 6　重症肌无力患者麻醉术前评估该注意什么?·················225
问题 7　重症肌无力患者麻醉前用药该注意什么?·····················226
问题 8　重症肌无力患者麻醉方法的选择有哪些?·····················227
问题 9　重症肌无力患者麻醉药物如何选择?··························227
问题 10　重症肌无力患者麻醉管理需注意什么?······················227
问题 11　重症肌无力患者麻醉恢复期如何处理?······················228
问题 12　重症肌无力患者麻醉术后镇痛如何处理?···················229

案例二十六　嗜铬细胞瘤手术的麻醉管理　　　　　　　　　　　230

问题 1　嗜铬细胞瘤手术需要关注的问题有哪些?····················231
问题 2　嗜铬细胞瘤手术的术前准备有哪些?··························231
问题 3　嗜铬细胞瘤患者术前访视应注意哪些问题?·················232
问题 4　手术麻醉方式及麻醉药物应怎样选择?·······················233
问题 5　嗜铬细胞瘤手术中应注意避免使用哪些麻醉药?············233
问题 6　患者苏醒后烦躁的原因是什么?·································235
问题 7　术中影响血流动力学的调控因素有哪些?····················235
问题 8　术后需要哪些监护?···236
问题 9　术后并发症有哪些? 如何防治?·································236
问题 10　如何进行术后镇痛?··237

案例二十七　强直性肌营养不良患者的麻醉管理　　　　　　　　239

问题 1　如何对强直性肌营养不良患者进行术前评估?···············240

问题2 强直性肌营养不良患者可以选择什么麻醉方式？分别应该注意
哪些问题？ 241
问题3 对于合并扩张型心肌病的患者如何进行术前评估与准备？ 241
问题4 对于此类患者术中管理的注意事项有哪些？ 242
问题5 术中对患者应该进行哪些监测？ 242
问题6 对此类患者如何进行术后管理？ 243

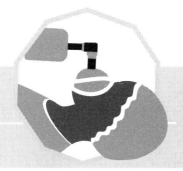

案例一

急性颈脊髓损伤患者的麻醉管理

一般情况: 患者,男,52岁。因"高空坠落后颈部疼痛、四肢无力5h"入院。

现病史: 患者于5h前在工地干活时从5m高处摔落后颈部疼痛伴四肢酸痛、麻木、无力,麻木为放射性,具体受伤机制不清,四肢无法正常活动。

既往史: 既往体健,无严重疾病史。

查体: BP 122/71mmHg❶,P 86次/分,T 36.2℃,R 20次/分。

专科查体: 患者平车推入病房,颈椎生理曲度存在,腰椎生理性前凸变直,胸腰段脊柱无明显侧弯;局部皮肤无红肿破溃及包块;颈3椎体(C3)~颈7椎体(C7)棘突及周围压痛阳性,颈椎活动受限,四肢肌张力增高,双下肢、双上肢皮肤浅感觉减退;右上肢肌力0级,左上肢肌力3级,双上肢腱反射亢进,桡骨膜反射亢进,右下肢肌力0级,左下肢肌力3级,双下肢腱反射亢进,腹壁反射(+),肛门反射(+),双侧Hoffmann征(+),双侧Babinski征(+),Chaddock征(+),髌阵挛、踝阵挛未引出。余未见明显异常。

实验室检查

(1)血常规 Hb 142g/L,PLT 220×10⁹/L,WBC 4.06×10⁹/L。

(2)凝血功能 PT 13.3s,APTT 37.7s,FIB 1.56g/L。

(3)生化检查 基本正常。

辅助检查

(1)胸部X线片(-)。

(2)腹部及泌尿系超声(-)。

(3)心电图(-)。

---

❶ 1mmHg=0.133kPa。

（4）颈椎正侧位X线片（图1-1）　颈5、6椎体轻度楔形变，椎体前后径加大，椎管稍狭窄，颈3椎体略前移。

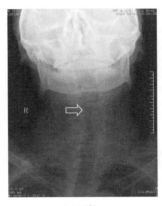
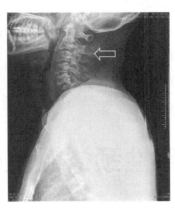

(a) 正位　　　　　　　　　　　(b) 侧位

图1-1　颈椎正侧位X线片

（5）颈椎MRI（图1-2）C5椎体向前滑脱Ⅰ度，C5/6水平脊髓损伤，C5/6椎管狭窄，C5/6双侧小关节右侧横突显示欠佳，C5椎体后缘异常信号，血肿，C6椎体压缩骨折，C7椎体骨髓水肿，微细压缩，不排除骨折，C2/3、3/4、4/5、5/6椎间盘突出。颈椎退行性变，考虑右侧椎动脉损伤，建议CTA检查。

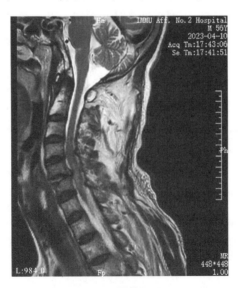

图1-2　颈椎MRI

入院诊断： 颈椎脱位。

拟行手术： 经前后路C3～C7椎管扩大减压椎间植骨融合内固定术。

问题1 该患者术前准备有无特殊？

（1）良好的术前评估

① 手术：应明确颈椎骨折的部位是上位颈椎（寰枢枕复合体）还是下位颈椎（C3～C7），骨折类型是稳定性骨折还是不稳定性骨折；判断是否存在脊髓、延髓及神经系统损伤。在大多数情况下，创伤所致的脊髓压迫的原发性损伤较轻，但可能由于脊髓挫伤伴有脊髓内小血管损伤和脊髓中央灰质出血。同时自主神经张力改变所引起的血管痉挛和血管收缩，可激活一系列复杂的生化反应，导致脊髓梗死及永久性功能丧失，即继发性损伤。这种损伤在创伤后呈进行性发展，可持续数分钟至数小时。因此，术前必须掌握其病理生理变化，了解损伤受压程度、并发症、术式和体位及头颈部活动情况等。

② 患者：应了解患者创伤的严重程度、意识情况，是否存在其他脏器的合并伤，血流动力学是否稳定，是否存在呼吸受限。应了解口腔颌面部的情况，包括患者的张口度，有无牙齿缺损，鼻腔是否存在骨折或损伤等。术前应做到全面掌握患者状态，重点评估心、肺功能，特别是老年人，是否合并动脉粥样硬化性心脏病、高血压或糖尿病等。常规检查心电图、电解质和血常规，纠正水电解质紊乱。对合并脊髓休克、低血压、心动过缓者，应充分扩容。

③ 麻醉：麻醉前常规应用抗胆碱药物阿托品，力求麻醉诱导时不发生明显的低血压和心动过缓。颈髓损伤患者呼吸功能常受到抑制，对镇静、镇痛药特别敏感，此类药物术前给药并非必需。

（2）麻醉前充分准备

① 监测：由于急性颈脊髓损伤患者会发生一系列病理生理改变，影响呼吸系统功能（如呼吸功能不全、肺水肿、肺栓塞、肺不张等）和心脑血管系统（如脊髓休克、自主神经反射亢进、心律失常等）。因此，此类患者应进行全面监测，包括深静脉置管监测中心静脉压，有创动脉血压监测并根据术中情况进行动脉血气分析，同时补足血容量并监测体温及尿量。

② 插管：急性颈髓损伤患者的气道管理需要避免颈部移动时进一步损伤脊髓，同时要保持气道通畅。对于清醒合作者，建议行纤维支气管镜（纤支镜）辅助插管，如患者昏迷或麻醉医生对纤支镜技术不熟练，可行喉镜经口插管。如处理得当，全麻下经口插管和清醒插管的并发症均较低。所有操作均应保持脊髓稳定，与Macintosh喉镜相比，Bullard喉镜可减少脊髓的运动，但插管操作时间延长。

问题2 颈椎手术的方式有哪些？适应证是什么？

（1）颈椎前路手术 作为脊柱前柱原发性疾病常用的治疗手段，因其暴露容易、操作方便、疗效好、并发症少，在临床上的应用越来越广泛。

颈椎前路椎体次全切除术经历数十年的发展，已经成为治疗脊髓压迫症和脊髓型颈椎病的最重要方法之一。对有前方结构的病变，尤其是局限性病变，如椎间盘突出、椎体后缘骨赘或后纵韧带骨化等导致的脊髓前方压迫患者，进行前路椎体次全切除术可直接切除脊髓前方的致压物，去除主要致病因素，疗效明显。

常用的颈椎前路手术可分为三种，即经口咽前路手术、颈前外侧入路手术、经前路胸骨劈开手术。颈椎前路手术方法是对后路手术方法的有力补充，为颈椎前柱疾病的治疗提供了更多的选择。但在术式的选择和操作上，还有许多细节需要注意。颈前外侧入路手术是最常用的术式，其手术的适用范围：上至第3颈椎（C3），下至颈胸节段交界处。对于C3～C6节段，多采用颈右侧入路的术式，而在颈胸节段交界处多倾向于采用颈左侧入路术式，以避免伤及喉返神经。

适应证：

a. 颈椎间盘突出症经非手术治疗后根性疼痛未得到缓解或继续加重，严重影响生活及工作。

b. 颈椎病有脊髓受累症状，经脊髓碘油造影有部分或完全梗阻者。

c. 颈椎病患者突然发生颈部外伤或无明显外伤而发生急性肢体痉挛性瘫痪者。

d. 颈椎病引起多次颈源性眩晕、昏厥或猝倒，经非手术治疗无效者。

e. 颈椎病有明确的交感神经症状，经非手术治疗无效而严重影响工作者。

f. 颈椎病椎体前方骨赘引起食管或喉返神经受压者。

（2）颈椎后路手术 后正中入路是行颈椎手术最常用的手术入路之一，此入路可以快速而安全地显露颈椎所有后部结构。

① 患者体位：患者取俯卧位，胸下垫软枕，头部稍前屈，以打开棘突间隙。术中应用支具和头架固定，可以控制头颈部的位置，并可减少眼部受压，同时便于管理气道，也可以使患者采取侧卧位。

② 体表标志：棘突是脊椎最突出的体表标志。C2棘突是颈椎较大的棘突之一，C7和T1的棘突也很大，这3个棘突均可在颈部后正中线触及。

③ 切口：剃光头部毛发，以病变节段为中心，做颈后正中直切口，最长上可至枕外隆突上两横指，下可达第7颈椎（隆椎）棘突尖。

④ 适应证

a. 颈部脊椎脊髓肿瘤手术治疗者；

b. 各种颈椎退行性病变及代谢性疾病估计手术减压后有不稳者；

　　c. 类风湿关节炎颈椎病变致不稳者，颈椎结核性疾病需手术治疗者；

　　d. 所有因外伤致 C2～C7 的颈椎不稳定、颈椎骨折脱位者；

　　e. 颈椎间盘突出、颈椎不稳定需手术者；

　　f. 有骨质疏松的老年患者；

　　g. 多次颈椎传统手术后出现不稳定而需再次翻修。

病例继续

　　入室后，SpO_2 100%，BP 121/73mmHg，HR 93 次/分。麻醉诱导：盐酸戊乙奎醚（长托宁）0.5mg，马来酸咪达唑仑（力月西）3mg，舒芬太尼 15μg，顺阿曲库铵 10mg。气管内插管顺利，首先行前路手术，约 3h 后，将患者转为俯卧位行后路手术，共历时 5h 15min。手术经过顺利，SpO_2 100%，BP 100～110/55～65mmHg，HR 60～70 次/分。静脉-吸入复合麻醉（简称静吸），共使用舒芬太尼 35μg，顺阿曲库铵 16mg，术中补液 2800mL，尿量 900mL，出血量约 200mL。术毕，将患者转为仰卧位，至推车上数分钟后，患者自主呼吸恢复，潮气量约 260mL/次，R 22 次/分，予新斯的明 1mg+ 阿托品 0.5mg，几分钟后，患者意识恢复，呼唤睁眼，潮气量约 410mL/次，R 18 次/分，SpO_2 100%。

问题 3　此时是否考虑拔除气管导管？

　　拔除气管导管前需要考虑患者的病情是否需要继续呼吸支持，循环状况是否稳定，生命体征是否平稳，自主呼吸状态是否良好，是否能维持气道通畅。根据气管导管拔除（简称拔管）的专家共识（2020 版）相关建议如下。

　　（1）气管拔管危险因素的主要评估

　　① 困难气道：包括诱导期间已预料和未预料的困难气道，如病态肥胖、阻塞性睡眠呼吸暂停综合征等。

　　② 围术期气道恶化：包括解剖结构的改变、出血、血肿、手术或创伤导致的水肿以及其他非手术因素导致的气道恶化。需要特别注意甲状腺手术、颈动脉内膜剥脱术、口腔颌面外科手术、颈深部感染、颈椎手术、血管性水肿、颅后窝手术、气管切开术、过敏性休克、其他原因导致肺水肿或呼吸道痉挛，以及长期带气管导管的患者，拔管后再次气管内插管往往比第一次插管更加困难，且常合并面罩通气困难。

　　③ 气道操作受限：插管时气道在可操作范围内，术后因为各种固定装置导致气道操作困难或无法进行，如与外科共用气道、头或颈部活动受限等（下颌骨金属丝固定、植入物固定和颈椎固定等）。

(2) 评价并优化气道情况　手术结束拔管前需要重新评估并优化气道情况，并制定拔管失败情况下的补救措施以及重新插管计划。

　　① 上呼吸道：拔管后有上呼吸道梗阻的可能性，故拔管前需要考虑面罩通气的可行性。"高风险"拔管患者可使用普通喉镜、可视喉镜、可视插管软镜，检查气道有无水肿、出血、血凝块、外伤或气道扭曲等。需要注意的是，气道水肿可在拔管后快速进展而造成严重的上呼吸道梗阻。

　　② 喉：套囊放气试验可用来评估气道有无水肿。以套囊放气后可听到明显的漏气声为标准，如果在合适的导管型号下听不到漏气的声音，常需延迟拔管。校准的呼吸感应体积描记法（RIP）和食管测压可客观识别声门下水肿。有套囊的气管导管可根据拔管前泄漏压力或泄漏量，来预测儿童声门下水肿。如果有临床症状提示存在气道水肿，即便套囊放气后能听到声音，也需要警惕。

　　急性颈脊髓损伤的患者术毕拔管时机的选择也很关键，对患者自主呼吸的频率、潮气量、肌力、吞咽及气道内吸痰时的咳嗽反射、吸入空气时的氧饱和度和意识恢复等情况，都要有全面正确的评估。对于行颈椎前路手术的患者，由于术中需要将气管、食管拉向对侧，反复牵拉易引起气管黏膜水肿及喉头水肿，拔管后可能出现延时或迟发性呼吸困难，此时因椎间植骨颈部制动又会造成插管困难，严重者可危及生命。因此在术中应辅用地塞米松或延期拔管，待度过喉头水肿高峰期后再拔管以确保安全。

问题 4　气管导管拔除的指征有哪些？

　　气管导管拔除的指征包括：所有需要插管的指征消除，即气管分泌物明显减少，患者意识恢复，自主呼吸恢复良好，吞咽、咳嗽反射良好，双肺呼吸音正常，呼吸频率成人为 14～20 次/分，通气量恢复到正常水平，脱离吸氧后无明显缺氧现象，PaO_2 正常。

问题 5　气管导管拔除的注意事项有哪些？

　　拔管需注意的事项：所有拔管操作都应尽量避免干扰肺通气，保证氧供。"低风险"拔管和"高风险"拔管时，都需注意以下问题。

　　(1) 氧储备　拔管前需建立充分的氧储备，吸入纯氧以维持拔管后呼吸暂停时机体的氧摄取，同时可为进一步气道处理争取时间。设备包括吸引器、吸痰管、面罩、氧源，以及改善通气的口（鼻）咽通气道、声门上通气工具，同时准备好气管内插管器械。在极少数情况下，拔管后无法给患者通气或重新插管，可能有必要通过环甲膜切开术来建立直接通气道。

（2）体位　拔管前可将患者从仰卧位改成置于半卧位，以增加功能余气量，改善氧合。尚无证据表明某一种体位适合所有拔管的患者，目前主要倾向于头高脚低位（半卧位）和半侧卧位。头高脚低位尤其适用于肥胖或有睡眠呼吸暂停的患者，左侧卧头低位常用于未禁食禁饮的患者。

（3）吸引　口咽部非直视下吸引可能会引起软组织损伤，理想情况下应在足够麻醉深度下使用喉镜辅助吸引，特别是口咽部存在分泌物、血液及手术碎片污染的患者。对气道内存在血液的患者，因存在凝血块阻塞气道的可能性，吸引时应更加小心。进行下呼吸道吸引时，可使用细支气管内吸痰管。

（4）肺复张措施　保持一定的呼气末正压通气（PEEP）及肺活量呼吸等肺复张措施，可暂时性减少肺不张的发生，但对改善术后肺不张作用不大。在吸气高峰时放松气管导管套囊，并于随之而来的正压呼气过程中拔出气管导管，该操作可促使产生正压呼气气流。此气流有助于气道分泌物排出，同时能在一定程度上降低喉痉挛、屏气等并发症的发生风险。

（5）牙垫　可防止麻醉中患者咬闭气管导管导致气道梗阻。在气管导管阻塞的情况下，用力吸气可迅速导致肺水肿。一旦发生咬闭气管导管的情况，迅速将气管导管套囊泄气，因气体可从导管周围流出，避免气道内极度负压的产生，可能有助于防止梗阻后肺水肿的发生。

（6）拔管时机　根据拔管时机可将拔管分为清醒和深麻醉下拔管。清醒拔管总体上来说更安全，患者气道反射和自主呼吸已经恢复。对患有阻塞性睡眠呼吸暂停综合征或肥胖者，拔管前必须确保患者完全清醒，并能够对指令做出正确反应才可拔管。深麻醉拔管能减少呛咳以及血流动力学波动，但会增加上呼吸道梗阻的发生率。深麻醉拔管是一种更高级的技术，常应用于气道容易管理且误吸风险较低的患者，也可用于哮喘等气道激惹状态的患者。

当气道损害严重时，往往需要延迟拔管。延迟几小时或几天待气道水肿消退后再拔管，可提高拔管成功率。如患者24h内可能再回到手术室，明智的做法是保留气管内插管。在自身技术和周围条件不足等特殊情况下，也可延迟拔管。

延迟拔管的危险因素包括：颈椎手术、唐氏综合征（21-三体综合征）、低心排血量综合征、室间隔缺损、使用大量血管收缩药或正性肌力药的患者。口腔恶性肿瘤术后延迟拔管是避免气管切开及相关并发症的一种安全可行方法。对多节段俯卧位脊柱手术（持续≥8 h俯卧位）患者，延迟拔管的患者术后肺炎发生率较高，麻醉科医师应综合考虑，再决定立即拔管或延迟拔管。

病例继续

嘱患者张口，拔除气管导管，患者可根据指令微弱活动其上、下肢，此时BP

121/78mmHg，HR 84 次/分，SpO$_2$ 98%，嘱住院医师继续脱氧观察。

几分钟后，患者突然出现呼吸困难，立即托下颌，面罩加压给氧，置入口咽通气道，情况无改善，患者发绀，SpO$_2$ 迅速下降，呼之不应。

问题 6　此时发生了什么情况？怎么办？

此时可能发生了呼吸道梗阻，应立即呼叫上级医师。其他处理要点如下：
① 确保呼吸道通畅，清除口咽部分泌物。
② 持续面罩加压给氧，时刻观察患者情况。
③ 若患者情况持续恶化，可考虑给予肌松药行气管内插管控制呼吸。必要时进行气管切开。

问题 7　术后呼吸抑制的主要原因有哪些？

（1）呼吸中枢受损/抑制
① 颅内感染，如化脓性脑膜炎、流行性乙型脑炎等侵犯呼吸中枢；
② 颅内压升高，如脑外伤、脑出血、脑水肿或颅内肿瘤压迫脑干呼吸中枢；
③ 镇静药、安眠药或麻醉药过量。
（2）呼吸肌无力　常见原因为麻醉药和肌肉松弛药的残余作用，处理方法有辅助呼吸和控制呼吸。对麻醉药和肌肉松弛药残余作用所致者，可使用相应的拮抗药。
（3）呼吸道梗阻　麻醉苏醒期，特别是患者拔除气管导管后，最常见上呼吸道梗阻，原因有以下几种。
① 舌后坠：是拔管后最常见的上呼吸道梗阻原因。导致舌后坠常见的原因为麻醉药物的残余作用、气管本身以及外部肌肉张力的降低和不协调。患者除上呼吸道梗阻的表现外，最典型的症状就是"打鼾"。
② 上呼吸道分泌物积聚：由于患者麻醉药物及肌肉松弛药物的残余作用，咽喉部及气管对分泌物的刺激缺乏有效的反应，表现为不能咳嗽，咳嗽无力，呛咳反射不明显，吞咽动作不协调，出现不同程度的痰堵，可听到患者喉间的痰鸣音。
③ 喉头水肿：可能原因为困难气道多次插管对声带的反复刺激、声带对气管导管的不适应或过敏、插管前吸痰时对声带的刺激等，小儿更容易发生，对这类患者应适当延长拔管时间，同时在拔管前30min可预防性应用适量糖皮质激素。
④ 喉痉挛或支气管痉挛：常见于气道高反应者或气管内插管、放置口咽通气道、反流误吸、痰液潴留、吸痰、拔管等刺激诱发。喉痉挛表现为不同程度的吸

气性呼吸困难，最严重表现为上呼吸道完全梗阻。支气管痉挛表现为肺部听诊可闻及不同程度的哮鸣音，最严重表现为"静音肺"即肺部听不到呼吸音。出现喉痉挛后应给予持续氧疗，可在全麻诱导下再次气管内插管，必要时可行环甲膜穿刺或紧急气管切开以挽救患者生命。

⑤ 其他：如心力衰竭（简称心衰）、肺栓塞等。

问题 8　颈前路手术术后血肿的原因有哪些？

（1）患者自身的凝血机制障碍　尽管患者的出凝血时间未见异常，但并不能说明患者的凝血机制无异常，因为出凝血时间反映的是患者凝血酶功能的状况。例如，长期服用非甾体抗炎药会对血小板功能产生影响，导致血小板凝集功能障碍，而临床上血小板功能未被列为常规检查。

（2）手术方式　早先的颈椎前路手术多保留后纵韧带，而多数学者认为，保留后纵韧带的手术方式往往不能彻底解除脊髓的压迫，特别是椎间盘突出于后纵韧带后方，椎体后缘有较大的骨赘以及后纵韧带肥厚骨化的患者。故目前临床上多数医师在椎体次全切除的同时也切除后纵韧带，暴露硬膜，彻底减压。而后纵韧带是阻挡血肿压迫的良好屏障。

（3）术中的止血不彻底、术后引流不畅　对于切除后纵韧带的患者，由于颈椎管内有丰富的硬膜外静脉丛，所以在减压时经常有出血的情况发生。与其他手术不同的是，颈椎前路手术的止血方法需要特别的技巧。如果止血不彻底，手术以后随着患者麻醉的苏醒、血压的上升、不适当的搬动以及拔管时患者烦躁都会导致术后局部出血增加。如果此时患者的出血未能及时引流，就会导致血肿形成，引起临床症状。

问题 9　颈椎手术致气道梗阻的主要原因有哪些？

气道梗阻的主要原因：

（1）分泌物堵塞呼吸道　术后镇痛、卧床、肺膨胀不全使患者不敢或不能用力咳嗽排出痰液以及不能深呼吸，呼吸道分泌物增多，堵塞呼吸道。

（2）喉头水肿　麻醉插管、术中牵拉气管食管、药物过敏可引起喉头水肿。检查时会发现手术切口无血肿，吸痰时无痰液吸出，气管内插管困难，发现口腔、咽部、喉头水肿。

（3）伤口血肿　发生在术后24h内多见，与术中断裂血管回缩或止血不彻底有关。

（4）呕吐物误吸　麻醉后咽喉反射迟钝或消失，术后仰卧，容易导致呕吐物误吸。

（5）肺部感染　慢性阻塞性肺疾病、吸烟、长期卧床、体质弱年长者，术后容易出现呼吸道痰液积聚以及合并肺部感染。

（6）肺栓塞　下肢深静脉血栓形成，脱落导致肺部栓塞。年龄大、高血脂、术后卧床等因素，导致静脉血流滞缓和血液高凝状态，易导致静脉血栓形成、脱落及肺栓塞。

问题 10　颈椎手术致气道梗阻的危险因素有哪些？

（1）低危患者　即不存在主要危险因素（表 1-1）的患者，手术对气道的损害非常小，这类患者可以在手术室安全拔管，在麻醉苏醒后转至普通病房。

（2）中危患者　即存在 1 个主要危险因素的患者，气道管理需要结合次要危险因素（表 1-1）进行考虑，若无并存次要危险因素，术后可立即拔管，但鉴于术后气道损伤风险增加，应考虑在 ICU 对拔管患者进行 24～36 h 的监护，抬高床头并在床边放置紧急外科手术气道建立设施；若同时合并 1 个或多个次要危险因素，则需要考虑延迟拔管。

（3）高危患者　即存在多个主要危险因素的患者，术后需要延迟拔管，且必须在 ICU 进行监护。

本例患者属于高危患者：①手术涉及 3 个椎体；② C3～C5 平面；③手术时间＞5h；④手术同时涉及前路和后路。

表 1-1　颈椎手术致气道梗阻的危险因素

项目		类别
主要因素	手术相关因素	手术节段超过 3 个椎体
		手术部位涉及 C2～C4
		手术时间超过 5h
		术中失血量超过 300mL
		同时涉及前路和后路
次要因素	患者相关因素	病态肥胖
		阻塞性睡眠呼吸暂停综合征
		肺部疾病
		颈椎病
		以往做过颈椎前路手术
		使用骨形成蛋白导致水肿

问题 11　为什么说气道问题是麻醉相关心跳停搏的最重要因素？

相关文献研究显示，64% 的麻醉所致心搏骤停是由气道并发症引起的，这些并发症主要发生在麻醉诱导、急救或麻醉后监护室，死亡率为 29%。

患者术后转归

带气管导管入 ICU 后，予呼吸机辅助呼吸，激素解除痉挛、减轻水肿，抗感染，保护胃黏膜，营养支持等治疗。

术后第 2 天拔除气管导管。

拔管后，$SpO_2 > 95\%$，床旁血气分析：PaO_2 80mmHg，$PaCO_2$ 40mmHg，无气紧症状，咳痰能力可，四肢活动良好，于当天转回骨科病房。

回病房后，继续抗炎、营养神经等治疗，复查颈椎 X 线片提示"内固定装置良好，无断裂及松脱"，患者自觉颈部不适及麻木感较术前缓解。

术后第 15 天出院。

问题 12　本例患者出现呼吸抑制的原因是什么？如何做紧急处理？

本例患者出现呼吸抑制的原因考虑是喉痉挛。

（1）喉痉挛的常见病因

① 气道内操作，浅麻醉下吸痰、放置口咽或鼻咽通气道、气管内插管或拔管会对咽喉部产生刺激。

② 气道内血液、分泌物或呕吐、反流的胃内容物等刺激诱发。

（2）紧急处理措施

① 面罩加压，纯氧吸入。

② 轻提下颌可缓解轻度喉痉挛。

③ 立即停止一切刺激和手术操作。

④ 立即请求他人协助处理。

⑤ 加深麻醉可缓解轻、中度喉痉挛，常用的方法为静脉注射（简称静注）麻醉诱导剂量的 20% 或增加吸入麻醉药浓度。

⑥ 暴露并清除咽喉部分泌物，保持呼吸道通畅。

⑦ 对重度喉痉挛，紧急情况下可采用 16 号以上粗针行环甲膜穿刺给氧或行

高频通气。

⑧ 对重度喉痉挛亦可应用琥珀胆碱 1.0～1.5mg/kg 静脉注射或 4.0mg/kg 肌内注射后行气管内插管。

关键点

- 应了解患者创伤的严重程度、意识情况，是否存在其他脏器的合并伤，血流动力学是否稳定，是否存在呼吸受限。
- 应明确颈椎骨折的部位是上位颈椎（寰枢枕复合体）还是下位颈椎（C3～C7），骨折类型是稳定性骨折还是不稳定性骨折；此外，应判断是否存在脊髓、延髓及神经系统损伤。
- 颈椎损伤合并高位截瘫的患者存在心血管代偿功能减弱的特点，加之饮食受限、脱水治疗等原因，血容量相对或绝对不足。特别是损伤到 T4 水平时，交感神经功能抑制，血管张力丧失，可出现心动过缓和低血压，因此麻醉诱导前需适当扩容并加强对循环的监测和处理。
- 高位截瘫患者会失去咳嗽排痰能力，常因分泌物积聚造成呼吸道梗阻。

参考文献

[1] 安小虎，李中，张磊.急性脊髓损伤患者的麻醉处理[J].上海铁道大学学报（医学辑），2000, 21(1): 88-89. DOI:10.3969/j.issn.1008-0392.2000.01.032.

[2] 王玮荻，刘洪娟，张春瑾，等.颈椎手术后气道梗阻危险因素及风险管理研究进展[J].护理研究，2021, 35(12): 2172-2175.DOI:10.12102/j.issn.1009-6493.2021.12.020.

[3] Ellis SJ, Newland MC, Simonson JA, et al. Anesthesia-related cardiac arrest[J]. Anesthesiology, 2014, 120(4): 829-838.

[4] 黄晓钢.107 例 Halo-vest 装置固定下急性颈椎损伤病人手术的麻醉体会[J].中国临床研究，2011, 24(3): 224.

[5] Liu Z, Wang X, Wang LP, et al. Dexmedetomidine combined with endotracheal intubation laryngeal mask in anesthesia of patients with a cervical spine injury[J]. Eur Rev Med Pharmacol Sci, 2022, 26(5): 1618-1624.

[6] Singh J, Shakya S, Shrestha B, et al. Awake fiberoptic intubation in cervical spine injury: A comparison between atomized local anesthesia versus airway nerve blocks[J]. Kathmandu Univ Med J (KUMJ), 2018, 16(64): 323-327.

[7] Miao DC, Wang F, Shen Y. Immediate reduction under general anesthesia and combined anterior and posterior fusion in the treatment of distraction-flexion injury in the lower cervical spine[J]. J Orthop Surg Res, 2018, 13(1): 126.

[8] 朱明珠，陶磊，张富军，等.围手术期困难气道管理的进展[J].上海医学，2023, 46(5): 318-323. DOI:10.19842/j.cnki.issn.0253-9934.2023.05.012.

[9] 马航展，蔡东岭，李伟宽，等.颈椎前路手术中后纵韧带切除与否的临床探讨[J].实用医学杂志，2016, 32(5): 786-789.

[10] Crosby ET. Airway management in adults after cervical spine trauma[J]. Anesthesiology, 2006, 104(6): 1293-1318.
[11] Holmes MG, Dagal A, Feistein BA, Joffe AM. Airway management practice in adults with an unstable cervical spine: The Harborview Medical Center Experience[J]. Anesth Analg, 2018, 127: 450-454.

(邱颐　董海云)

案例二

老年髋部骨折快通道的麻醉

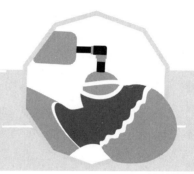

一般情况： 患者，女性，90岁，45kg；因"摔伤致左髋疼痛，活动受限10h"入院。

现病史： 患者10h前因跌倒后出现左髋部疼痛，不能活动，遂至医院急诊科就诊，查左髋X线检查提示左侧股骨粗隆间骨折。

既往史： 高血压、心力衰竭。规律口服地高辛0.5mg/d、氢氯噻嗪25mg/d、螺内酯40mg/d、氨氯地平5mg/d，血压及心力衰竭控制良好。2个月前上呼吸道感染致肺炎，心力衰竭加重，经内科规律治疗恢复良好，治疗药物不详。

查体： BP 128/68mmHg，P 89次/分，T 36.4℃，R 20次/分。

专科查体： 患者平躺在床上，左下肢外旋、短缩畸形，左髋部肿胀，触压痛明显，被动活动时可触及骨擦感，左下肢纵向叩击痛右髋部（+），左髋关节主动活动痛性受限，左膝关节主动屈伸活动痛性受限。

实验室检查

（1）血常规　Hb 99g/L，BNP 2491 pg/mL。

（2）凝血功能　D-二聚体 1121ng/mL。

（3）生化检查　K^+ 3.41mmol/L。

辅助检查

（1）胸部X线片　左肺下叶少许炎症改变。心彩超示：室间隔增厚、运动减弱、三尖瓣反流（轻度）、左心室舒张功能降低。

（2）双下肢静脉彩超　左小腿肌间静脉血栓形成。

（3）心电图　房颤。

（4）X线　左股骨粗隆间骨折。

入院诊断： 左股骨粗隆间骨折。
拟行手术： 左股骨粗隆间骨折闭式复位髓内钉内固定术。

问题1 老年髋部骨折快通道手术与麻醉的理念是什么？有哪些优势？

老年髋部骨折是骨质疏松性骨折中的一种常见且严重的类型。致死率、致残率高，医疗花费大。髋部骨折对老年人的影响巨大，包括：死亡率增加、活动水平和能力降低、生活质量下降、不能回到受伤前的生活环境、需要更高的看护级别、发生再次骨质疏松性骨折的风险增高。髋部骨折后1年的死亡率约为30%，其中约1/3是由骨折直接引起的。对于老年髋部骨折，无论选择手术或非手术治疗，都存在相应的风险和并发症。如果选择非手术治疗，除了存在骨折畸形愈合和不愈合的风险，还可能会导致卧床相关的并发症，有些并发症对老年人是致命的。因此，对于大多数老年髋部骨折，手术治疗是首选，但手术治疗也存在一定的风险和并发症。老年髋部骨折快通道手术与麻醉的理念近年来在国内外被越来越多的学者专家所提及，而且越来越多的临床研究证据支持老年髋部骨折手术应尽早进行。在患者入院48h内手术治疗效果更好，可以减轻疼痛、降低并发症发生率、缩短住院时间。因此，只要患者的身体状况许可，应该尽快手术。因内科疾病而推迟手术的患者死亡率最高，而这些患者可能会由于尽早手术而得到最大的获益。

病例继续

术前访视：患者卧床，意识清楚，无咳嗽咳痰，无双下肢水肿。持续鼻导管吸氧2L/min，血氧饱和度96%，血压112/76mmHg，心率96次/分，呼吸19次/分。

问题2 老年患者术前访视与评估要点有哪些？

美国麻醉医师协会（ASA）对麻醉前访视的推荐：老年患者术前应当根据ASA分级、代谢当量水平、营养状况、是否可疑困难气道、视力状况、精神/认知状况、言语交流能力、肢体运动状况、是否急症手术、近期急性气道疾病、过敏史、脑卒中病史、心脏疾病病史、肺疾病病史、内分泌疾病病史、用药史（包括抗凝药物等）、头颈部放疗史、既往外科病史等对患者进行评估，以期全面掌握患者的身体状态。必要时，邀请相应多科室专家参与讨论手术时机、方案以及相应的术前准备。

麻醉前评估要点如下：

① 循环系统评估：AHA（美国心脏协会）指南提出急性冠脉综合征（不稳定型心绞痛和急性心肌梗死）、心力衰竭失代偿期、严重心律失常、严重瓣膜疾病明显影响心脏事件发生率。区别心脏病的类型、判断心功能、掌握心脏氧供需状况是进行心血管系统评价的重要内容。根据美国心脏病学会/美国心脏协会（ACC/AHA）指南对非心脏手术的心脏危险进行如下分级（表2-1）：

表2-1 非心脏手术的心脏危险分级

高危（心源性死亡或非致死性心肌梗死发生率＞5%）	中危（心源性死亡或非致死性心肌梗死发生率为1%～5%）	低危（心源性死亡或非致死性心肌梗死发生率＜1%）
主动脉或其他大血管手术	颈动脉内膜剥脱术	门诊手术
外周动脉手术	头颈部手术	内镜手术
	腹腔/胸腔手术	表浅手术
	骨科手术	白内障手术
	前列腺手术	乳腺手术

ACC/AHA关于术前心脏评估的指南推荐，对非心脏手术的心脏风险进行分级评估同时对患者的运动能力进行评估均具有一定的指导意义。运动能力是围术期风险的一个重要决定因素。运动耐量几乎不受限的患者，其风险通常较低。代谢当量（METs）是评估运动耐量的重要方法（表2-2）。

表2-2 体能状态（运动耐量）测试

体能状态	运动测量
能够照顾自己，例如进食、穿衣或如厕	1MET
能够爬一段楼梯或山丘，或者能够以4.83～6.44km/h的速度在平地行走	4METs
能够从事家庭周围的重活，例如擦洗地板、提举或移动重的家具，或者爬2段楼梯	4～10METs
能够参加激烈运动，例如游泳、网球单打、足球、篮球和滑冰	＞10METs

老年髋部骨折属于中危手术类型，建议术前常规行12导联心电图检查和胸部X线检查。一般的冠心病患者无需常规行冠脉造影，除非是急性冠脉综合征患者。有下列情况建议行心脏超声检查：活动后气促需评估左心室功能者；心脏听诊杂音；有劳力性心绞痛、不明原因或近期晕厥史者；脉搏波形升支平缓；第二心音缺失；无高血压史而心电图（ECG）提示左心室肥厚；怀疑主动脉瓣狭窄者；慢性房颤者。老年患者心血管功能除受衰老进程的影响外，还常受到各种疾病的损害。对疑有心血管疾病的患者酌情行冠状动脉造影、心导管或同位素等检查，尤其是低心排［心脏射血分数量（EF）＜50%］的患者，术前建议进行冠状动脉造影筛查，以明确诊断并评估心功能。对于高血压病患者宜行动态血压监测，检查眼底并明确有无继发心、脑、肾并发症及其损害程度，另外应根据AHA指南对合

并有心脏病的患者进行必要的处理。

②呼吸系统评估：关于术前肺功能测定在风险分层中的作用，目前存在相当大的争议。在大多数情况下，这些测定仅能够证实疾病严重程度的临床表现，只能为风险的临床评估增添很少的作用。术前肺功能选择方法遵循：a.对于慢性阻塞性肺疾病（COPD）或哮喘患者，若临床评估不能确定患者是否在其最佳的基线水平且气流阻塞的减少达到最佳化，则进行肺功能测定。在这种情况下，肺功能测定可能会识别出受益于较积极的术前处理的患者。b.对于呼吸困难或运动不耐受的患者，若在临床评估后这些问题仍无法得到解释，则进行肺功能测定。在这种情况下，鉴别诊断可能包括心脏疾病等。肺功能测定的结果可能改变术前处理方式。c.肺功能测定不应作为拒绝手术的首要指标。d.在腹部手术或其他高风险手术之前，不应常规开具肺功能测定。

术前合并 COPD 或哮喘的患者应当仔细询问疾病的类型、持续时间、治疗情况等。如患者处于急性呼吸系统感染期间，如感冒、咽炎、扁桃体炎、气管支气管炎或肺炎等，建议择期手术推迟到完全治愈 1～2 周后。因为急性呼吸系统感染可增加围术期气道反应性，易发生呼吸系统并发症。术前呼吸系统有感染的病例术后并发症的发生率可较无感染者高出 4 倍。戒烟至少 4 周可减少术后肺部并发症，戒烟 3～4 周可减少伤口愈合相关并发症。老年患者肺泡表面积、肺顺应性以及呼吸中枢对低氧和高二氧化碳的敏感性均下降，因此在围术期易于发生低氧血症、高二氧化碳血症和酸中毒，另外老年患者呛咳、吞咽等保护性反射下降，易发生反流误吸性肺炎。

③神经系统评估：有周围血管疾病、高血压或糖尿病的老年患者极易合并脑血管疾病。对于合并或可疑中枢神经系统疾病患者应行头部 CT、磁共振、脑电图等检查。明确术前神经系统征象，如头痛、阵发性短暂无力、运动障碍、神志异常或慢性局灶症状等的诊断。对存在的慢性疾病进行术前评估，如无法控制的癫痫、重症肌无力、帕金森病、阿尔茨海默病、多发性硬化症、肌营养失调、症状性颈动脉病等。

④肝肾功能评估：肝功能损害程度，可采用 Child-Pugh 分级标准（表 2-3）

表 2-3 Child-Pugh 分级标准

临床生化指标	1 分	2 分	3 分
肝性脑病 / 级	无	1～2	3～4
腹水	无	轻度	中、重度
总胆红素 /（μmol/L）	< 34	34～51	> 51
白蛋白 /（g/L）	> 35	28～35	< 28
凝血酶原时间延长 /s	< 4	4～6	> 6

加以评定。A 级为 5～6 分；B 级为 7～9 分；C 级为 10～15 分。A 级手术危险度小，预后最好；B 级手术危险度中等；C 级手术危险度大，预后最差。

麻醉药对循环的抑制、手术创伤、失血、低血压、输血反应和脱水等因素都可导致肾血流量减少，并产生某些肾毒性物质，引起暂时性肾功能减退。大量使用某些抗生素、大面积烧伤、创伤或并发败血症时均足以导致肾功能损害。如果原先已存在肾病，则损害将更显著。对慢性肾功能衰竭或急性肾病患者，原则上应禁忌施行任何择期手术。近年来，在人工肾透析治疗的前提下，慢性肾功能衰竭已不再是择期手术的绝对禁忌证，但总体而言，对麻醉和手术的耐受力仍差。

⑤ 内分泌系统评估：合并糖尿病的老年患者应当注意评估其血糖控制是否稳定、对降糖药物的敏感性、是否合并心血管疾病、周围神经病变程度以及认知功能状态等情况。另外有部分老年患者合并有隐性糖尿病，术前应常规检查血糖水平。肾上腺功能抑制与使用皮质激素有关，对经常使用皮质激素治疗的患者，应询问其用药剂量和最后一次用药时间。肾上腺皮质功能抑制难以预测，取决于激素的用药剂量、药效和频率，以及激素治疗时间的长短。甲状腺疾病有甲状腺功能减退或甲状腺功能亢进两类。近年资料表明，对稳定型的甲状腺功能减退患者，允许施行择期麻醉和手术。大型及高风险手术，需推迟择期手术，并给予甲状腺素补充治疗。

⑥ 术前用药评估：对老年患者术前病史的询问包括用药的种类、剂量、疗效等。抗胆碱药物已被列为影响术后认知功能的慎用药物，尤其是东莨菪碱和长托宁。术前服用作用于中枢神经系统的药物（如地西泮等），也可能诱发术后谵妄或认知改变。术前使用 β 受体阻滞剂的患者应当继续服用，但是需要严密监测心率、血压。因为最新资料显示，β 受体阻滞剂可能增加围术期脑梗死和死亡率，如果术前开始使用 β 受体阻滞剂，应当根据心率、血压滴定使用，心率控制在 60～80 次/分，血压下降不应低于基础水平 10%。术前使用血管紧张素转换酶抑制剂（ACEI）的患者，应当于术前至少 10h 停药。使用植物提取物或中药的患者应当注意测定凝血功能、电解质和肝功能。如果患者术前长期使用麻醉性镇痛药物，应当于围术期进行适当调整以防止耐药。抗凝药物的停用与否应当根据疾病状态权衡处理，推荐发生急性冠脉综合征或置入支架的患者终身服用阿司匹林。置入金属裸支架后应服用两种血小板聚集抑制剂至少 4～6 周，而置入药物洗脱支架后，时间应延长至少 12 个月。择期手术应延期至停用氯吡格雷 5～7 天后，其间酌情使用 GP Ⅱb/Ⅲa 受体抑制剂，术后应尽早恢复双药物抗血小板治疗。但对于限期手术（如肿瘤外科患者），在术前停用抗血小板药物期间，可以改用短效抗血小板药物（如替罗非班），或者低分子肝素进行替代治疗，如果有条件，术中采用血栓弹力图（TEG）进行血小板功能监测指导出凝血管理。对于急诊手术，应该准备血小板，

以应对意外的外科出血。术后应尽早恢复抗血小板治疗。

⑦ 静脉血栓（VTE）的评估：任何引起静脉损伤、静脉血流停滞及血液高凝状态的原因都是 VTE 的危险因素，可分为原发性和继发性两类。原发性危险因素由遗传变异引起，如蛋白 C 缺乏、抗凝血酶缺乏等。临床上常以反复发作的 VTE 为主要表现。继发危险因素包括后天获得的多种病理生理异常，如手术局部操作、药物及止血带等因素使血管壁损伤，围术期活动减少、卧床、制动及体位固定使血流缓慢，创伤后组织因子释放，外源性凝血系统激活等因素导致凝血系统激活，使血液处于相对高凝状态等。

术前应评估导致血栓形成的各种诱发因素，针对可改善的危险因素给予相应处理，并选择适合患者情况的手术及麻醉方式。急诊手术也应采取合适的预防措施，最大程度地降低 VTE 发生。术前根据病史、凝血指标及下肢多普勒超声等检查进行详细 VTE 风险评估（表 2-4）。对于 VTE 中度以上风险的患者，与患者及家属进行充分沟通，术中应加强管理，并给予高度重视。

表 2-4　术前患者 VTE 的风险性评估

低度危险*	术前卧床＞3 天，或大手术后 12 周内；瘫痪或近期下肢石膏固定；久坐不动；肥胖；妊娠/分娩；静脉曲张等
中度危险*	年龄 40～60 岁；膝关节手术（2 周内）；中心静脉置管；恶性肿瘤或化疗；充血性心力衰竭；呼吸衰竭；激素替代治疗或口服避孕药；脊髓瘫痪；妊娠/产后；深静脉血栓（DVT）后；血栓形成倾向；高血压糖尿病病史多年等
高度危险*	年龄＞60 岁；骨盆、髋、大腿骨折；胫、腓骨骨折及下肢严重软组织损伤；髋、膝关置换术（预计 2 周内进行）；重大腹部外科手术后（1 个月内）；严重创伤；大面积烧伤；脊髓损伤；高血压Ⅲ级；糖尿病酮症；严重凝血功能障碍等
极高度危险	具有 2 项或 2 项以上高度危险因素；1 项高度危险因素附加低、中度危险因素 2 项

*指仅含有所列危险因素中的一项。

在保证患者围术期基本生命体征稳定的情况下，根据术前危险因素评估，给予相应的处理，见表 2-5。

表 2-5　术前 VTE 不同风险患者的处理

低度危险	检查：D-二聚体。D-二聚体如为阳性，进行下肢静脉 B 超；如 B 超提示有 DVT，明确其位置 处置：低度危险无血栓者，采用基础预防措施包括下肢肌肉按摩、足踝活动、抬高患肢、穿弹力袜、足底泵等
中、高度危险	检查：尽快进行下肢静脉 B 超检查。如无血栓，1 周后或术前一日复查；如 B 超提示有 DVT，明确其位置、状态 处置：（1）中、高度危险无血栓者，在采取基础预防措施的同时，进行药物预防，维持至术前 12h。治疗措施：低分子肝素，12500 或 25000IU，每日 1 次 （2）中、高度危险有血栓者，尽量采用抗凝溶栓。如有抗凝禁忌或严重的髂股静脉血栓不能抗凝者，进行相关科室会诊，确定是否需要放置静脉滤网，或转血管外科手术治疗

续表

极高度危险	检查：尽快进行下肢静脉 B 超检查，如无血栓，1 周后或术前一日复查；如 B 超提示有深静脉血栓，明确其位置，评估其状态。 处置：术前必须进行抗凝治疗，维持至术前 12h，低分子肝素，12500IU，每日 2 次，根据患者凝血及血栓变化情况决定抗凝持续时间 如抗凝后有出血倾向，应记录出血的时间、部位、程度；查凝血指标和 D-二聚体，根据病情变化请相关科室会诊，做出相应处理，与术者一起向患者或家属交代风险

病例继续

患者术前 ASA 评分Ⅲ级，于入院第二天行手术。患者入室血压 136/71mmHg，心率 89 次 / 分，SpO_2 91%，呼吸 18 次 / 分，开放静脉通路，吸氧，常规心电监测。局麻下行左桡动脉穿刺测压，行左侧髂筋膜阻滞。常规胸部超声检查，心腔基本正常，室间隔部运动减弱，下腔静脉内径 < 1cm。判断术前容量不足，输注乳酸钠林格注射液 300mL，改右侧卧位于 L2～L3 间隙用 0.5% 罗哌卡因 1.6mL 行蛛网膜下腔阻滞。

问题 3 老年患者的麻醉生理改变有哪些？

（1）神经系统 老年人自主神经反射的速度减慢，强度减弱，对椎管和周围神经传导阻滞更加敏感。年龄相关的外周和中枢神经系统改变能影响老年患者对麻醉药和其他药物的反应，以及对疼痛的感知。脑体积减小、神经元密度降低、脑室与脑沟增宽。可能出现神经递质（如多巴胺、5-羟色胺和乙酰胆碱）和神经受体的区域性减少。所有作用于中枢神经系统内的静脉药物的药效动力学敏感性都会随着年龄的增长而增加。对于所有挥发性麻醉剂，在 1 个大气压下，最小肺泡浓度（MAC）值也均会随着年龄的增长而减小。此外，胆碱能受体活性降低可能解释了老年患者使用抗胆碱能药物后易出现副作用的原因。中枢神经系统对高碳酸血症的正常通气反应，特别是对低氧血症的反应，随着年龄的增长而降低。阿片类、苯二氮䓬类及挥发性麻醉剂的呼吸抑制效应在老年患者中加大，可能会进一步损害对高碳酸血症和低氧血症的反应。外周神经系统的改变包括有髓纤维的减少，疼痛感知的改变。最后，尽管其机制尚不明了，但是术后中枢神经系统并发症（特别是术后谵妄和术后认知功能障碍）是发生于老年患者中的一个重要问题。

（2）心血管系统 老年患者的心血管系统的正常变化，如血管硬化与自主神经功能改变，会影响其使用麻醉药物的生理反应。老年人在麻醉状态下出现血压不稳定是比较常见的，这些患者常发生需要治疗的严重低血压。老年人的血管硬化导致血压逐渐增高，使得血管系统的弹性变差，心肌会变得更僵硬，舒张期充盈出现损害，这些患者在舒张期间充盈可能极其依赖于心房作用。因此，在麻醉时即使房性心律失常短暂发作也会导致显著低血压的发生。此外，舒张功能障碍会增加补液时发生肺水肿的风险。老年人的自主神经功能障碍使受损的β受体反应能力降低，限制了通过增加心率来增加心排血量的能力，因此患者更依赖于血管张力和前负荷。

（3）呼吸系统　呼吸系统的功能随年龄增长而减退，特别是呼吸储备和气体交换功能下降。胸壁僵硬、呼吸肌力变弱、肺弹性回缩力下降和闭合气量增加是造成老年患者呼吸功能降低的主要原因。胸壁硬化增加和肺实质弹性减低是可预见的变化，这会增加呼吸做功。另外，老年患者小气道的顺应性及闭合容量增加可以引起小气道塌陷。因此，肺不张和随之发生的低氧血症的风险较高。咽部功能受损使老年患者容易出现误吸与潜在肺部并发症的风险增加。阿片类、苯二氮䓬类和挥发性麻醉剂的呼吸抑制效应在老年患者中有所增加，这可增加围术期高碳酸血症与低氧血症的风险，以及增加术后呼吸暂停和（或）呼吸衰竭的风险。若肌肉松弛药逆转不充分、患者体质虚弱且较易乏力或有某些共存疾病，则这种风险会进一步增加。

（4）肝脏功能　年龄相关的肝脏质量下降和功能降低以及肝血流减少，可导致用于麻醉的大多数静脉药物的代谢减慢。此外，白蛋白水平降低可能导致高度蛋白结合药物（如丙泊酚）的游离药物浓度增加。

（5）肾脏功能　老年患者肾组织萎缩、重量减轻，肾单位数量下降，肾小球滤过率降低，肾浓缩功能降低，保留水的能力下降，这导致需经肾清除的麻醉药及其代谢产物的消除半衰期延长。当通过血清尿素氮、肌酐等常规指标，尤其是在使用了造影剂、非甾体抗炎药等情况下，容易低估肾功能储备的降低程度。老年患者的肾在使用非甾体抗炎药时更易于发生肾毒性。

（6）药物分布容积　老年人体内总的水分减少和脂肪组织增加会引起很多麻醉药物和其他药物的分布容积与清除的改变。因此，麻醉诱导药物的有效浓度增加是由于初始分布容积较小，之后又存在一个较缓慢的再分布。此外，所有脂溶性药物都可能具有延长效应，这是因为这些药物有更大的分布容积进入较大的脂肪储备。

（7）内分泌系统　老化过程可引起内分泌系统发生改变。腺体萎缩和纤维化使激素的分泌速率及其代谢降解率均降低，组织对激素的敏感性发生改变，下丘脑和垂体对负反馈调节的敏感性降低。

问题 4　老年髋部骨折如何选择麻醉方式？各麻醉方式的优缺点有哪些？

老年患者麻醉技术的选择应当根据手术要求、共存疾病、预防术后并发症的需求以及患者意愿而定。既往研究认为全身麻醉与椎管内麻醉对于患者的转归没有差别。但最近的国际共识认为，出于对老年患者脆弱脑功能的保护，推荐在能够满足外科麻醉水平的条件下，优先选择神经阻滞技术，包括椎管内麻醉、外周神经阻滞等方式。因此，对于老年髋部骨折手术患者，除非存在禁忌，应首先考虑椎管内麻醉。对于服用抗凝、抗栓药物的患者，目前无证据表明单纯服用阿司匹林或氯吡格雷会增加椎管内麻醉时血肿的风险。但对于联合应用阿司匹林和氯吡格雷的患者，因为椎管内血肿的风险会升高，建议避免采用椎管内麻醉。对于应用低分子肝素的患者，可以在停药 10～12h 后进行椎管内麻醉。外周神经阻滞更多是作为一种镇痛手段或全身麻醉的辅助。不断累积的证据表明全身静脉麻醉在老年患者的术后认知保护方面具有优势。

椎管内麻醉的益处可能是由于交感神经阻滞作用以及超前镇痛。交感神经阻滞作用包括减少盆腔或下肢手术中的出血量，降低骨科手术后深静脉血栓的发生率，以及改善下肢血管重建后移植物的通畅程度。椎管内麻醉或其他区域麻醉还可能减少肺部并发症，特别是合并慢性阻塞性肺疾病（COPD）的老年患者可能受益于椎管内麻醉。

老年下肢骨折手术患者，为减轻体位摆放以及椎管内麻醉或者外周神经阻滞操作过程中患者的不适，可尽量选择非药物性手段减轻疼痛，如髂筋膜阻滞等方法。老年患者对阿片类药物和镇静药物特别敏感，摆放体位或者操作过程中应该谨慎使用。老年患者如果考虑实施椎管内麻醉或者外周神经阻滞麻醉，局部麻醉药物优选罗哌卡因。

病例继续

蛛网膜下腔阻滞后麻醉效果良好，麻醉后 5min，血压降至 101/58mmHg，心率 96 次/分，血氧饱和度 98%，给予去氧肾上腺素 20μg 后开始手术。手术时间约 45min。手术过程中患者意识清楚，无循环、呼吸及其他疼痛不适感觉。手术结束后行血气分析，Hb 88g/L，其余均正常。输注悬浮红细胞 1.5U。术中输入乳酸钠林格注射液 700mL，手术出血量 200mL，尿量 300mL。患者手术结束后一般情况良好，返回麻醉后监护与治疗病房（AICU）。观察 12h 后返回普通病房，术后恢复良好，术后 7 天出院。

问题 5　老年髋部骨折患者围术期的麻醉管理要点有哪些?

(1) 血流动力学监测和管理　标准的 ASA 监测包括氧合、通气、血压、心率和体温,在老年患者接受任何麻醉方式时均是必须的。术前不伴有心脏收缩功能异常的老年患者,术中常用的血管活性药物为缩血管药物,如去氧肾上腺素、甲氧明、去甲肾上腺素或者短效 β 受体阻滞剂如艾司洛尔等。对于术前伴有收缩功能异常的老年患者,除使用上述血管活性药物外,可能需要给予正性肌力药物,如多巴胺、多巴酚丁胺、肾上腺素、米力农、左西孟旦等。先前存在严重心血管疾病或血流动力学不稳定的老年患者,或者当计划外科手术可能导致较大的、突然的心血管变化、快速血液丢失或大的液体转移时,应实施有创动脉血压监测及进行适时的动脉血气分析。当有必要提供安全的静脉通道以给予血管活性药物或者有必要开始快速液体复苏时,可考虑进行中心静脉置管。

(2) 术中镇静　原则上,非机械通气患者需要确切的神经阻滞麻醉效果,以满足外科需要,不推荐给予任何辅助镇静药物。如果需要,推荐给予 α 受体激动剂如右美托咪啶,并注意防止心动过缓和低血压的发生。从小剂量开始可降低不良反应的发生率。如果给予其他镇静药物,应注意监测患者的镇静水平,防止过度镇静导致呼吸抑制,以及缺氧和(或)二氧化碳蓄积发生。

(3) 液体管理　术中液体管理的总体目标是避免脱水、维持有效的循环血容量,以及预防组织灌注不足。老年患者由于全身血容量降低、心肺肾功能减退以及静脉血管张力在麻醉状态下的易丧失性,围术期容易因维持循环稳定而导致液体输注超负荷。因此实施目标导向液体管理策略对于降低患者围术期心、肺、肾以及肠道功能并发症的发生率,改善患者术后转归方面具有重要作用。

(4) 术中输血管理　对于老年患者,应该考虑微创、低创伤性手术以降低围术期大量出血的风险。异体红细胞,以及血浆、血小板的输注所导致的近期以及远期风险远超过临床预期,因此原则上应该尽量限制异体血的输注。输血的原则是在维持基本全身氧供需平衡的前提下,尽量降低过多异体血的输注。条件允许时,在做出输注异体血的决定前,最好进行血红蛋白浓度监测,以提供输血的客观证据。有研究发现老年髋部骨折患者血红蛋白 ≥ 80g/L 时,围术期输血对患者死亡率无影响。因此,对无症状患者输血指征为血红蛋白 < 80g/L;对于存在心源性胸痛、充血性心力衰竭、无法解释的心动过速、低血压且在输液治疗后不见好转的患者,可以适当放宽输血指征。

(5) 避免低体温　老年患者快速恢复体温调控的能力受损，其围术期低体温的发生更频繁、更明显且更持久。低体温的不良后果包括心脏缺血、心律失常和不良心脏事件。术中实施实时体温监测，并通过保温毯、热风机、液体加温仪等设备保持术中的最低体温不低于 36℃，即使轻度低体温也会导致围术期出血量以及异体血输注量的显著升高。

问题 6　老年髋部骨折术后疼痛管理的原则有哪些？

老年髋部骨折患者术后疼痛的管理也需要进行关注与评估，术后镇痛不良可能会抑制机体免疫力、增加心脑血管事件发生率、延长住院时间，甚至进一步发展为慢性术后疼痛，影响患者预后和生活质量，这在老年骨科手术中尤为的重要。临床上老年患者，特别是有认知功能障碍的患者，表达疼痛的意愿和频率降低，从而导致其疼痛程度常被低估。老年患者可能伴随的记忆、认知、表达、交流障碍增加了术后疼痛评估的难度。对完全无法交流的老年患者目前尚无国际公认的术后疼痛评估方式，面部表情、声音和肢体动作等可作为疼痛评估的参考指标。老年患者术后镇痛方式包括全身给药镇痛法和局部给药镇痛法。具体方式的选择需根据患者的意愿和对患者情况的进行个体化评估。为了减少单一镇痛方式的不足和副作用，可联合不同的镇痛方式或药物实施多模式镇痛。联合使用作用机制不同的镇痛药物或镇痛方法，由于作用机制不同而互补，镇痛作用相加或协同，使每种药物的剂量减小，不良反应相应降低，从而达到最大的效应/不良反应比。主要方法为局部麻醉（区域阻滞、神经阻滞、椎管内阻滞等）与全身给药镇痛法[非甾体抗炎药（NSAIDs）、曲马多或阿片类]的联合应用。患者镇痛药的需要量明显降低，疼痛评分减低，药物的不良反应发生率低。

推荐根据不同类型手术术后预期的疼痛强度实施多模式镇痛方案。①轻度疼痛：对乙酰氨基酚和局麻药切口浸润；NSAIDs 与前者的联合；区域阻滞加弱阿片类药物、曲马多或必要时使用小剂量强阿片类药物静脉注射。②中重度疼痛：对乙酰氨基酚和局麻药切口浸润；NSAIDs 与前者的联合；外周神经阻滞（单次或持续注射）配合曲马多或阿片类药物患者静脉自控镇痛（PCIA）；患者自控硬膜外镇痛（PCEA）。

关键点

- 老年患者的生理改变，对围术期手术、麻醉、镇痛、护理带来的影响。
- 老年患者的术前评估要点，包括循环、呼吸、神经、内分泌系统的整体评估，以及术前用药对麻醉的影响。

- 老年髋部骨折患者术前深静脉血栓评估与预防方法。
- 老年髋部骨折患者的麻醉方式选择与术后多模式镇痛方式的选择。

参考文献

[1] 吴洋，李柏辰，丁宇坤，等.《2023 年 AHA/ACC/ACCP/ASPC/NLA/PCNA 慢性冠心病管理指南》解读 [J]. 中国循证医学杂志，2024, 24(9): 1094-1099.

[2] 中华医学会麻醉学分会老年人麻醉学组，国家老年疾病临床医学研究中心（宣武医院），国家老年麻醉联盟（NAGA）. 中国老年患者围术期麻醉管理指导意见（2020）[J]. 中华医学杂志，2020, 100(34): 2645-2651.

[3] 中国老年医学学会骨与关节分会创伤骨科学术工作委员会. 老年髋部骨折诊疗专家共识（2017）[J]. 中华创伤骨科杂志，2017, 19(11): 921-927. DOI:10.3760/cma.j.issn.1671-7600.2017.11.001.

[4] 中华医学会骨科学分会创伤骨科学组，中华医学会骨科学分会外科固定与肢体重建学组，中国医师协会骨科医师分会创伤专家工作委员会，等. 中国创伤骨科患者围术期静脉血栓栓塞症预防指南（2021）[J]. 中华创伤骨科杂志，2021, 23(3): 185-189.

[5] 周武，曹发奇，曾睿寅，等. 创伤骨科患者围术期下肢静脉血栓形成诊断及防治专家共识（2022 年）[J]. 中华创伤杂志，2022, 38(1): 23-31. DOI: 10.3760/cma.j.cn501098-20210822-00451.

[6] 徐进，李平，马信龙. 老年髋部骨折手术快通道化变革中的麻醉管理 [J/CD]. 中华老年骨科与康复电子杂志，2017, 3(1): 59-61.

[7] 鲍宏玮，严力生，陈红梅，等. 麻醉选择对老年人髋部骨折术后谵妄的影响 [J]. 中国骨与关节损伤杂志，2016, 31(4): 393-394.

[8] Boddaert J, Raux M, Khiami F, et al. Perioperative management of elderly patients with hip fracture [J]. Anesthesiology, 2014, 121(6): 1336-1341.

[9] White SM, Griffiths R, Holloway J, et al. Anaesthesia for proximal femoral fracture in the UK: first report from the NHS Hip Fracture Anaesthesia Network [J]. Anaesthesia, 2010, 65(3): 243-248.

[10] Tazarourte K, Riou B, Tremey B, et al. Guideline-concordant administration of prothrombin complex concentrate and vitamin K is associated with decreased mortality in patients with severe bleeding under vitamin K antagonist treatment (EPAHK study) [J]. Crit Care, 2014, 18(2): R81.

（吴育林　宋昕）

案例三

老年全髋关节置换的麻醉管理

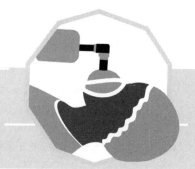

一般情况: 患者,女性,65岁,因"右髋关节置换术后8年、疼痛1年"入院。

现病史: 患者约1年前出现右髋疼痛,活动受限,口服镇痛药治疗,效果不佳,门诊行DR检查,提示:右侧人工髋关节置换术后假体周围骨折。

既往史: 高血压30年,长期服用吲达帕胺、美托洛尔;糖尿病1年,胰岛素注射治疗。

查体: 神志清楚;BP 150~180/80~96mmHg;HR 95次/分;巩膜无黄染;双肺呼吸音清晰、对称;心律齐、未闻及病理性杂音;腹平软。

专科查体: 患者跛行步态,双髋无明显屈曲畸形,无皮肤破损及皮肤疾病,右侧较左侧肌肉明显萎缩。右髋部压痛、叩击痛明显,右下肢外旋、短缩畸形,外旋约40°,较左下肢短缩约1cm,右小腿外侧、足背感觉减退,左下肢感觉未见明显减退,双小腿无凹陷性水肿,肢体末端运动、血供可。

实验室检查

(1) 血常规 正常,尿糖正常。

(2) 凝血功能 凝血酶原时间12.30s。

(3) 生化检查 血糖4.14mmol/L,血钾3.7mmol/L。

辅助检查

(1) 胸部X线片 (-)。

(2) 心电图 窦性心动过速,HR 120次/分。

入院诊断: 人工髋关节置换术后假体周围骨折。

拟行手术: 右侧全髋关节置换术。

问题1　老年患者病理生理学的变化有哪些？

老年患者术前多合并心血管疾病如冠心病、高血压、房室传导阻滞、病态窦房结综合征、脑血管疾病如脑梗死等；呼吸系统疾病如 COPD、肺炎、肺气肿等呼吸功能障碍性疾病；内分泌系统疾病如糖尿病等。其麻醉、手术的危险主要与原发病的轻重、并存疾病的多少及其严重程度密切相关。

老年人的病理生理特点，以神经系统、心血管系统、呼吸系统及内分泌系统为例展开介绍。

（1）神经系统

① 中枢神经系统：中枢神经退行性改变，储备功能降低，脑萎缩，葡萄糖利用能力下降，蛋白合成能力下降，脑血流量减少，脑血管阻力增加。

② 周围神经系统和神经肌肉接头功能：感觉阈值增高，神经纤维传导速度减慢，运动终板的增殖和非典型胆碱能受体在接头外、终板和周围区域胆碱能受体数量增加。

③ 自主神经功能：自主神经退行性改变，自主神经反射速度减慢，反应强度减弱，自主神经的自我调控能力差。

（2）心血管系统

① 血管：主动脉和周围动脉壁增厚，硬化程度增加，对血流阻抗能力增加，收缩压、脉压增加，静脉管壁弹性减弱。

② 心脏：心脏退行性改变，心室壁肥厚，心肌纤维化加重，瓣膜纤维钙化，心功能降低，心排血量减少，心律失常发生率增加。

（3）呼吸系统

① 通气调节改变：睡眠中易出现呼吸暂停和血氧饱和度降低。

② 气道及肺实质：气道顺应性增加，总肺泡表面积下降，通气/血流比例失调。

③ 胸廓：胸壁僵硬，呼吸肌力变弱，肺弹性回缩力下降和闭合气量增加。

（4）内分泌系统　下丘脑体温调控区神经元减少。多巴胺和去甲肾上腺素含量减少。神经垂体对渗透性刺激反应性高，腺垂体萎缩和纤维化，激素分泌速率及其代谢降解率降低。组织对激素敏感性发生改变，下丘脑和垂体对负反馈调节敏感性降低。糖耐量降低，体液总量减少等。

问题2　老年骨科患者术前评估需关注哪些问题？

老年骨科患者常合并某些特殊问题：

（1）类风湿关节炎　腕关节的屈曲畸形及桡动脉壁硬化，使桡动脉穿刺变得困难；颈椎关节炎的融合屈曲畸形，给中心静脉穿刺带来难度；寰枢椎的不稳定，给气管内插管带来一定困难。

（2）强直性脊柱炎　脊柱僵硬，胸廓顺应性下降，肺功能受限，行椎管内麻醉困难；颈椎活动受限可导致气管内插管困难等。

（3）术前常服用 NSAIDs 缓解疼痛，需注意其不良反应如胃肠出血、肾毒性、血小板功能障碍等。

（4）术前服用激素者，需注意肾上腺皮质功能不全、免疫功能障碍等。

老年人由于全身性生理功能降低，对麻醉和手术的耐受能力较差，合并其他疾病的概率较高，因而麻醉和手术的风险普遍高于青壮年患者。术前对患者的全身情况和重要器官功能进行检查；对其生理和病理状态作全面评估；对原发病和并发症积极治疗，使其在最佳生理状态下实施麻醉和手术，这是提高麻醉、手术成功率和安全性，降低术后并发症和死亡率的重要环节。

术前评估包括患者的全身状况及心、肺、肝、肾等重要器官的功能，以及中枢神经系统和内分泌系统的改变。应详细了解患者的现病史和既往史，通过体格检查、实验室检查和影像学检查，必要时增加一些特殊检查，对所获得的资料加以综合分析，一旦诊断明确，应及早对异常状态进行治疗。

问题 3　老年全髋关节置换手术麻醉方式选择及其优缺点是什么？

老年全髋关节置换术可选择区域阻滞、全身麻醉或两者联合。主要决定于患者的健康状况、手术时间及方式、麻醉医师的技能和习惯、患者和手术医师的要求等。区域阻滞和全身麻醉相比有以下优点：①术后镇痛效果好，恶心呕吐发生率低，呼吸循环抑制轻。②有利于患肢血供，减少出血量和静脉血栓形成的机会等。

为减轻患者的恐惧和焦虑，区域阻滞时可进行轻度或中度的镇静。对区域阻滞失败或有区域阻滞禁忌证的患者、复杂手术的患者及大多数小儿患者宜选用全身麻醉。一般可静脉诱导快速气管内插管。估计有气管内插管困难时，应在表面麻醉下气管内插管或用纤维支气管镜进行气管内插管。术中麻醉维持可用静吸复合的方法，常用药物有氧化亚氮、恩氟烷、异氟烷、地氟烷、芬太尼、异丙酚、咪达唑仑等。大多数手术无需深麻醉。另外联合使用区域阻滞和浅全麻（喉罩通气），不仅具有区域阻滞的优点，还能确保气道通畅和充分镇静。

问题4 怎么诊断、治疗糖尿病？糖尿病的分型、临床表现有哪些？

（1）糖尿病的诊断

① 有糖尿病症状，空腹血糖＞7.8mmol/L，两次以上。

② 有糖尿病症状，任意时间血糖＞11.1 mmol/L。

③ 空腹血糖低于7.8mmol/L，疑有糖尿病者应接受75g口服葡萄糖耐量试验。餐后2h血糖超过11.1 mmol/L。

（2）糖尿病分型

① 1型糖尿病：也称胰岛素依赖型糖尿病，易发生酮症酸中毒。

② 2型糖尿病：也称非胰岛素依赖型糖尿病，有明显的家族遗传性，易出现非酮症高渗性昏迷。

（3）糖尿病临床表现 尿量增多，饮水量增多，进食量增多，体重下降及其他表现如视力下降、水肿、贫血、酮症酸中毒、非酮症高渗性昏迷等。

（4）糖尿病治疗 治疗目标是纠正代谢紊乱，控制血糖，使血糖、尿糖及电解质等恢复正常或接近正常，防治并发症，改善全身状况，提高患者对手术及麻醉的耐受性。理想的血糖浓度应为空腹8.3mmol/L以下，餐后血糖不超过10mmol/L。具体治疗包括：

① 一般性治疗：综合疗法如避免紧张刺激、适当的体力活动、防止感染等。可根据病情适当控制饮食，维持其理想的体重，控制血糖，避免或延缓并发症的发生。

② 口服降糖药：常用的降血糖药物有磺脲类和双胍类。不同药物的适应证和并发症不同，可根据患者具体情况选择合适的降糖药，患者应长期规律服药。

③ 使用胰岛素：胰岛素是治疗糖尿病的特效药物。其适应证有胰岛素依赖型糖尿病，非胰岛素依赖型糖尿病发生非酮症高渗性昏迷、酮症酸中毒，以及合并感染、创伤、脑血管意外等应激状态，口服降糖药治疗失效，消瘦营养不良及消耗性疾病患者，高钾血症。术前停用口服降糖药后，改用胰岛素控制血糖。胰岛素的初始剂量为0.6U/(kg·d)，分3～4次皮下注射，数日后根据空腹及餐后血糖、尿糖情况调整胰岛素剂量。使用胰岛素时应注意防止出现低血糖反应、过敏反应，少数患者可能对胰岛素产生拮抗。

问题5 糖尿病患者如何进行术前评估？

糖尿病患者手术麻醉的主要危险是由糖尿病引起的相关脏器功能改变所致，如心血管疾病、肾功能不全等。近年来，由糖尿病本身引起的死亡病例数已明显减少，而糖尿病的慢性并发症已成为糖尿病患者的主要死亡原因。因此，应重视这些脏器功能的术前评估和治疗，以保证患者术前处于最佳的状态。

轻型糖尿病或控制良好的糖尿病患者，无糖尿病并发症。这类患者对手术和麻醉的耐受性较好，围术期死亡率与常人无异。但病情较重或已出现糖尿病并发症的患者，手术和麻醉的风险性增加，在合并心血管疾病时围术期死亡率为常人5倍。所以，麻醉医师术前应详细评估患者的基本情况。

（1）了解患者的糖尿病类型，是否有低血糖、酮症酸中毒和高渗性非酮症昏迷等病史。了解病程的长短、血糖最高水平、目前控制血糖的方法及所用药物剂量。注意药物作用高峰及其降血糖的效应，如应用胰岛素后常常出现低血糖反应者，提示患者糖原储备较低，需特别注意血糖变化。

（2）判断有无糖尿病的并发症及对全身脏器的影响，有无水电解质紊乱、酸碱失衡。对伴有器官（如心、肾）功能损害者，应进一步了解其功能受损情况，了解ECG有无异常、血尿素氮（BUN）检查结果，必要时应检查肌酐清除率及进行心脏运动负荷试验。具有全身或重要脏器功能受损的并发症，如心肌受累、肾脏病变、严重感染等，可加重糖尿病病情和代谢紊乱，增加麻醉处理的困难。

（3）合并有高血压的糖尿病患者，常使用受体阻滞剂，当患者低血糖时可能出现严重的心动过缓。麻醉药物可增强β受体阻滞剂的作用。此外，使用利尿药特别是排钾利尿药时，应密切监测血钾，因为即使轻微的酸中毒都可导致全身钾的丢失。

（4）合并有冠心病、缺血性心脏病和外周动脉粥样硬化的患者，手术和麻醉期间血流动力学波动较大，手术和麻醉的危险性增加。

（5）合并有自主神经病变的患者，在静息状态下即有心动过速表现。因自主神经受累导致体位性低血压，心脏对应激反应能力降低，麻醉和手术的风险性增加。对已有外周神经病变者，应了解感觉神经麻木的程度和范围，以及运动神经障碍的程度，如运动神经病变严重，对肌肉松弛药反应可能异常。

（6）功能不良的糖尿病患者，其代谢胰岛素的能力减低，需减少胰岛素的用量。术后伤口感染以及愈合不良是严重的术后并发症。

（7）手术种类对麻醉处理影响不同。甲状腺或腹腔手术、大的骨折创伤、感染脓肿切开引流等手术应激性反应大，应增加胰岛素用量。

问题6 糖尿病患者如何进行术前准备？

糖尿病患者术前应积极治疗糖尿病，控制糖尿病并发症，尽量改善全身状况，以提高患者对手术和麻醉的耐受能力，减少术后并发症。术前应尽量使患者血糖控制在正常范围之内，并有正常的血糖储备。根据术前病情、治疗过程以及手术种类选择适当的麻醉方法和药物。

（1）治疗糖尿病、控制血糖和尿糖。围术期血糖的控制可明显降低手术并发症，改善术后效果。高血糖可加重缺血引起的脑损害及伤口愈合不良。术前应充分了解病情，进行必要的检查，如测定血糖、血钾、尿糖、尿酮体等。对糖尿病患者术前血糖应达到多少目前尚无一致的意见，一般不要求控制到完全正常水平，以免发生低血糖。一般认为择期手术患者术前空腹血糖应控制在8.3mmol/L以下，最高不应超过11.1mmol/L，或餐后血糖不超过13.8mmol/L，尿糖检查为阴性，24h尿糖在0.5g以下，尿酮体阴性。

（2）术前应充分了解病情，并进行必要的检查和治疗。通过术前评估了解有无糖尿病并发症，以及受累脏器功能状况，同时应了解手术的性质及手术范围。对术前口服降糖药的患者应于术前一天改用正规胰岛素控制血糖；术前已使用胰岛素者，接受小手术的患者可继续原治疗方案；对于术前使用长效或中效胰岛素的患者，最好于术前1～3天改用正规胰岛素，以免手术中发生低血糖。合并酮症酸中毒及高渗性昏迷患者应禁止行择期手术。

（3）对于急诊手术，应考虑是否有酮症酸中毒，以及酸中毒的程度。在病情允许的情况下，应抓紧时间作必要的术前准备和处理，尽可能在术前纠正酮症酸中毒和高渗性昏迷，血糖控制在11.1～13.8mmol/L左右、尿酮体消失、酸中毒纠正后方可手术。如病情需要立即手术，应边控制病情，边施行麻醉和手术。处理措施包括：注射胰岛素、补充液体、纠正水电解质紊乱和酸碱失衡。但也要注意避免随后出现的低血糖。

（4）术前应积极治疗糖尿病并发症。对合并有感染的手术患者在术前应积极采取措施控制感染，合理使用抗生素，以及处理局部感染病灶。对于甲状腺或腹腔手术、感染脓肿切开引流等应激性较大的手术，应增加胰岛素用量，使术后糖尿病症状改善，减少术后并发症。

（5）术前应给予适当的镇静药，以减轻患者的紧张和焦虑。但术前用药剂量不宜过大，尤其是老年患者。术前禁食期间有必要酌情静脉输注葡萄糖。

（6）术前检查除血糖、尿糖外，还应包括血常规、尿常规、电解质、肾功能如肌酐、尿素氮等。心电图检查也是十分必要的。

问题 7　糖尿病患者的麻醉管理需要注意什么？

手术及麻醉等各种应激性刺激使得临床上难以将血糖控制在一个很窄的范围，通常认为围术期可接受的血糖低限是不引起低血糖发作，高限是不会引起渗透性利尿和高渗性昏迷。术前需口服降糖药的患者在接受短小手术时，术前可不停用降糖药。手术中及手术后应反复测定血糖水平。如行较大手术，应在术前几天停用口服降糖药，改用正规胰岛素治疗。对于较大手术的患者，术中应采取皮下注射半量的中效或长效胰岛素，同时静脉连续输入含糖液 100mL/h 的方法。由于手术和麻醉等因素影响胰岛素的吸收，故围术期宜使用胰岛素静脉给药。目前对患者术前是否注射胰岛素仍有争议，赞同者认为此类患者的肝糖原储备少，术前在输注葡萄糖的同时补充胰岛素有利于肝糖原的生成，而反对者认为术中的血糖一般不会明显升高。目前临床上可采用血糖监测仪术中每隔 2～4h 测定血糖的水平，酌情输注含糖液或补充胰岛素。肾功能障碍的患者应适当减量，成年患者术中输糖量应为 5～10g/h（5% 葡萄糖注射液 100～200mL），输入含糖液过多可导致高血糖。

对于术前已使用长效或中效胰岛素的患者，最好于术前 1～3 天改用正规胰岛素。此类患者术中胰岛素用量应参考术前用量，或先按胰岛素与葡萄糖 1∶4（即 1 单位胰岛素加入 4g 葡萄糖液中），然后根据血糖测定结果调整。术中一般不输入含糖液体，以免出现高血糖。可选用复方林格注射液或生理盐水。如需输注葡萄糖时，应根据患者血糖检测结果按一定比例同时输注胰岛素。

合并严重心脏疾病或自主神经功能异常的患者对心血管有抑制作用的麻醉药、血管扩张药较敏感，容量不足及失血时易出现血压下降，且程度较重。另一方面患者对手术操作等刺激敏感性增加，当刺激较强时或应用某些血管活性药物时，易出现较剧烈的心血管反应。因此，应维持适当的麻醉深度，麻醉操作轻柔，尽量避免循环动力学的剧烈波动。

合并有自主神经病变的患者常常胃排空延迟，应注意防止麻醉诱导期间发生胃内容物反流、误吸。此外，长期使用胰岛素的患者在体外循环后期采用鱼精蛋白来逆转肝素的残余作用时应非常小心。

问题 8　糖尿病患者的麻醉中监测需要注意什么？

（1）术中除常规监测血压、心电图、脉搏氧饱和度外，还应加强有创性监测，如直接动脉测压、肺动脉漂浮导管等，及时了解循环动力学变化。

(2) 术中应加强呼吸管理，避免缺氧和二氧化碳蓄积。

(3) 术中应监测尿量，以了解肾功能状态。

(4) 术中应根据病情反复测定血糖、尿糖、尿酮体，并根据监测结果给予适当治疗，如静脉输注胰岛素或输注含葡萄糖液体。

问题 9　糖尿病患者的并发症有哪些？怎样防治？

(1) 低血糖　当血糖低于正常低限时可引起相应的症状与体征。低血糖一般是血糖低于 2.8mmol/L。严重低血糖时患者可出现低血糖昏迷。如怀疑患者有低血糖症时，应及时测定血糖并根据测定结果迅速处理。其治疗的有效方法是给予葡萄糖。轻者可口服葡萄糖水，严重者可快速输注葡萄糖，先静注 50% 葡萄糖注射液 40～100mL，必要时重复。然后继续输注 5%～10% 葡萄糖注射液 300～400mL/h，直至血糖维持稳定。其他治疗还包括胰高血糖素、糖皮质激素等。

(2) 酮症酸中毒　可使心肌收缩力下降，外周阻力降低，引起血糖和渗透压升高、细胞内脱水和渗透性利尿，甚至出现低血容量。其电解质紊乱包括高血糖（血糖通常在 300～500mg/dL）、高钾血症和低钠血症。此时机体总钾量降低，临床上可表现为血钾水平升高。另一方面血糖每升高 100mg/dL，血浆钠离子浓度就会降低 1.6mmol/L。治疗时应给予正规胰岛素控制血糖。首次剂量为静脉注射 10U，随后静脉连续输注。补充液体，给予生理盐水 1～2L 扩容，适当补钾、磷和镁离子。一般不需要纠正酸中毒，只有当 pH 低于 7.1 或出现循环功能不稳定时，才给予碳酸氢钠等纠酸药物。

(3) 高渗性非酮症高血糖昏迷　又称为高渗性非酮症糖尿病昏迷、高血糖脱水综合征等。其临床特征为严重的高血糖、脱水、血浆渗透压升高而无明显的酮症酸中毒，患者常有意识障碍或昏迷。2 型糖尿病患者在受到创伤、感染等诱因时常导致高渗性非酮症高血糖昏迷，死亡率高。血糖＞600mg/dL（33.3mmol/L），渗透性利尿引起的低血容量、电解质紊乱、血液浓缩以及中枢神经系统功能异常（如癫痫发作或昏迷），而无酮症酸中毒的特征。治疗包括输注生理盐水和胰岛素。这类患者对胰岛素可能较为敏感，宜采用小剂量。当血糖低于 300mg/dL 时，应注意观察病情并酌情停用胰岛素，以免发生脑水肿。此外应注意纠正电解质的异常。

(4) 神经病变　病理改变多见于周围神经和自主神经系统，也可累及中枢神经。周围神经系统病变可引起肢体麻木，伴有感觉异常，部分患者有自发性疼痛。自主神经系统病变可导致潜在性缺血、体位性低血压、无痛性心肌梗死，严重者可出现心搏骤停或猝死。胃肠系统可表现为胃张力下降、吞咽困难、恶心呕吐等。泌尿系统以膀胱炎最为常见。由于心脏自主神经功能异常，中枢对缺氧的通气反应下降，加上麻醉药物对中枢神经系统的抑制，这类患者在围术期发生心搏骤停的危险性大为增加。

病例继续

患者 8:00 入室，BP 180/94mmHg，HR 102 次 / 分，SpO_2 96%。行右颈内静脉穿刺，测 CVP 8cmH_2O，并行桡动脉穿刺测压，麻醉开始前输乳酸钠林格注射液 300mL。8:10 腰麻给予 0.5% 罗哌卡因 3mL，测平面 T10。8:30 开始手术，输乳酸钠林格注射液 1000mL，血压 175/70mmHg，HR 94 次 / 分，吸氧 3L/min，SpO_2 100%。

问题 10　老年全髋关节置换手术围术期管理风险有哪些？怎样预防？

全髋手术的麻醉处理因手术复杂程度和患者全身情况不同而异。复杂手术如髋骨移植、长段股骨直入、拆除人工假体及有可能进入盆腔或损伤髂血管的手术，麻醉和术中管理要求高、风险大。

（1）大多数全髋置换手术由于患者活动受限，心肺功能难以估计。老年患者常伴有全身性疾病，术中输液量和速度不易掌控，加上通气 / 血流比例失调和栓子导致的肺血管内膜损伤，易产生低氧血症和肺水肿。因此，对于老年或全身条件差的患者，特别是在进行复杂手术时，应使用有创血流动力学来监测心肺功能。

（2）大多数全髋置换术取侧卧位，对潜在肺功能障碍患者易产生体位性通气 / 血流比例失调引起低氧血症。肩部受压可能影响腋动脉和臂丛神经，股部加压会影响股部神经血管，尤其在控制性降压患者中容易发生。应在上胸部下边放置腋垫和谨慎安置股部的固定架以避免或减轻对血管和神经的压迫。

（3）术中失血及处理。全髋置换术失血量为 500 ～ 3000mL。影响出血的因素包括手术部位、手术时间、操作技巧、患者的凝血功能及麻醉管理质量。为最大限度地减少失血，减少异体血输入量，可采用多种措施。①术前自体血储备可以避免丢失 20% ～ 73% 的自体血成分，一般可储备 2 ～ 4U。应尽量避免低温和过多使用血浆代用品以免降低凝血功能，增加出血量。②中度控制性降压（收缩压低于基础值 20mmHg 或平均动脉压降至 65mmHg），可减少输血量 50%。③对不愿输血的患者或在无血源的情况下，考虑使用人工载氧溶液，但其半衰期较短。④另外，也可降低需要输血的血细胞比容（HCT）阈值（可低至 25% 左右），以减少异体输血量。临床上常结合使用两种或多种方法，以取得更好的效果。失血超过 2000mL 者，可使用抗纤溶药物和术后回收红细胞，但出血量少的手术不宜使用。

（4）骨粘合剂相关问题有报道，填充骨粘合剂（骨水泥）和嵌入股骨假体后可立即出现显著的低血压,导致心搏骤停甚至死亡,而不用骨粘合剂时不会出现这种情况。目前对此有两种解释:①甲基丙烯酸酯(骨粘合剂)引起的直接血管扩张和(或)心肌抑制。②空气、脂肪、骨髓进入静脉导致肺栓塞。

(5)止血带问题。止血带充气后8min,细胞线粒体内的氧分压降至零,从而引起无氧代谢。在随后的30～60min内,烟酰胺腺嘌呤二核苷酸(NAD)降低,磷酸肌酸激酶明显增高且在肌肉中积蓄,很快产生细胞内酸中毒(pH<6.5)、缺氧和酸中毒导致肌红蛋白、细胞内酶和钾离子的释放。如果止血带时间超过60min,血管内皮完整性受到损害,会产生组织水肿,以致切口缝合困难。随时间延长,肢体温度下降,可与室温相同。由于止血带下面的肌肉受压,可能延迟患者康复。放止血带后,肢体得到灌注,代谢产物就进入了血液循环。静脉血氧饱和度在30～60s内下降20%,中心体温在90s内降低0.7℃,呼气末二氧化碳明显增高。但除非有显著的肺内分流,一般很少发生动脉血氧饱和度下降的现象。

① 血流动力学改变发生在止血带充气、持续充气及放气后。肢体驱血带和止血带充气时,回心血量增多、外周血管阻力增加,临床上表现为中心静脉压或动脉压轻微增高。然而当患者有严重的静脉曲张导致心室顺应性极差时,肺动脉压会显著升高。若双侧下肢止血带同时充气,可导致中心静脉压力明显增高。放气时,缺血的肢体发生再灌注,通常会导致中心静脉压和动脉压降低。若血压下降极其明显,可导致心搏骤停,发生因素包括外周血管阻力突然下降、急性失血以及代谢产物对循环的抑制。在全身麻醉时,持续充气45～60min,可引起高血压,其原因尚不清楚。有人认为这可能反映了肌肉或神经细胞缺血已达到临界水平,有时加深麻醉也不能使血压降低,需加用血管扩张药如肼苯哒嗪、硝苯地平、拉贝洛尔等才能起效。

② 止血带疼痛:蛛网膜下腔或硬膜外阻滞的患者,止血带超过1h后,可感到远端肢体疼痛或烧灼感,有时静脉使用吗啡类镇痛药也无效,但放松止血带后便可缓解,这可能与细胞内酸中毒有关。用长效局部麻醉药做完善的臂丛神经阻滞,即使3～4h的手术也不引起止血带疼痛。等比重的腰麻比重比重的腰麻发生止血带疼痛的机会少。

③ 神经损伤:止血带使用超过2h,或压力过大会产生神经损害。上止血带30min内神经传导就会中断,说明轴索缺氧或在止血带下面的神经过度受压。为了减少神经损伤,必须每90～120min放松和重新充气。另外,当患者收缩压在90～100mmHg时,止血带的压力可以降低到250mmHg,止血带和收缩压之间的压力梯度为150mmHg,这样既可以完全阻断肢体的血流,也减轻了对神经的压迫损伤。

(6)脂肪栓塞所有长骨骨折的患者都会产生不同程度的肺功能障碍,但临床上出现明显脂肪栓塞症状者仅占 10%～15%，表现为低氧血症、心动过速、意识改变以及在结膜、腋下有出血点。在尿中查出脂肪滴还不能诊断脂肪栓塞，而当胸部 X 线片显示肺浸润者基本可诊断为脂肪栓塞。其病理生理改变是毛细管内皮细胞破坏，导致毛细血管周围血液渗出，主要表现在肺部和脑部。肺血管渗出可造成肺水肿、低氧血症。脑缺氧和脑水肿可导致神经功能障碍。比较严重的脂肪栓塞常发生于股骨和胫骨骨折术后，延迟骨折固定和大幅度扩髓可增加其发病率和严重性。脂肪栓子可通过未闭的卵圆孔或肺循环进入体循环，导致心脑血管栓塞。因此，适当降低肺动脉压可减少通过肺循环的栓子数量，限制肺毛细血管的液体渗出量。麻醉处理包括及早发现、充分供氧和控制输液量。大剂量激素在严重创伤后短期应用可减轻脂肪栓塞的临床症状，但大多数患者只要适当的输液、充分的通气以避免低氧血症，其预后通常很好。

（7）深静脉血栓 骨科手术常发生深静脉栓塞，而且肺栓塞是造成术后死亡的主要原因。上肢手术、脊柱手术和膝关节镜手术深静脉栓塞发生率约 3%；全髋置换术则明显增加，为 30%～50%；全膝置换为 40%～60%；下肢创伤为 20%～50%。全髋置换后发生近端深静脉（股静脉和髂静脉）栓塞的概率为 10%～20%，而且容易产生肺栓塞。血栓可在手术时因血流淤滞期间形成。全膝置换术的患者，止血带充气后，患肢血流完全停止；放气后，血中凝血物质急剧增加，同时在右心室可检测到血栓。全髋置换术时股静脉回流受阻，髋关节重新安置时股静脉再通，血中凝血物质增加，血流中出现血凝块。

术中预防血栓形成的措施包括缩短手术时间、增加下肢血流量、给予抗凝药物等。在股骨、胫腓骨术前先使用 15～20U/kg 肝素可使深静脉血栓发生率降至 6%。硬膜外或蛛网膜下腔阻滞下行全膝置换术和全髋置换术时，深静脉血栓发生率可分别降低 20% 和 40%。如硬膜外麻醉下行全髋置换术时，同时使用小剂量肾上腺素输注可使其发生率降至 10%。这一现象的机制尚不清楚，可能与肾上腺素能提高下肢血流速度有关。

术后预防深静脉血栓形成的措施有间歇气体压迫下肢、活动足部、早期下床活动、手术后当天就开始给予阿司匹林或华法林等。但对于膝关节镜诊疗和脊柱手术，一般不主张术后使用抗凝药物。硬膜外镇痛可以帮助患肢早期活动，从而避免下肢深静脉血栓形成。对于易发生深静脉血栓的高危患者，可在术前安置腔静脉过滤器。

病例继续

先将陈旧性异物取出，放骨水泥前 10min 给甲泼尼龙 40mg 静脉推注。髋臼放骨水泥 1min 后，患者诉胸闷不舒服，此时 BP 142/56mmHg，HR 110 次/分。2min 后测 BP 115/47mmHg，麻黄碱 10mg 静脉推注，HR 120 次/分。4min 后 BP

130/60mmHg，再次给麻黄碱 10mg 静脉推注，测 CVP 5cmH$_2$O。放骨水泥 10min 后，BP 80/43mmHg，HR 110 次 / 分。2min 后 BP 44/31mmHg，HR 113 次 / 分，肾上腺素 20μg 静脉注射后，BP 190/100mmHg，HR 120 次 / 分，甲泼尼龙 40mg 静脉注射，测 CVP 6cmH$_2$O。在距髋臼放骨水泥 30min 后，骨髓腔注入骨水泥。此时测血压 BP 50/32mmHg，肾上腺素 25μg 静脉注射后，BP 120/60mmHg，HR 110 次 / 分。再输红细胞 4U，BP 130/54mmHg，HR 96 次 / 分。10:10，手术结束。术中输红细胞 4U，晶体液 1750mL，总输入 2550mL，出血 800mL，尿量 650mL。术后脱氧情况下 SpO$_2$ 维持在 90%，吸氧后 SpO$_2$ 可达 95%，术后送入 ICU，后痊愈出院。

问题 11　患者在髋臼放入骨水泥后出现显著低血压的原因是什么？应如何预防？

患者填充骨粘合剂（骨水泥）后立即出现显著的低血压，可能由于甲基丙烯酸酯（骨粘合剂）引起的直接血管扩张和（或）心肌抑制。为减少这一并发症的发生，可采取以下措施：

① 待骨水泥反应到成团阶段才填充。
② 在所填充区的邻近骨上钻孔排气排液，避免封闭式填入。
③ 填充骨髓腔时，应使接触面干燥无血，并将多余的粘合剂彻底清除。
④ 局部冰水降温。
⑤ 止血带应逐渐放气。有此高危风险的患者易发生和骨粘合剂有关的低血压和心搏骤停。

低血压常在嵌入股骨假体的同时或术后发生，因此在填充骨粘合剂时须密切注意血压和心电图的变化，并注意以下几点：

① 填充骨粘合剂前需维持收缩压在 90mmHg 以上，必要时用升压药。
② 避免低血容量。
③ 严密观察患者。
④ 吸入纯氧。
⑤ 为预防血压突然下降，可静脉缓慢滴注多巴胺，维持血压平稳。出现心动过缓时，分次静注阿托品。一旦发现低血压，静脉注射肾上腺素 40～50μg 是一个非常有效的方法，用药剂量应根据低血压的程度而定。在高危人群中，填充骨粘合剂后，只要发现动脉压下降，就应通过肺动脉导管或深静脉注入肾上腺素 10～20μg。一旦出现心搏骤停，则需要更大剂量的肾上腺素进行复苏。

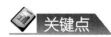 **关键点**

- 老年髋部骨折患者全身性生理功能降低，对麻醉和手术的耐受能力较差，并存其他疾病的发生率高，因而麻醉和手术的风险普遍高于青壮年患者。
- 术前对患者的全身情况和重要器官功能进行检查，对其生理和病理状态作全面评估；对原发病和并发症积极治疗，以提高麻醉、手术成功率和安全性。
- 麻醉方式的选择主要取决于患者的健康状况、手术时间及方式、麻醉医师的技能和习惯以及患者和手术医师的要求等。其中，围术期控制好血流动力学是关键环节。
- 老年髋部骨折患者麻醉和术中管理要求高，风险大，需重点关注骨粘合剂相关问题、止血带问题、脂肪栓塞和深静脉血栓等问题，及时对症处理。

参考文献

[1] 邓小明, 姚尚龙, 于布为, 等. 现代麻醉学 [M]. 5 版. 北京: 人民卫生出版社, 2021, 1671-1685.

[2] 周宗科, 翁习生, 曲铁兵, 等. 中国髋、膝关节置换术加速康复——围术期管理策略专家共识 [J]. 中华骨与关节外科杂志, 2016, 9(1): 1-9.

[3] 沈彬, 翁习生, 廖刃, 等. 中国髋、膝关节置换术加速康复——围术期疼痛与睡眠管理专家共识 [J]. 中华骨与关节外科杂志, 2016, 9(2): 91-97.

[4] 国家卫生和计划生育委员会公益性行业科研专项《关节置换术安全与效果评价》项目组, 中华医学会骨科学分会关节外科学组, 中国医疗保健国际交流促进会骨科分会关节学组, 等. 中国髋、膝关节置换术加速康复——合并心血管疾病患者围术期血栓管理专家共识 [J]. 中华骨与关节外科杂志, 2016, 9(3): 181-184.

[5] 中国心胸血管麻醉学会, 北京高血压防治协会. 围术期高血压管理专家共识 [J]. 临床麻醉学杂志, 2016, 32(3): 295-297.

[6] 孟瑶, 付明明, 赵雨琪, 等.《2020 年版围术期血糖管理专家共识》解读 [J]. 河北医科大学学报, 2022, 43(01): 1-6+11.

[7] 中华医学会麻醉学分会老年人麻醉与围术期管理学组, 国家老年疾病临床医学研究中心, 国家老年麻醉联盟. 中国老年患者围手术期麻醉管理指导意见（2020 版）（一）[J]. 中华医学杂志, 2020, 100(31): 2404-2415. DOI: 10.3760/cma.j.cn112137-20200503-01406.

[8] 中华医学会麻醉学分会老年人麻醉学组, 中华医学会麻醉学分会骨科麻醉学组. 中国老年髋部骨折患者麻醉及围术期管理指导意见 [J]. 中华医学杂志, 2017, 97(12): 897-905.

[9] 刘进, 李文忠. 麻醉学临床案例分析 [M]. 北京: 人民卫生出版社, 2014: 199-201.

（马鹏垒　王莹）

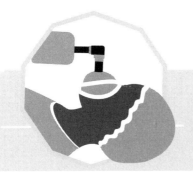

案例四
肩关节镜手术的麻醉

一般情况： 患者，男，63岁，身高178cm，体重83kg。

现病史： 患者1年前锻炼时不慎将右肩部拉伤，当时右肩部有轻微疼痛，休息后好转，未予以重视。2个月前无明显诱因下出现右肩关节活动受限，肩关节外展90°时出现肩部疼痛，患者未予重视，口服塞来昔布0.2g，每日一次，治疗一周后，疼痛有所缓解。近一个月来症状加重，口服药物不能缓解，夜间疼痛影响睡眠，遂到医院就诊。

既往史： 高血压病史20年，口服苯磺酸左旋氨氯地平片（施慧达），酒石酸美托洛尔片（倍他乐克），血压控制良好。

查体： BP 122/71mmHg，P 86次/分，T 36.2℃，R 20次/分。

专科查体： 右肩皮肤未见红肿破溃，局部皮温不高，右肩压痛，上举、外展、背伸活动稍受限，肩峰撞击可疑阳性，Neer征阳性，疼痛弧阳性，前臂肌力Ⅴ级，肢体末端感觉、运动、血供可。

实验室检查： 均正常。

辅助检查

（1）胸部X线片（－）。

（2）腹部及泌尿系超声（－）。

（3）心电图（－）。

入院诊断： 右肩袖损伤。

拟行手术： 右肩袖损伤修补术。

问题 1　肩关节镜手术需要关注哪些问题？

（1）肩关节手术通常会采用沙滩椅位，使关节腔内出血减少、关节活动度增大、有利于借助肢体本身的重量进行关节牵引而有利于手术操作。但长时间沙滩椅位会减少脑动脉血流，造成脑灌注不足而引起一系列并发症。

（2）肩关节腔是一个完全封闭的区域，但肩峰下区域并不是。关节镜手术为了使关节腔扩张，手术视野更清晰，要用高压力冲洗液持续冲洗。当时间过长、压力过高时，冲洗液很容易渗透到组织疏松薄弱的颈部和胸壁，使液体蓄积，造成颈部、肩部和胸壁明显水肿，出现气管受压、咽喉水肿等，导致呼吸道梗阻。

（3）肩关节镜手术视野局限，术中一般需控制性降压才能完成手术。因此术前还需评估能否实施控制性降压及控制性降压的程度。对有高血压、腔隙性脑梗死病史的患者，围术期再发脑梗死风险明显增加。建议行双侧颈动脉超声检查，评估颈动脉情况，避免围术期颈动脉斑块脱落导致脑梗死。同时判断颈动脉是否狭窄或狭窄程度，评估能否耐受脑灌注压的降低。另外，该类患者还需进行 24h 动态血压监测，从而了解患者真实的基础血压，评估患者可以耐受的降压范围。

问题 2　肩关节镜手术如何选择麻醉方式？

全身麻醉和神经阻滞均能为肩关节镜手术提供有效的麻醉。单独应用神经阻滞，其优点在于操作简单，术后镇痛完善，有利于患者术后早期活动。但由于肩关节腔的冲洗可导致颈肩部水肿，限制了颈部活动度，并可能造成严重的上呼吸道水肿，患者的气道得不到有效的保护。因冲洗液造成颈肩部水肿的不适，患者在清醒状态下较难耐受。因此为了给患者提供气道安全保障和更舒适的麻醉过程，肩关节镜手术选择气管内插管全身麻醉是必要的，同时联合神经阻滞，以提供良好的术中及术后镇痛，有利于减少应激反应和便于循环管理。

问题 3　如何诊断高血压？

高血压的标准是根据临床和流行病学资料界定的，其定义为：在未使用降压药物的情况下，非同日 3 次测量血压，收缩压 ≥ 140mmHg 和（或）舒张压 ≥ 90mmHg。其中 90%～95% 为原发性高血压，其余为继发性高血压。根据血压升高水平，又进一步将高血压分为 1～3 级（表 4-1）。

表 4-1　血压的定义和分级

类别	收缩压 /mmHg		舒张压 /mmHg
正常血压	< 120	和	< 80
正常高值	120 ~ 139	和（或）	80 ~ 89
高血压			
1 级（轻度）	140 ~ 159	和（或）	90 ~ 99
2 级（中度）	160 ~ 179	和（或）	100 ~ 109
3 级（重度）	≥ 180	和（或）	≥ 110
单纯收缩期高血压	≥ 140	和	< 90

注：当收缩压和舒张压分别属于不同分级时，以较高的级别作为标准。

问题 4　如何对高血压患者进行术前病情评估？

（1）对手术与麻醉耐受性的评估

① 高血压的病程与进展情况：高血压病程越长，重要脏器越易受累，麻醉危险性越大。高血压病程虽短但进展迅速者，即恶性高血压，早期就可出现心、脑、肾并发症，麻醉危险性亦很大。

② 高血压的程度：1、2 级高血压（BP < 180/110 mmHg），麻醉危险性与一般患者相仿，手术并不增加围术期心血管并发症发生的风险。而 3 级高血压（BP ≥ 180/110mmHg）时，围术期发生心肌缺血、心力衰竭及脑血管意外的危险性明显增加。

③ 靶器官受累情况：高血压伴重要脏器功能损害者，麻醉手术的危险性显著增加。对于高血压患者，应注意了解有无心绞痛、心力衰竭、高血压脑病、糖尿病，以及脂类代谢紊乱等合并症。

④ 拟行手术的危险程度：高危手术（心脏危险性 > 5%）包括急诊大手术，尤其是老年人的手术、主动脉或其他大血管手术、外周血管手术、长时间手术（> 4h）及大量体液转移和（或）失血较多的手术等。中危手术（心脏危险性 < 5%）包括颈动脉内膜剥离术、头颈部手术、腹腔内或胸腔内手术、矫形外科手术及前列腺手术等。低危手术（心脏危险性 < 1%）包括内镜检查、浅表手术、白内障手术及乳腺手术等。

（2）是否需要延迟手术　建议重度高血压（≥ 180/110mmHg）应延迟择期手术，争取时间控制血压。如原发疾病为危及生命的紧急状态，则血压高低不应成为立即实施麻醉手术的障碍。当前推迟手术只有两点理由：①推迟手术可以改善高血压患者的靶器官损害；②高血压患者疑有靶器官损害需进一步评估治疗。

（3）麻醉前准备　择期手术降压的目标以中青年患者血压控制 < 130/85mmHg，老年患者 < 140/90mmHg 为宜。对于合并糖尿病的高血压患者，应降至 130/80mmHg

以下。高血压合并慢性肾脏病者，血压应控制 < 130/80mmHg 甚至 125/75mmHg 以下。降压宜个体化，不可过度，以免因严重的低血压导致脑缺血或心肌缺血。

问题 5　治疗高血压的常用药物有哪些？围术期需关注的事项有哪些？

（1）利尿药　是抗高血压治疗的传统药物。由于其降低血管平滑肌对缩血管药物的反应性，增加术中血压控制的难度，同时利尿药可能会加重手术相关的体液缺失。因此，目前主张术前 2～3d 停用利尿药。长期服用利尿药患者易发生低钾血症。围术期要严密监测血钾浓度，一旦发现有低钾趋向应及时补钾并进行必要的监测。

（2）β 受体阻滞剂　是目前临床应用较多的一类药，其可降低术后房颤发生率、非心脏手术心血管并发症的发生率及死亡率，适用于术前血压控制。术前要避免突然停用 β 受体阻滞剂，防止术中心率反跳。围术期要维持此类药物使用的种类以及剂量，无法口服药物的高血压患者可经肠道外给药。

（3）钙通道阻滞剂　可改善心肌氧供 / 需平衡，治疗剂量对血流动力学无明显影响。同时能增强静脉麻醉药、吸入麻醉药、肌松药和镇痛药的作用，故不主张术前停药，可持续用到术日晨。

（4）ACEI 和 ARB 类药物　这两类是抗高血压治疗中最广泛应用的药物，在减少蛋白尿和改善慢性心力衰竭转归方面具有独特效果。高血压患者术中易发生低血压，ACEI 和 ARB 类药物会加重手术相关的体液缺失，增加术中发生低血压的风险。ACEI 作用缓和，术前不必停药，可适当调整。ARB 类药物氯沙坦和其代谢产物羟基酸能抑制血管紧张素 Ⅱ 受体和血管紧张素 Ⅰ 受体，且羟基酸比氯沙坦效力大 10～40 倍，目前推荐手术当天停用，待体液容量恢复后再服用。

（5）交感神经抑制剂　可乐定是中枢性抗高血压药，若术前突然停用，可使血浆中儿茶酚胺浓度增加 1 倍，引起术中血压严重反跳，甚至诱发高血压危象。同时可乐定也可强化镇静，降低术中麻醉药药量，因此术前不必停用。

（6）利血平　主要通过消耗外周交感神经末梢的儿茶酚胺而发挥作用。服用该药的患者对麻醉药的心血管抑制作用非常敏感，术中很容易发生血压下降和心率减慢，故需特别警惕术中出现低血压，在选用升压药物治疗时应格外慎重。直接作用的拟交感神经药物如肾上腺素、去甲肾上腺素，可发生增敏效应引起血压骤升，而使用间接作用的拟交感神经药物如麻黄素和多巴胺则往往升压效应不明显。建议小剂量分次静注甲氧明，每次 0.25mg 以提升血压至满意水平。长期服用利血平患者最好术前 7d 停服并改用其他抗高血压药物，以保证手术和麻醉安全。

问题6 术中发生低血压该怎么处理？

术中低血压是麻醉期间常见的并发症，与心肌损伤、急性肾损伤、脑卒中和死亡息息相关，反映了器官是否处于低灌注、缺血甚至器官功能障碍状态。老年患者在围术期更容易出现血流动力学波动和器官功能障碍。术中低血压治疗包括减少血管扩张性麻醉药物的剂量，血管加压药物治疗血管舒张，正性肌力药物增加血流量，阿托品增加心率或用晶体、胶体或血液制品治疗血管内容量不足（图4-1）。

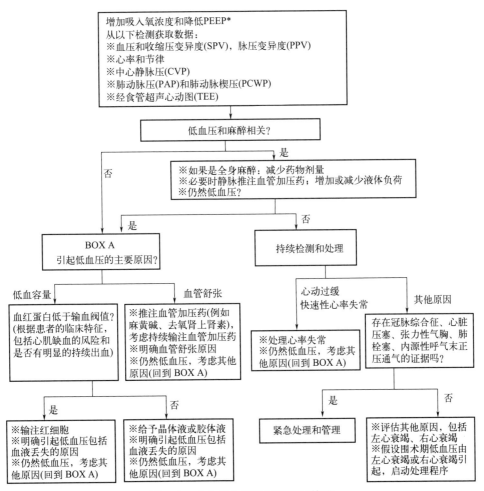

图4-1 术中低血压的初步管理策略

低血压被定义为平均动脉压（MAP）<60mmHg 或收缩压（SBP）<90mmHg，SBP 相对基线下降超过 30%，或 MAP 较基线下降超过 20%。

* 高 PEEP，降低静脉回流；增加吸入氧浓度，补偿低 PEEP。

如果低血压发生而没有明显低血容量的证据，则给予 α1 受体激动剂（例如，去氧肾上腺素）或直接/间接拟交感神经药（例如麻黄碱）是合适的，而不是快速或显著地增加容量负荷。这对于心力衰竭或有心力衰竭风险的患者尤其重要

病例继续

患者入手术室后给予心电图、无创血压监测，心率78次/分，血压160/90mmHg，SpO_2 95%。开放外周静脉通路，静脉滴注右美托咪定0.5μg/（kg·h）镇静，10min后血压降至130/78mmHg。常规消毒后，超声引导下行右侧肌间沟臂丛神经阻滞，注射0.3%罗哌卡因15mL。10min后测试效果满意。全身麻醉诱导，给予咪达唑仑1mg，地塞米松10mg，利多卡因80mg，舒芬太尼20μg，依托咪酯16mg，丙泊酚50mg，罗库溴铵50mg，气管内插管顺利，心率69次/分，血压118/70mmHg，SpO_2 100%。5min后，摆放沙滩椅位，心率突然降至40次/分左右，血压70/35mmHg，立即静注麻黄碱6mg，效果不理想，立即将患者头部降低放回平卧位，心率、血压恢复正常。补充乳酸钠林格注射液200mL后，再缓慢抬高患者头部，保持心率73次/分，血压108/66mmHg，SpO_2 100%。患者生命体征平稳后开始手术，手术历时90min后顺利结束。

问题7 患者摆放沙滩椅位时突然发生血压降低、心率减慢的原因是什么？该如何预防？

（1）考虑为Bezold-Jarisch反射（BJR）引起的循环抑制。BJR系容量减少引起的血管-迷走神经反射。在左心室壁存在压力感受器，当左心室内容量降低时兴奋，触发BJR，使心率减慢、血压减低。在患者麻醉后（全身麻醉或单纯臂丛阻滞）摆放沙滩椅位时回心血量突然降低，BJR引起循环抑制，表现为突然低血压、心动过缓。

（2）预防措施：①预先给予患者一定的容量补充。②预防性使用抗胆碱药。③有研究建议，预防性给予β受体阻滞剂，在容量减少的早期、心肌收缩增强及心率增加期间，阻滞β受体可防止因心室收缩增强导致的心室内机械压力感受器受刺激，从而阻止BJR的发生。

问题8 如何避免沙滩椅位时患者出现脑血管意外？

（1）肩关节镜手术中，沙滩椅位的角度在45°～90°时进行控制性降压易引起脑卒中。因此，为了避免脑血管意外，术中应维持收缩压≥90mmHg及收缩压、平均动脉压不小于基础值的80%。

（2）在侧卧位下行肩关节镜手术减少脑灌注不足的发生。

（3）颈内静脉血氧饱和度（SjO_2）或脑氧饱和度（rSO_2）监测在此类患者中

的使用有积极意义。

（4）沙滩椅位下需特别注意血压测量的零点位置，应以外耳道高度作为血压监测的零点水平。

（5）可行有创动脉血压监测，如果血压值降至基础值的80%以下，应给予相应的升高血压处理。

（6）对于高风险患者，控制性降压不能低于某一安全值，这一安全值可参考患者基础血压值而定。

（7）预先给予患者一定的血容量，补充及预防性使用抗胆碱药，以减少BJR的发生。

关键点

- 肩关节镜手术中沙滩椅位会减少脑动脉血流，长时间造成脑灌注不足而引起一系列并发症。高压力冲洗液持续冲洗会造成颈部、肩部和胸壁明显水肿，可能会出现气管受压、口咽喉水肿等导致呼吸道梗阻。
- 对于有高血压、腔隙性脑梗死病史的患者，围术期再发脑梗死风险明显增加。建议行双侧颈动脉超声检查，评估颈动脉情况，避免围术期颈动脉斑块脱落发生脑梗死。同时判断颈动脉是否狭窄或狭窄程度，评估能否耐受脑灌注压的降低。
- 全身麻醉联合神经阻滞可以为肩关节镜手术提供有效的麻醉，术后镇痛效果完善，有利于患者术后早期活动。
- 预先给予患者一定的容量补充、预防性使用抗胆碱药及β受体阻滞剂，可防止因心室收缩增强导致的心室内机械压力感受器受刺激，从而阻止BJR的发生。

参考文献

[1] Villevielle T, Delaunay L, Gentili M, et al. Arthroscopic shoulder surgery and ischemic cerebral complications[J]. Ann Fr Anesth Reanim, 2012, 31(9): 914-918.

[2] Yamamoto A, Takagishi K, Osawa T, et al. Prevalence and risk factors of a rotator cuff tear in the general population[J]. J Shoulder Elbow Surg, 2010, 19(3): 116-120.

[3] Sviggum H P, Jacob A K, Mantilla C B, et al. Perioperative Nerve Injury After Total Shoulder Arthroplasty[J]. Regional Anesthesia and Pain Medicine, 2012, 37(5): 490-494.

[4] 左友梅，李珺，程新琦，等. 治疗性高碳酸血症对沙滩椅位下肩关节镜手术患者脑氧供需平衡的影响[J]. 中华麻醉学杂志，2017, 37(10): 1176-1179.

[5] 中国高血压防治指南修订委员会，高血压联盟（中国），中华医学会心血管病学分会，等. 中国高血压防治指南（2018年修订版）[J]. 中国心血管杂志，2019, 24(1): 24-56.

[6] 阴文超，万其海，诸源江，等. 臂丛上干阻滞与肌间沟臂丛神经阻滞用于全麻肩关节手术患者效果的比

较 [J]. 中华麻醉学杂志，2020, 40(7): 821-824.

[7] Marik P E, Varon J V. Perioperative hypertention: a review of current and emerging therapeutic agents[J]. J Clin Anesth, 2009, 21: 220-229.

[8] 蔡宏伟，邹望远，王春艳，等. 围术期高血压患者管理专家共识（2020 版）.

[9] 侯南丽，陈小涛，董梅. 沙滩椅位肩关节镜手术对高血压患者脑氧饱和度和术后认知功能的影响 [J]. 临床骨科杂志，2018, 21(3): 297-300.

（付学强　杨旭）

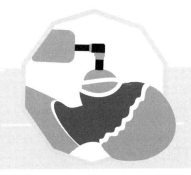

案例五

多发性创伤术后抽搐的麻醉管理

一般情况： 患者，男，64岁，身高168cm，体重74kg。

现病史： 因"跌伤致左肩、胸部疼痛、活动受限"，于1h前由门诊以"左侧肋骨骨折"收住入院。

既往史： 既往体健，无严重疾病史。

查体： 体温36.6℃，脉搏107次/分，呼吸20次/分，心率107次/分，血压90/68mmHg。一般情况欠佳，患者意识尚清，表情痛苦，时有呻吟。

专科查体： 左侧肩锁关节处肿胀、压痛，可触及骨折断端，左肩关节活动受限，左上肢肢端感觉循环无异常。双侧胸廓不对称，左侧胸廓塌陷。左侧胸部压痛，可触及明显骨擦感，胸廓挤压征阳性。右肺呼吸稍粗，左肺呼吸音消失，未闻及明显干湿啰音。

实验室检查

（1）血常规　Hb 82g/L，PLT $216×10^9$/L，WBC $10.2×10^9$/L。

（2）凝血功能　正常。

（3）生化检查　基本正常。

辅助检查

（1）胸部X线片　左侧多发肋骨骨折、左侧锁骨骨折、左肩胛骨骨折、左侧胸腔积液。

（2）腹部及泌尿系超声（－）。

（3）心电图（－）。

入院诊断： 左侧多发肋骨骨折，左侧锁骨、肩胛骨骨折，左侧胸腔积液。

拟行手术： 左侧多发肋骨骨折、左侧锁骨骨折、左侧肩胛骨骨折切开复位内固定术，左侧胸腔闭式引流术。

问题 1　什么是多发性创伤？

多发性创伤是指在同一机械力的作用下，人体同时或相继有≥2个解剖部位或脏器出现创伤。多发伤不是几个单一伤的简单相加，它是一种严重创伤。

问题 2　休克的定义是什么？如何分类？

休克（shock）是机体遭受强烈的致病因素侵袭后，由于有效循环血量锐减，组织血液灌注持续、显著减少，导致全身微循环功能不良，生命重要器官严重障碍的综合症候群。此时机体功能失去代偿，组织缺血缺氧，神经-体液因子失调。其主要特点是：重要脏器组织中的微循环灌注不足，代谢紊乱和全身各系统的机能障碍。按照病因可分为以下几类。

（1）低血容量性休克　低血容量性休克为血管内容量不足，引起心室充盈不足和每搏量减少。如果增加心率仍不能代偿，可导致心排血量降低。

① 失血性休克：因大量失血，导致有效循环血量锐减而引起周围循环衰竭的一种综合征。一般15min内失血少于全血量的10%时，机体可代偿。若快速失血量超过全血量的20%，即可引起休克。

② 烧伤性休克：大面积烧伤，伴有血浆大量丢失，可引起烧伤性休克。休克早期与疼痛及低血容量有关，晚期可继发感染，发展为感染性休克。

③ 创伤性休克：由于机体遭受暴力作用后，发生了重要脏器损伤、严重出血等情况，使患者有效循环血量锐减，微循环灌注不足，以及创伤后的剧烈疼痛、恐惧等多种因素综合形成的机体代偿失调的综合征，这种休克的发生与疼痛和失血有关。

（2）血管扩张性休克　血管扩张性休克通常是由于血管扩张所致的血管内容量不足，其循环血容量正常或增加，但心脏充盈和组织灌注不足。

① 感染性休克：是临床上最常见的休克类型之一，临床上以 G^- 杆菌感染最常见。根据血流动力学的特点分为低动力型休克（冷休克）和高动力型休克（暖休克）。

② 过敏性休克：已致敏的机体再次接触到抗原物质时，可发生强烈的变态反应，使容量血管扩张，毛细血管通透性增加并出现弥散性非纤维蛋白血栓。血压下降、组织灌注不良可使多器官受累。

③神经源性休克：交感神经系统急性损伤或被药物阻滞可引起神经所支配的小动脉扩张，血容量增加，出现相对血容量不足和血压下降。这类休克预后好，常可自愈。

（3）心源性休克　心源性休克是指心脏泵血功能受损或心脏血流排出道受损引起的心排出量快速下降而代偿性血管快速收缩不足所致的有效循环血量不足、低灌注和低血压状态。心源性休克包括心脏本身病变、心脏压迫或梗阻引起的休克。

问题3　休克的病理生理学改变是什么？

有效循环血量锐减、组织灌注不足、产生炎症介质是各类休克共同的病理生理基础。休克分为微循环收缩期、微循环扩张期、微循环衰竭期（图5-1）。不同时期组织微循环改变不同。

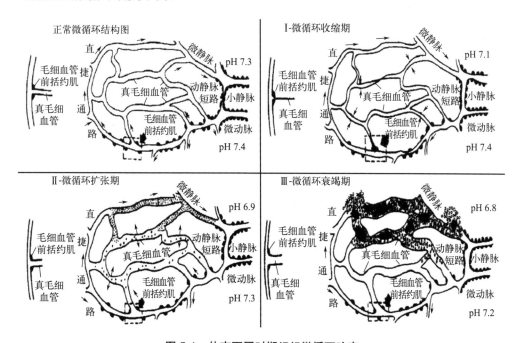

图5-1　休克不同时期组织微循环改变

如图5-2所示，不同时期之间又有着紧密联系，一方面创伤、失血、感染等可以直接引起组织灌注不足；另一方面其产生细胞炎症反应，引起一系列炎症应答，又加重组织灌注的不足，从而促进休克的进展，导致微循环进一步恶化。

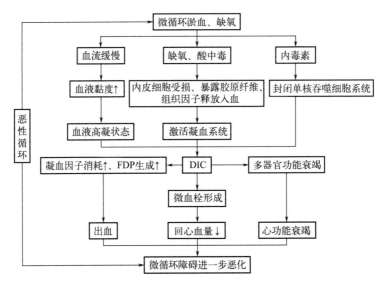

图 5-2 休克不同时期的相互联系

问题 4 创伤性休克患者麻醉前访视应注意些什么？

创伤性休克患者麻醉前访视应了解吸烟史、饮酒史、麻醉手术史、家族史和药物过敏史等，并重点关注药物过敏史以及与麻醉不良事件密切相关的家族史，如恶性高热的家族史、假性胆碱酯酶缺乏史等。合并高血压的患者需了解降压药使用情况以及血压控制情况。ACEI 和 ARB 类降压药可能引起围术期低血压。合并冠心病、心脏瓣膜疾病或心律失常等心脏疾病患者应了解既往有无心肌梗死病史，目前有无胸痛、胸闷和心悸等症状。合并有慢性阻塞性肺疾病或哮喘等呼吸系统疾病术前应了解患者是否有呼吸困难、喘息或慢性咳嗽、咳痰等症状，近期有无急性加重等情况。合并有神经系统疾病的患者应了解患者的疾病类型和严重程度，要特别关注脑血管疾病。合并内分泌疾病、肝肾功能不全或肝肾疾病患者术前需详细评估原发疾病，特别是并发症的评估非常重要。建议对所有患者进行围术期血栓栓塞风险及手术出血风险评估。

手术过程本身也是围术期风险的影响因素，它包括外科手术类型、创伤程度、出血以及对重要脏器功能的影响。一般而言，腹腔、胸腔和大血管手术，以及较长时间的、复杂的手术，有较大量的失血和术中液体转移的手术，以及急诊手术，与较高的围术期风险相关。

病例继续

术前进行液体复苏，休克症状缓解。麻醉过程：患者于 08:55 入手术室行左侧多发肋骨骨折、左侧锁骨、肩胛骨骨折切开复位内固定术，左侧胸腔闭式引流术。入室后体温 36.4℃，生命体征：心率 102 次 / 分，呼吸 18～20 次 / 分，氧饱和度 98%，血压 104/72mmHg。于 09:20 静脉注射阿托品 0.5mg，地塞米松 5mg，格雷司琼 3mg。09:25 静脉注射舒芬太尼 20μg，丙泊酚 80mg，罗库溴铵 50mg。患者声门暴露困难，两次插管后于 09:35 分顺利插管，静脉注射甲泼尼龙 40mg。术中持续泵注丙泊酚 20mL/h，瑞芬太尼 0.12μg/（kg·min），持续吸入 1.5%～2% 七氟醚，每 1h 静脉注射顺式阿曲库铵 5mg。10:20 开始手术，术中生命体征平稳，术中补液共 3000mL（分别为乳酸钠林格注射液 1500mL、羟乙基淀粉 500mL、复方电解质 1000mL），尿量 1300mL，失血量 500mL，术中血压维持在 120/70mmHg 左右。15:00 手术结束，自主呼吸恢复，初期潮气量较小，呼吸频率较低，后期潮气量恢复至 400～500mL，呼吸频率正常。麻醉结束 30min 后，患者仍呼之不应，呋塞米 20mg 分两次静脉注射，患者血压升高至 180/100mmHg。患者苏醒后烦躁，胡言乱语，拔出气管导管后血压仍不下降，给予乌拉地尔 12.5mg，血压逐渐下降至 120/70mmHg。静脉注射新斯的明 0.5mg，患者仍处于嗜睡状态，纳洛酮 0.4mg 分两次静脉注射，患者恢复正常。镇痛泵（舒芬太尼 100μg＋ 曲马多 100mg＋ 托烷司琼 5mg）2mL/h 泵注，安送病房。

问题 5　创伤性休克如何进行麻醉管理？

（1）首先开放静脉通道，纠正休克。影响复苏的主要因素是快速、及时地补充液体。根据患者的情况进行补充。先给予晶体液，然后输注胶体液，必要时补充全血。失血量较多患者，输血的同时输注晶体和胶体液。在无法判断失血量的情况下可根据中心静脉压来选择处理原则（表 5-1）。

表 5-1　中心静脉压与补液的关系

中心静脉压	血压	原因	处理原则
低	低	血容量严重不足	充分补液
低	正常	血容量不足	适当补液
高	低	心功能不全或血容量相对过多	给强心药物，纠正酸中毒，舒张血管
高	正常	容量血管过度收缩	舒张血管
正常	低	心功能不全或血容量不足	补液实验*

＊补液实验：取等渗盐水 250mL，于 5～10min 内经静脉注入。如血压升高而中心静脉压不变，提示血容量不足；如血容量不变而中心静脉压升高，提示心功能不全。

（2）对患者的尿量、生命体征等指标进行持续监测。出血量多的患者，要进行中心静脉穿刺置管，进行有创血压监测。对于休克时间较长的患者，应纠正电解质和酸碱平衡。病情危重患者,进行升压治疗,注射去甲肾上腺素、多巴胺。

(3)伤情复杂、脏器大出血等需选择全麻。对下肢、下腹部损伤者,经输血输液,低血容量得以纠正后,可慎用硬膜外麻醉。对某些病情危重、手术创伤小、应用其他麻醉方法有顾虑者等可选择局麻。另外值得注意的是麻醉前应加强对多发复合伤患者的处理,针对饱胃患者全身麻醉时如何防止反流误吸是极其重要的问题,可采用表面麻醉下清醒气管内插管。对昏迷患者,应立即清除口咽部血污及分泌物,以确保呼吸道通畅。对合并胸外伤有血气胸的患者,应先行胸腔闭式引流后再气管内插管机械通气,避免发生严重的张力性气胸。通气压不宜过大,以免发生气压伤和正压通气对循环功能的影响而加重休克。

(4)在麻醉药物的选择上,要选择对呼吸、循环抑制作用较轻的药物,麻醉效果稳定的药物。对全身麻醉患者来说,能提升患者呼吸道的通畅度,对呼吸循环的抑制能力更小,应用的范围也比较广泛,保证氧气供应。全身麻醉主要选择的是舒芬太尼、瑞芬太尼、咪唑安定等药物,这些药物在实际应用中对患者呼吸循环与心血管功能的影响较小,具有抗焦虑、抗惊厥等作用,可降低患者的应激反应,产生明显的镇静、催眠作用,更好地保护患者的中枢功能。有效的急救麻醉处理可以改善患者的血气指标,很大程度上减轻患者的疼痛感受,降低患者的应激反应,有利于控制患者的病情发展趋势。

病例继续

手术当日 22:40 患者出现四肢抽搐、牙关紧闭、呼之不应,无恶心、呕吐、心悸、胸闷及胸痛。根据患者发病表现考虑癫痫发作。立即静脉注射地西泮 10mg,静脉滴注甘露醇,静脉注射呋塞米注射液 2mL。患者抽搐症状逐渐缓解,意识逐渐清醒。查体:双侧可闻及大量干湿啰音、哮鸣音,经麻醉科医生会诊后立即静脉注射地塞米松 10mg。上级医师查体后指示:患者癫痫症状已消失,双侧肺部感染较重,增加抗感染药物。调整为头孢哌酮舒巴坦 3g 静脉滴注,加用氨溴索葡萄糖注射液 60mg 静脉滴注,每日 3 次。完善头颅、胸部 CT 检查,继续观察瞳孔、意识、生命体征及四肢活动情况。经抢救后,患者生命体征平稳,意识状态情况无加重。

问题 6 抽搐的定义是什么?

抽搐是不随意运动的表现,是神经-肌肉疾病的病理现象,表现为骨骼肌的不随意收缩。临床上常见的有如下几种:惊厥、强直性痉挛、肌阵挛、震颤、舞蹈样动作、手足徐动、扭转痉挛、肌束颤动、习惯性抽搐等。见于神经系统疾病、传染病、中毒、头颅损伤、子痫、小儿惊厥、破伤风、狂犬病等。临床对以抽搐为主的病尚不能确定时，可以抽搐待查作为初步诊断，并进行辨证论治。

问题 7 抽搐的分类有哪些？

抽搐包括高热、癫痫、破伤风、狂犬病、缺钙等都引起的全身性抽搐和局部性的如腓肠肌痉挛。具体可分为以下几类：

（1）惊厥　是一种常见的不随意运动，表现为全身或局部肌群发生的强直和阵挛性抽搐。全身性的如癫痫大发作，局限性的如局灶性癫痫。惊厥可伴有或不伴有意识障碍。

（2）强直性痉挛　是指肌肉呈强直性收缩。例如癫痫大发作的强直期，手足搐搦症的手足部肌肉痉挛，破伤风的牙关紧闭和角弓反张均属于此种类型。其中肌阵挛是指一种短暂的、快速的、触电样重复的肌肉收缩，可遍及数组肌群。肌阵挛可能轻微，也可能十分剧烈而使患者跌倒。

（3）震颤　是关节的主动肌与拮抗肌的有节律的轮替运动。其幅度可大可小，其速度可快可慢，因不同疾病而异。震颤的常见部位是手指、下颌、唇部和头部等处。

（4）舞蹈样动作　是一种突发的、快速的、无定型的、无目的的、粗大的肌群跳动，最常见于头部，面部的上肢尤以肢体的远端明显。

（5）手足徐动　是指手指或足趾出现的比较缓慢的扭曲动作，表现为各种奇形怪状，其速度介乎于舞蹈动作与扭转痉挛之间。

（6）扭转痉挛　是由基底节疾病所致的一种肢体近端以及脊柱肌群的缓慢扭转动作。肌束颤动是局限于某些肌束的极其快速而短暂的收缩，不伴有关节活动，用手刺激病变部位时可诱发。

（7）习惯性抽搐　是一种快速、短暂、重复的、有目的的、刻板式的不随意动作，常见的有眨眼、努嘴、蹙额、耸肩等。

（8）全身强直性抽风　全身肌肉强直，一阵阵抽动，呈角弓反张（头后仰，全身向后弯呈弓形），双眼上翻或凝视，神志不清。

（9）局限性抽风　仅局部肌肉抽动，如仅一侧肢体抽动，或面肌抽动，或手指、脚趾抽动，或眼球转动、眼球震颤、眨眼动作、凝视等。大多神志不清。持续时间可为几秒钟或数分钟，严重者达数分钟或反复发作，抽风发作持续 30min 以上者称为惊厥持续状态。

（10）高热惊厥　主要见于 6 个月到 4 岁的小儿在高热时。高热惊厥多为短暂发作，神志恢复快。多发生在发热的早期，在一次发热中，常只发作一次，且热退后 1 周作脑电图正常。但需排除脑内疾病及其他严重疾病。

病例继续

次日 01:09 检验室电话报告危急值示：血钾 6.24mmol/L，立即予静脉输注胰岛素、葡萄糖酸钙、碳酸氢钠、呋塞米来控制病情。观察尿量，复查电解质，密切观察病情变化。

问题 8　怎样对抽搐患者进行神经系统定位？

第一步：看意识状态

意识是指个体对外界环境、自身状况以及它们相互联系的确认。意识活动包括觉醒和意识内容两方面。觉醒水平包括嗜睡、昏睡、昏迷。意识内容包括谵妄状态、朦胧状态，以及其他特殊意识状态。当上行网状激活系统和大脑皮质的广泛损害可导致不同程度觉醒水平的障碍，而意识内容变化则主要由大脑皮质病变造成。

（1）觉醒度改变

① 嗜睡：意识障碍的早期表现，患者经常入睡，能被唤醒，醒来后意识基本正常，停止刺激后继续入睡。

② 昏睡：患者处于较深睡眠，一般外界刺激不能被唤醒，不能对答，较强烈刺激可有短时意识清醒，醒后可简短回答提问，当刺激减弱后很快进入睡眠状态。

③ 昏迷：意识活动完全丧失，对外界各种刺激或自身内部的需要不能感知。可有无意识的活动，任何刺激均不能被唤醒。按刺激反应及反射活动等可分以下三度（表 5-2）：

表 5-2　昏迷分期

分度	临床表现
浅昏迷	随意活动消失，对疼痛刺激有反应，各种生理反射（吞咽、咳嗽、角膜反射、瞳孔对光反射等）存在，体温、脉搏、呼吸多无明显改变
中度昏迷	对外界一般刺激无反应，强烈疼痛刺激可见防御反射活动，角膜反射减弱或消失，呼吸节律紊乱，可见周期性呼吸或中枢神经性过度换气
深昏迷	随意活动完全消失，对各种刺激皆无反应，各种生理反射消失，可有呼吸不规则、血压下降、大小便失禁、全身肌肉松弛、去大脑强直等

（2）意识内容改变

① 意识模糊：患者的时间、空间及人物定向有明显障碍，思维不连贯，常答非所问，错觉可为突出表现，幻觉少见，情感淡漠。

② 谵妄状态：对客观环境的认识能力及反应能力均有所下降，注意力涣散，定向障碍，言语增多，思维不连贯，多伴有觉醒—睡眠周期紊乱。

③ 类昏迷状态：许多不同的行为状态可以表现出类似于昏迷或与昏迷相混淆。而且，昏迷的患者，在长短不一的时间后可逐渐发展为这些状态中的某一种。这些行为状态主要包括闭锁综合征又称失传出状态、持续性植物状态、无动性缄默症、意志缺乏症、紧张症、假昏迷。一旦患者出现睡眠—觉醒周期，真正的昏迷就不再存在。这些状态与真性昏迷的鉴别，对使用恰当的治疗及判定预后是重要的。

第二步：判断抽搐发病原因

患者若无意识障碍则需进行病因分析，血象、静脉血、尿液、胃内容物、胸透、心电图、超声波、脑脊液、头颅部 CT 及 MRI 等检查。

患者有意识障碍则确定意识障碍的程度或类型，常用的方法有以下两种。①临床分类法：主要是给予言语和各种刺激，观察患者反应情况加以判断。如呼叫其姓名、推摇其肩臂、压迫眶上切迹、针刺皮肤、与之对话和嘱其执行有目的的动作等。② Glasgow 昏迷量表评估法：本法主要是依据对睁眼、言语刺激的回答及命令动作的情况对意识障碍的程度进行评估的方法（表 5-3）。同时进行相关实验室检查以及辅助检查。

表 5-3 Glasgow 昏迷量表（GCS）

项目	刺激	患者反应	评分
睁眼（E）	自发	自己睁眼	4 分
	语言	呼叫时睁眼	3 分
	疼痛	疼痛刺激时睁眼	2 分
		任何刺激都不睁眼	1 分
	如因眼肿、骨折等不能睁眼，以"C"（Closed）表示		C 分
言语反应（V）	语言	能正确会话	5 分
		语言错乱，定向障碍	4 分
		说话能被理解，但无意义	3 分
		能发出声音，但不能被理解	2 分
		不发声	1 分
	因气管内插管或切开而无法正常发声，以"T"（Tube）表示		T 分
	平素有语言障碍史，以"D"（Dysphasia）表示		D 分

续表

项目	刺激	患者反应	评分
运动反应（M）	口令	能执行简单的命令	6分
	疼痛	疼痛时能拨开医生的手	5分
		对疼痛刺激有反应，肢体会回缩	4分
		对疼痛刺激有反应，肢体会弯曲，呈"去皮质强直"姿势	3分
		对疼痛刺激有反应，肢体会伸直，呈"去大脑强直"姿势	2分
		对疼痛无任何反应	1分
总分			

注：15分意识清楚；12~14分轻度意识障碍；9~11分中度意识障碍；3~8分昏迷。

记录方式：如果在晚上六点半测得评分为9分，其中E 2分，V 4分，M 3分，则记作为：GCS 9（2+4+3）18:30 或者 GCS 9=E2+V4+M3 at 18:30。

按评判时的最好反应计分。注意运动评分左侧和右侧可能不同，用较高的分数进行评分。只有患者GCS评分达到15分时才有可能配合检查者进行认知功能评定。

最高分为15分，最低分为3分，分数越低则意识障碍越重。

3~8分以下为重度损伤，预后差；9~12分为中度损伤；13~15分为轻度损伤。

改良的GCS评分应记录最好反应/最差反应和左侧/右侧运动评分。

第三步：抽搐伴意识障碍发病原因相关定位体征

（1）神经系统查体结果

① 眼球位置：眼球浮动提示大脑病变，脑干功能保持。分离性斜视提示颅后窝病变，如小脑损害。凝视鼻尖提示中脑病变。

② 瞳孔状态：瞳孔缩小提示脑桥病变。瞳孔散大提示脑疝。对光反射消失提示中脑病变。

③ 强直状态：去皮质强直提示丘脑病变；去大脑强直提示中脑病变。

（2）其他需要进行的神经系统查体

① 运动检查：肢体姿势、自主运动、痛刺激定位、肌张力等。

② 感觉检查：疼痛刺激以及对称性。

③ 反射检查：深浅反射、病理反射等。

根据相关体格检查、实验室检查以及辅助检查，确定发生抽搐的原因及其病变位置。

病例继续

患者第二次抽搐情况：

患者于次日02:50再次出现四肢抽搐、牙关紧闭、口吐白沫、呼之不应，无恶心、呕吐、心悸、胸闷及胸痛等。考虑癫痫再次发作，予地西泮注射液10mg静脉注射后四肢抽搐症状逐渐消失，密切观察患者病情变化。

术后第三天随访：患者生命体征平稳，无抽搐。

问题 9　怎样治疗抽搐？

（1）立即用以下任一种药物止惊：静脉注射地西泮或肌注苯巴比妥钠，或以 10% 水合氯醛加生理盐水保留灌肠，或以 5% 副醛肌注。如以上药物无效时可选用阿米妥钠。

（2）必须针对病因治疗，感染性惊厥应给予抗生素治疗。

（3）伴有高热者应配合降温处理。

（4）给氧吸入。

问题 10　导致患者发生抽搐的原因及诱因是什么？

多数是在创伤应激条件下引发癫痫发作，大脑神经元突发性异常放电。因此在病史中应询问有无家族史，出生及生长发育情况，有无脑炎、脑膜炎、脑外伤等病史。查体时应注意有无神经系统体征、全身性疾病等。然后选择有关检查，如头颅 MRI、CT、血糖、血钙、脑脊液检查等，以进一步查明病因。

问题 11　怎样预防抽搐的发作？

针对病因积极治疗原发病。

（1）癫痫患者需按医嘱服药，如果突然停药，可能会导致癫痫抽搐的发作。

（2）小儿高热易抽搐，及时退热可预防抽搐。

（3）破伤风病可引起抽搐，因此及时注射破伤风疫苗可预防破伤风病。

（4）狂犬病可引起抽搐。预防犬类咬伤很重要，万一被咬伤，要立即到医院诊治。

（5）缺钙也可引起抽搐。因此婴幼儿要及时添加辅食，补足钙（多食含钙食物，必要时可服葡萄糖酸钙、钙片等），同时要多晒太阳，服食鱼肝油等。

（6）预防腓肠肌抽搐。要在剧烈运动前或游泳前做足准备运动、热身运动。为防止腓肠肌夜间抽搐，白天勿过度疲劳，勿使腿部受凉。

（7）抽搐后应让患者安静休息，室内光线偏暗，安静。伴高热、昏迷者，应及时降温。

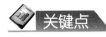

- 休克的临床表现以及病理生理，休克的围术期管理有其特殊性，麻醉医师应熟

知与休克相关的麻醉和管理知识。
- 创伤性休克的麻醉管理及体液管理。
- 多发性创伤的术前访视，全面了解患者相关情况。
- 抽搐的发病种类以及诱因，不同情况下发生抽搐的常见类型。
- 抽搐的防治，对症治疗以及对因治疗的先后顺序。

参考文献

[1] 魏群. 多发性创伤 1 例 [J]. 临床合理用药杂志，2015 (26).

[2] Nunez T C, Cotton B A. Transfusion therapy in hemorrhagic shock[J]. Current Opinion in Critical Care, 2009, 15(6): 536.

[3] 拜辉. 68 例创伤失血性休克患者的麻醉处理临床观察及体会 [J]. 甘肃科技，2018, 34(1): 127-128.

[4] 许硕贵. 创伤失血性休克中的损伤控制. 中华急诊医学杂志，2018, 27(10): 1076-1080.

[5] 杜修桥，张新贞. 药物引起的抽搐发作 [J]. 世界临床药物，2006, 27(5): 298-300, 309.

[6] Reddy B, Das S, Ali M, et al. 一例分离型抽搐发作表现为肌阵挛癫痫 [J]. 上海精神医学，2018, 30(2): 135-138.

[7] 吴建文，卢映，王景霞，等. 丙哌林中毒致抽搐发作 1 例 [J]. 中国工业医学杂志，2007, 20(1): 53.

（邱颐　王曦）

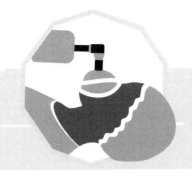

案例六
下肢手术中突发急性肺栓塞的麻醉管理

一般情况： 患者，男性，65岁，2022年9月7日因"跌倒后右膝关节肿胀、疼痛，活动受限2h余"入院。

现病史： 患者外伤后即感右大腿疼痛剧烈，无法站立行走，无头晕、胸闷、恶心呕吐、腹痛、腹泻等不适。紧急送至本院急诊科就诊，行右股骨X线检查示右股骨远端骨折，为进一步治疗收住入院。发病以来患者精神可，睡眠可，体重无明显下降，二便正常。

既往史： 高血压史10余年，口服氯沙坦片，控制尚可；冠心病史，偶有夜间胸闷，口服麝香保心丸后可缓解，无胸痛病史；糖尿病史5余年，控制良好。

查体： 体温36.7℃，呼吸22次/分，HR 85次/分，BP 125/68mmHg，SpO_2 94%（未吸氧）；双侧瞳孔等大等圆，直径约3mm，对光反射灵敏。右下肢可见肿胀畸形，膝关节活动明显受限。

专科查体： 右下肢外旋、短缩畸形，大腿下段肿胀、触压痛明显，可及骨质摩擦感，浮髌试验阳性，膝关节受限，髋、踝及各跖趾关节活动自如，末梢感觉正常，足背动脉搏动良好。余肢体无畸形，活动自如，关节无红肿及运动障碍，生理反射正常存在，病理反射未引出。

实验室检查

（1）血常规　Hb 78.00g/L、HCT 23%、PLT $162×10^9$/L。

（2）凝血功能　D-二聚体 33.56mg/L、纤维蛋白原 1.02g/L。

（3）生化检查　血糖 7.10mmol/L。

辅助检查

（1）胸部 X 线片　未见明显异常。

（2）腹部及泌尿系超声（－）。

（3）心电图　窦性心律，T 波倒置，HR 89 次/分。

入院诊断： 右股骨远端骨折。

拟行手术： 右侧股骨切开复位内固定术。

患者术前评估见表 6-1。

表 6-1　该患者术前评估

一般情况	患者卧床、未吸氧、神志清楚、对答切题、生命体征平稳
气道检查	甲颏距离、头颈活动度、伤口度均可，无明显困难气道表现
心肺功能	心功能Ⅱ级，屏气试验＞30s
神经功能	患肢未查，其他部位深反射（＋），病理反射未引出
专科检查	右大腿压痛（＋），纵向叩击痛（＋），右下肢活动受限，右下肢浅深感觉存在，右足背动脉搏动良好，余肢无殊
VAS 评分	入院时 6～7 分；镇痛后平静 0 分；运动 6～7 分；不影响睡眠

麻醉经过：入室时，BP 106/73mmHg，HR 75 次/分，R 18 次/分，SpO_2 97%。开放上肢静脉通路，行桡动脉穿刺测压，静脉给予咪达唑仑 2mg、芬太尼 0.2mg、顺式阿曲库铵 10mg、丙泊酚 100mg 诱导，气管内插管。连接呼吸机控制呼吸，采用瑞芬太尼 0.15μg/（kg·min）、丙泊酚 4μg/（kg·min）、七氟醚 0.8% 维持麻醉。术中 BP 95～112/56～70mmHg，HR 70～75 次/分，SpO_2 100%，$PetCO_2$ 37mmHg。手术开始时，患者为仰卧位，手术切口为右侧股骨处，在打入股骨髁上段螺纹钉后（手术开始后 35 min），患者 SpO_2 下降至 92%，同时 $PetCO_2$ 下降至 25mmHg（初始值 32mmHg），伴有血压下降且采用麻黄碱及去氧肾上腺素静推无法缓解。建议暂停手术，并立即给予肾上腺素 40μg，BP 上升到 97/52mmHg，HR 142 次/分（为窦性心律），并加快输液速度，3～5 min 后患者 BP 又开始下降，给予 40μg 肾上腺素 5 次后，患者 BP 稳定在 90/50mmHg、HR 145 次/分左右。查床边动脉血气分析（pH 7.13、Hb 82g/L、PaO_2 178mmHg、$PaCO_2$ 69.5mmHg）。行右颈内静脉穿刺测 CVP 35cmH_2O（1cmH_2O=0.098kPa）。立即请超声科和心电图室医师紧急行床旁经胸超声和 ECG 检查。在维持麻醉状态及多种措施的救治下，患者的病情仍进一步恶化，胸外按压及手法肺复张能够帮助提高 SpO_2 及 $PetCO_2$，但大剂量肾上腺素及去甲肾上腺素无法停药。由血管介入外科、呼吸科与手术室内多科会诊后行 rt-PA 静脉溶栓，患者最终生命体征平稳，带管转入 ICU，经治疗后好转出院，需长期服用抗凝药物。

问题1 肺血栓栓塞症的危险因素有哪些？

（1）随着人口老龄化，因外伤、股骨头坏死、髋关节损伤等疾病进行手术的患者越来越多，这类患者通常合并多种慢性疾病或是术前曾服用抗凝、抗血小板等药物，这些因素均增加了患者围术期发生肺血栓栓塞症（pulmonary thromboembolism，PTE）的风险。

（2）围术期PTE的危险因素可分为强易患因素、中等易患因素以及弱易患因素。从表6-2可以看出，膝或髋关节置换术、下肢骨折、创伤手术等是围术期PTE发生的主要危险因素。

表 6-2 围术期 PTE 风险评估

强易患因素（OR > 10）	下肢骨折，3个月内有心力衰竭、房扑或房颤发作病史，严重创伤、脊髓损伤等
中等易患因素（OR 2～9）	膝关节镜手术、自身免疫性疾病、遗传性血栓形成倾向、炎症性肠道疾病、肿瘤、口服避孕药、激素替代治疗、中心静脉置管、卒中瘫痪、慢性心力衰竭或呼吸衰竭、浅静脉血栓形成等
弱易患因素（OR < 2）	妊娠、卧床 > 3d、高血压、久坐、高龄等

问题2 该患者的术前评估应注意哪些事项？

麻醉前应该对患者的循环状况有清楚的了解，可以从以下四个方面来进行评估：

（1）静脉系统 通过 D-二聚体评估深静脉血栓形成及肺栓塞，如果 D-二聚体异常应该进行下肢静脉超声检查。

（2）动脉系统 重点评估大血管、冠脉、供应大脑的血管，特别是评估冠状动脉。

（3）心脏结构与功能 心脏超声可以提供有价值信息，但是有些数据可能需要辨识解读。

（4）心脏传导系统 心率、节律异常与传导阻滞等。

除此之外，术前还需了解患者是否合并其他急性损伤。该患者既往有高血压、冠心病等多种心血管疾病病史，属于围术期心脏事件高危人群，麻醉管理挑战较大。该患者改良心脏风险评分（表6-3）得分2分，心脏危险指数（表6-4）3级，心脏并发症发生率7%。美国麻醉医师协会 ASA 分级（表6-5）3级，麻醉方式首选全身麻醉。

表 6-3　改良心脏危险指数评分 RCRI

主要不良心血管事件（MACE）的独立危险因素	评分 / 分
高危手术（腹股沟以上的腹腔、胸腔及血管手术）	1
缺血性心脏病	1
充血性心力衰竭	1
脑血管病史	1
需胰岛素治疗的糖尿病	1
肌酐大于 176.8μmol/L	1

结果评价：
0 分：心脏危险指数 1 级，心脏并发症发生率 0.4%。
1 分：心脏危险指数 2 级，心脏并发症发生率 0.9%。
2 分：心脏危险指数 3 级，心脏并发症发生率 6.6%。
≥ 3分：心脏危险指数 4 级，心脏并发症发生率为 11.0%。

表 6-4　心脏危险指数

NYHA 心功能分级	ACC/AHA 心力衰竭分级	麻醉耐受力
Ⅰ级	A 级	耐受力好
Ⅱ级	B 级	处理得当可以耐受
Ⅲ级	C 级	耐受力差，麻醉前需充分准备，麻醉中避免增加心脏负担
Ⅳ级	D 级	耐受力极差，择期手术必须推迟

表 6-5　美国麻醉医师协会 ASA 分级

分级	定义	示例
1	身体健康	健康，不吸烟，不喝酒或少量饮酒
2	轻微系统性疾病	轻微疾病，无实质性功能限制。例如（包括，但不限于）：当前吸烟者、社交饮酒者、妊娠、30 < BMI < 40、控制良好的 DM/HTN、轻微肺部疾病
3	严重系统性疾病	实质性的功能限制。一种或多种中度至重度疾病。例如（包括，但不限于）：控制不良的 DM 或 HTN、COPD、病态肥胖（BMI ≥ 40）、活动性肝炎、酒精依赖或酗酒、起搏器植入、射血分数中度降低、ESRD 定期透析、早产儿 PCA < 60 周，3 个月之前 MI、CVA、TIA 或 CAD/ 支架病史
4	严重系统性疾病，持续威胁生命	例如（包括，但不限于）：近期（< 3 个月）MI、CVA、TIA 或 CAD/ 支架病史。进行性心肌缺血或严重瓣膜功能障碍、严重的射血分数降低、败血症、DIC、ARD、ESRD 未定期透析
5	濒死：不手术无法生存	例如（包括，但不限于）：腹 /胸动脉瘤破裂，大面积外伤，颅内出血伴血肿块压迫，心脏病变引发肠缺血或多器官 / 系统功能障碍
6	脑死亡器官捐献者	—

问题 3　下肢手术中如何诊断肺栓塞？

下肢非全身麻醉的患者发生肺栓塞时出现意识不清，可考虑发生肺栓塞。而全身麻醉患者可出现以下表现：

① 严重的心动过速（大于 120 次/分）。

② 难以改善的低血压状态（血管活性药物改善不佳）。

③ 低氧状态、氧分压下降、血氧饱和度下降可出现重度发绀。

④ 呼气末二氧化碳分压监测突然下降，并且血气分析示动脉血二氧化碳分压升高。

⑤ 中心静脉压升高（肺血管痉挛状态所致）。

⑥ D-二聚体升高。

⑦ 术中紧急胸部 X 线片检查可发现区域性片状影，但缺乏特异性。可见右心增大影像。

⑧ 心电图检查时可见右心室高电压（Ⅰ导联 S 波，Ⅲ导联 Q 波、T 波）、电轴右偏、完全性或不完全性右束支传导阻滞、肺性 P 波、T 波倒置等。

⑨ 心脏超声检查可见右心室增大，肺动脉压增高。

除以上方法有利于快速早期诊断出急性肺栓塞外，麻醉医生也必须掌握床旁超声诊断等技术，并通过培训等渠道取得相应的操作资格，便于术中各种急危重症的快速诊断。

问题 4　患者术中出现急性肺栓塞该如何进行抢救？

（1）立即停止手术操作，下肢止血带止血，保护切口，告知患者家属病情，汇报上级，联系呼吸科、ICU、介入科及彩超室急会诊，全力配合多学科联合抢救患者。

（2）立即左侧卧位，心肺复苏，拍打胸廓及心前区，间断静注肾上腺素，纯氧机械通气，开放中心静脉通路，动脉置管测压，同时向患者家属告知患者病情危重，随时可能危及生命安全。继续间断推注肾上腺素，泵注多巴胺、去甲肾上腺素维持血压、心率。备好除颤仪，必要时进行电除颤。抢救过程中使用乳酸钠林格注射液、琥珀酰明胶注射液扩容，甲泼尼龙、地塞米松抗炎，依据血气分析结果予以相应处理，并间断吸引气管内分泌物改善氧合。

问题 5 术中出现肺栓塞时怎么选择抗栓治疗方式？

目前肺栓塞的抗栓治疗包括抗凝治疗、溶栓治疗、经皮导管介入治疗及外科血栓清除术。2019 年中国急性血栓性疾病抗栓治疗共识指出：对于临床确诊的肺栓塞患者，高危患者评估若无禁忌证可行溶栓治疗，有溶栓禁忌证可选用经皮导管介入治疗及外科血栓清除术，中高危患者必要时予补救性溶栓治疗（表 6-6）。2019 版急性肺栓塞诊治指南建议肺栓塞高危患者首选溶栓治疗，对于存在溶栓禁忌或溶栓失败者，可行外科肺动脉血栓清除术，也可以行经导管近端肺动脉血栓清除术或碎栓术。此外，对于不能手术者，可行肺动脉球囊扩张术等。经全院讨论后，该患者选用的是经皮导管介入治疗。

表 6-6 溶栓治疗禁忌证

绝对禁忌证	相对禁忌证
结构性颅内疾病	收缩压＞180mmHg
出血性脑卒中病史	舒张压＞110 mrHg
3 个月内缺血性脑卒中	近期非颅内出血疾病
活动性出血	近期侵入性操作
近期脑或脊髓手术	近期手术
近期头部骨折性外伤或头部损伤	3 个月以上缺血性脑卒中
出血倾向（自发性出血）	口服抗凝治疗（如华法林）
	创伤性心肺复苏
	心包炎或心包积液
	糖尿病视网膜病变
	妊娠
	年龄＞75 岁

问题 6 术中肺栓塞如何进行溶栓？

溶栓治疗的获益固然高于风险，但剂量的把控非常关键。有学者提出了小剂量阿替普酶（20mg）延时 5h 静脉滴注的溶栓新方法。亦有学者提出了 24 万 U 尿激酶 10min 泵入并继续 145 万 U 尿激酶持续 12h 内泵入的方法，均取得了不错的疗效。相比较尿激酶和链激酶无选择特异性，用于溶栓治疗存在较高的出血风险，rt-PA 对纤维蛋白有选择性，因此出血风险更低。最新的第三代溶栓药物如瑞替普酶、替奈普酶，特异性、半衰期、溶栓效果等较第二代溶栓药物又有明显的改进和提高，不需要因体重而调整剂量。此外，通过优化溶栓方案和剂量，有可能实现溶栓与出血的平衡。本例患者所选用的是介入下注入尿激酶 20 万 U 进行溶栓，手术进行较为顺利。

问题 7　围术期肺栓塞的预防措施有哪些？

（1）术前 VTE 的评估与处理　首先要识别出患者存在哪些危险因素并进行分级（表 6-7）。然后利用 Wells 评分（表 6-8）和 D-二聚体对下肢 DVT 形成可能性进行评估和相应的检查（图 6-1）。最后根据患者危险分级进行相应处置。

表 6-7　术前 VTE 的风险评估与处理

分级	危险因素	术前处置
低危	卧床＞3 天或大手术后 12 周；瘫痪或近期下肢石膏制动；久坐不动；肥胖；妊娠／分娩；静脉曲张等	无血栓者采用"基础预防"。健康教育：包括下肢肌肉按摩、足踝活动、抬高患肢，辅助穿戴弹力袜、足底泵等
中危	年龄 40～60 岁；膝关节手术（2 周内）；中心静脉置管；恶性肿瘤或化疗；充血性心力衰竭；呼吸衰竭；激素替代治疗或口服避孕药；脊髓瘫痪；妊娠／产后；DVT 后；血栓形成倾向；高血压、糖尿病病史多年等	（1）无血栓　基础预防＋药物预防，维持至术前 12h；低分子肝素 12500 或 25000U，每日 1 次
高危	年龄＞60 岁；骨盆、脊髓、下肢骨折及下肢严重软组织损伤；髋、膝关节置换术（预计 2 周内进行）；重大腹部外科手术后（1 个月内）；严重创伤；大面积烧伤；脊髓损伤；高血压Ⅲ级；糖尿病酮症；严重凝血功能障碍等	（2）有血栓　采用抗凝溶栓。如有抗凝禁忌或严重的髂、股静脉血栓不能抗凝者，请相关科室会诊，必要时放置静脉滤网，或转血管外科治疗
极高危	≥2 项高度危险因素；1 项高危因素＋低中危因素 2 项	抗凝至术前 12h，低分子肝素 12500U，每日 2 次，根据凝血及血栓变化情况决定抗凝持续时间；若抗凝后出现出血倾向，应详细记录，查凝血和 D-二聚体，及时会诊处理

表 6-8　Wells 评分表

临床表现及病史	评分／分
既往深静脉血栓形成	1
下肢瘫痪或近期下肢石膏制动	1
卧床超过 3 天或 12 周内接受过大手术	1
沿深静脉走形有局部压痛	1
下肢肿胀	1
两侧胫骨结节下 10cm 处周径差大于 3cm	1
患侧小腿指压性水肿	1
进展性癌症	1
可作出非深静脉血栓形成的其他诊断	−2

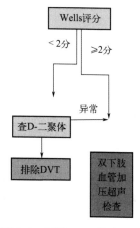

图 6-1　下肢 DVT 筛查流程

（2）术中 VTE 的风险性评估与预防　术中是否形成血栓跟患者术前的状况、手术时间、手术体位以及是否输血和用止血药等因素有很大相关性。详见表 6-9。

表 6-9　术中 VTE 的风险评估与处理

分级	危险因素	术中处置
低危	<40 岁，术前、术中血压、血糖控制稳定，术中仰卧位且未改变体位，手术时间<30min，未输血，未使用止血药物，无其他危险因素	保持血流动力学稳定 手术尽量避免损伤静脉内膜
高危	40～60 岁，术前有血栓病史，且术中血压、血糖控制不稳定及电解质紊乱，持续低血压或低氧血症，特殊体位（如俯卧位、头高脚低位、肾脏体位等），手术时间>3h，不适当使用止血药物及利尿药物，大量输血，使用止血带及骨水泥，大量肌松药等	（1）无血栓者　采取基础预防措施的同时，控制血压、血糖稳定，轻度稀释血液（HCT 维持在 0.35 左右），适度补液，规范使用止血带，避免不适当使用止血药及利尿药 （2）有血栓者　在上述预防措施基础上，及时给予防止血小板积聚的药物。如术中发生 VTE，及时给予溶栓治疗，如尿激酶或重组组织型纤溶酶原激活物（r-PA） （3）全麻及特殊体位患者　应高度关注麻醉恢复期及体位变动
极高危	在上述 2 种以上中高危险因素基础上，年龄>60 岁。骨科大手术（全髋关节置换、全膝关节置换、髋部骨折手术），重度创伤，脊髓损伤等大手术	在上述中、高危险因素患者处置的基础上，应更加注意维持血流动力学稳定，止血带使用时间及骨水泥适应证，容量的合理控制及凝血功能的变化

（3）术后对患者 VTE 的风险性评估与处理　术后发生 VTE 的风险较术前、术中更为常见，可使用 Caprini 评分（表 6-10）将术后 VTE 发生风险分为：低危（1～2 分）、中危（3～4 分）和高危（≥5 分），再结合患者情况和手术情况等，

表 6-10　手术患者 VTE 风险评估表 Caprini 评分

1 分	2 分	3 分	5 分
年龄 41～60 岁 小手术 体重指数>25kg/m² 下肢肿胀 静脉曲张 妊娠或产后 不明原因或习惯性流产史 口服避孕药或激素替代疗法 感染中毒症（<1 个月） 严重肺病（包括肺炎<1 个月） 肺功能异常 急性心肌梗死 充血性心力衰竭（<1 个月） 炎性肠病史 卧床患者	年龄 61～74 岁 关节镜手术 大型开放手术（>45min） 腹腔镜手术（>45min） 恶性肿瘤 卧床>72h 石膏固定 开放中心静脉通路	年龄>75 岁 YTE 史 YTE 家族史 凝血因子 V Leiden 突变 凝血酶原 G2021OA 突变 狼疮抗凝物（+） 抗心磷脂抗体（+） 血清同型半胱氨酸升高 肝素诱导的血小板减少症 其他先天性或获得性血栓形成倾向	脑卒中（1 个月） 择期关节置换术 髋、骨盆或下肢骨折 急性脊髓损伤（≤1 个月）

体重指数 $>25kg/m^2$

采取相应的预防措施（表 6-11）。其中，预防措施主要包括基础预防、物理预防和药物预防三类。

表 6-11　基于 Caprini 评分的术后患者 VTE 预防措施

危险分级	基础预防	物理预防	药物预防
低危（1～2 分）	√	√	√
中危（3～4 分）	√	√（可选一个）	
高危（≥5 分）	√	√	√

注：若存在较高出血风险或出血并发症时，推荐采用物理预防，待出血风险降低后再考虑联合使用。

基础预防包括：①术后抬高患肢，防止深静脉回流障碍。②知识宣教，鼓励勤翻身、早期功能锻炼、下床活动。③适度补液，避免脱水。④改善生活方式等。

物理预防包括：足底静脉泵、间歇充气加压装置、梯度压力弹力袜等。

药物预防包括低分子肝素、维生素 K 拮抗剂、X_a 因子抑制剂等。

关键点

- 了解肺栓塞的危险因素，掌握肺栓塞风险较高患者的术前评估方法。
- 手术中应及时诊断肺栓塞，尤其是处于全身麻醉的患者，一旦诊断肺栓塞应立即停止手术，汇报上级，协助多学科联合抢救患者，并选择合适的抗栓治疗方式。
- 减少围术期肺栓塞发生率的重点在于预防，术前、术中、术后都应进行 VTE 的评估与处理。

参考文献

[1] 王文瑞，孙田静，刘思佳，等 . 术中肺栓塞的治疗进展 [J]. 解放军医药杂志，2021, 33(5): 114-116.

[2] Konstantinides S V, Meyer G. The 2019 ESC Guidelines on the Diagnosis and Management of Acute Pulmonary Embolism[J]. Eur Heart J, 2019, 40(42): 3453-3455.

[3] Pulmonary embolism[J]. Nat Rev Dis Primers, 2018, 4: 18031.

[4] Di Nisio M, Van Es N, Büller H R. Deep vein thrombosis and pulmonary embolism[J]. Lancet, 2016, 388(10063): 3060-3073.

[5] 中华医学会呼吸病学分会肺栓塞与肺血管病学组，中国医师协会呼吸医师分会肺栓塞与肺血管病工作委员会，全国肺栓塞与肺血管病防治协作组 . 肺血栓栓塞症诊治与预防指南 [J]. 中华医学杂志，2018, 98(14): 1060-1087.

[6] 陆康 . 人工全膝关节置换术中肺栓塞的相关研究 [D]. 泰山医学院，2020.

[7] Kline J A. Diagnosis and Exclusion of Pulmonary Embolism. Thromb Res, 2018, 163: 207-220.

[8] Essien E O, Rali P, Mathai S C. Pulmonary Embolism[J]. Med Clin North Am, 2019, 103(3): 549-564.

[9] Peiman S, Abbasi M, Allameh S F, et al. Subsegmental pulmonary embolism: A narrative review[J]. Thromb Res, 2016, 138: 55-60.

[10] 马青变，郑亚安，朱继红，等. 中国急性血栓性疾病抗栓治疗共识 [J]. 中国急救医学，2019, 39(6): 501-502.

[11] Konstantinides S V, Meyer G, Becattini C, et al. 2019 ESC Guidelines for the diagnosis and management of acute pulmonary embolism developed in collaboration with the European Respiratory Society(ERS)[J]. Eur Heart J, 2020, 41(4): 543-603.

[12] 赵纪春，邱贵兴，裴福兴，等. 骨科大手术加速康复围术期静脉血栓栓塞症防治专家共识 [J]. 中华骨与关节外科杂志，2022, 10: 754-762.

（张垚　杨宇荣）

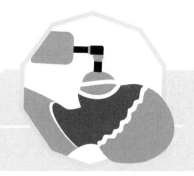

案例七

膝关节置换术后外周神经损伤的麻醉管理

一般情况：患者，女性，63岁，55kg，158cm。因"双膝间断性疼痛14年，加重伴屈曲畸形、跛行8年"入院。

现病史：3个月前患者无明显诱因出现双膝关节疼痛，呈钝痛，无放射痛，不定期发作，活动时加重，休息可缓解。无腰痛、活动受限、尿频、尿急、尿痛、发热、寒战。患者在村卫生室以"关节炎"外敷膏药治疗，症状未明显改善。10天前无明显诱因疼痛加重，影响行走，休息时缓解，无功能受限、发热、寒战，未予特殊诊治。今日为求系统治疗遂至本院，门诊拟"双侧膝关节骨性关节炎"收住院。病来精神、睡眠欠可，饮食可，二便如常，体重无明显变化。

既往史：糖尿病史，不规律服用氨基糖苷类药物。无冠心病及药物过敏史。

查体：T 36.4℃，P 65次/分，R 17次/分，BP 138/77mmHg。

专科查体：右膝局部软组织肿胀，未见明显发红，右膝关节未见明显内外翻畸形。右膝关节活动范围10°～100°，内翻5°，外翻0°，内外旋0°。右足趾活动正常，右下肢感觉正常，未见明显感觉减退。右足背动脉搏动有力，末梢血运良好。

实验室检查

（1）血常规　未见异常。

（2）凝血功能　未见异常。

（3）生化检查　血糖8.2mmol/L，糖化血红蛋白7.5mmol/L，其余检查未见异常。

辅助检查

（1）腰椎X线　示心肺未见明显异常，腰椎退行性改变。

（2）心电图　窦性心律，ST-T改变。

（3）心脏彩超　左心室舒张功能减弱。

入院诊断： 双侧膝关节骨性关节炎。

拟行手术： 右侧膝关节人工关节表面置换术。

患者入室后开放外周静脉，常规心电监测。血压132/77mmHg，SpO_2 98%，心率61次/分，给予咪唑安定1mg，在超声引导下，分别行股神经、腘窝上坐骨神经阻滞。共注射0.375%罗哌卡因30mL。后于L3～L4间隙以0.5%布比卡因2.5mL行蛛网膜下腔阻滞。麻醉平面至T10。术中生命体征平稳。右大腿置气囊止血带，气囊加压至50kPa。取右膝前正中切口，行右膝关节人工置换术。止血带时间约68min，手术时间85min，术中输入晶体液1200mL，出血量约200mL。手术后患者安全返回病房。

术后第一天，手术侧肢体抬高，右膝关节90°屈曲，局部敷料包扎，伤口处留置一根引流管负压吸引。右足背屈、外翻功能障碍，呈足下垂畸形，伸拇、伸趾功能丧失，呈屈曲状态，小腿前外侧和足背前、内侧感觉障碍，足背动脉搏动可触及。

右膝关节X线：右膝关节置换术后，人工关节在位，关节间隙可见，周围软组织肿胀，骨端边缘及髌骨上下缘骨质增生。

下肢彩超：CDFI未见明显异常彩色血流。右小腿足背动脉血流通畅，多普勒测及动脉血流，流速曲线尚正常。

腰椎MRI：未见明显异常。

术后第五天，患者手术侧感觉运动功能逐渐恢复。一周后，下肢的活动基本恢复。出院后继续抗凝补钙、功能康复锻炼。

问题1　本例患者术后是否发生神经损伤？

神经损伤是外周神经（peripheral nerve，PN）阻滞时可能出现的严重并发症，可导致永久性残疾。常见的外周神经损伤主要包括三大类：

（1）神经失用　损伤类型较轻，包括髓鞘损伤。常见的临床表现为外力牵拉或压迫后可能出现的短暂性神经功能障碍。这种情况下，维持神经功能的轴突和结缔组织（即神经内膜、神经束膜和神经外膜）保持完整。神经功能可在几周至几个月内完全恢复，预后良好。

（2）轴突断裂　轴突损伤与神经束断裂、挤压或毒性损伤有关，此时神经内膜和神经外膜受损。恢复时间可能较长且不完全，取决于神经外膜损伤的程度（部分或完全）。

（3）神经断裂　神经完全断裂，通常需要手术治疗，预后较差。

本例患者术后五天内出现严重的下肢感觉功能障碍，根据临床症状判断，符合神经失用性损伤的特点，高度怀疑此例患者发生了腓总神经损伤。

问题 2　外周神经损伤发生的危险因素有哪些？

许多情况下，PN 损伤的病因很难辨别。损伤通常与多因素有关，主要包括麻醉相关因素、手术相关因素、患者自身因素这三大类危险因素。下表（表 7-1）总结了常见的病因及危险因素。临床工作中很难将阻滞相关的损伤与既往存在的（亚临床）神经病变或围术期损伤区分开来。

表 7-1　外周神经损伤的常见危险因素

麻醉相关	穿刺针或导管直接损伤；注射局麻药的局部压迫；局麻药毒性和特异质反应；影响神经的血液供应；体位不当
手术相关	神经牵拉；过伸；挫伤、结扎或横断；止血带压力与时间；关节扩张；术中渗液；体位不当；术后包扎和固定；术后局部炎症或全身炎性反应
患者自身因素	周围神经病；糖尿病；周围神经炎；血管疾病；腕管综合征；自身免疫性疾病；凝血功能障碍性疾病

问题 3　外周神经阻滞相关损伤的机制有哪些？

外周神经阻滞相关损伤的机制可分为 4 类：

（1）机械性或创伤性损伤　包括挤压、牵拉、撕裂或注射损伤。损伤的主要原因是神经内注射导致的直接针刺和注射损伤，使神经膜破裂，神经束内的保护环境丧失，最终导致髓鞘和轴突变性。

（2）血管损伤　阻滞时神经脉管系统的损伤可导致局部或弥漫性缺血。当出现直接血管损伤、动脉急性闭塞或神经鞘内出血时可引起。

（3）化学损伤　由注射溶液或其佐剂的组织毒性所致。有毒溶液直接注入神经或结缔组织，引起急性炎症反应或与神经间接相关的慢性纤维化。

（4）炎症损伤　引起 PN 损伤的非特异性炎症反应可能发生在手术区域或远隔部位。将炎症与其他导致 PN 损伤的原因区分开来可能较困难。

问题 4　外周神经损伤如何进行诊断？

术后 PN 损伤的早期诊断有一定难度，往往因为镇静和（或）PN 阻滞残余、术后伤口疼痛、石膏、敷料、夹板和吊索制动等原因影响检查，造成早期诊断困难。PN 损伤大多在麻醉作用消退后出现症状，一般在 48h 内出现，偶尔有迟发症状，症状轻重不一，从局部感觉异常（感觉过敏、迟钝、轻微刺痛）到感觉和运动功能丧失。症状的严重程度和持续时间与神经损伤的严重程度有关，从持续数周的轻微麻木、刺痛感到持续数年的持续性感觉异常性疼痛、神经病理性疼痛、感觉丧失和运动无力等。

当症状不局限于单纯的感觉异常或神经病变持续时间较长时，可能需要进行电生理检查。建议进行以下检查：

（1）肌电图（electromyography，EMG）　目的是明确神经支配区域哪些肌肉单元受到病变的影响。将细针电极放置在不同的肌肉中，分析静息状态和收缩时的电活动模式。通过该检查可确定病变位置。电活动模式还可确定损伤的时间窗。换言之，可通过 EMG 确定是否存在既往损伤，这种损伤会诱发或加重当前神经病变的临床症状。

（2）神经传导检测　在受影响区域的各支配神经上连接与 PN 刺激仪类似的装置。刺激神经会产生一个特征性的波形，使神经科医生能准确定位传导阻滞。用于确定损伤发生的大致平面，寻找可能存在的可逆因素，如骨碎片压迫等。

电生理检查的最佳时机取决于适应证。当在损伤发生后 2～3 天进行时，EMG 可提供与损伤相关的完整信息（预后），以及损伤持续时间，特别是当认为病变早于神经阻滞或外科手术时。因此，该电生理检查可被视为"基线"检查。约损伤后 4 周，电生理变化可能完全体现，从而获得更多信息。

经上述检查，基本可作出神经损伤的定位诊断，并评估其严重程度。单纯感觉功能障碍，持续不超过 5 天的，一般只需制动和观察即可。感觉功能障碍持续 5 天以上，或伴有运动功能障碍者，应请神经科医生会诊，尽早进行相关检查，评估损伤部位和严重程度，制订相应的治疗方案。

问题 5　外周神经损伤的治疗方法有哪些？

即使穷尽所有监测手段，也可能出现超过预期阻滞持续时间的术后神经功能不全。幸运的是，多数神经功能不全可自愈。增强患者信心至关重要，但应排除神经损伤加重（如骨筋膜室综合征）或需要治疗的情况（如手术相关的神经损伤）。处理术后神经损伤时，应牢记以下原则：

（1）术前、术中、术后的良好沟通至关重要，无论是从患者治疗还是从法律角度考虑。

（2）约 95% 的术后感觉异常在 4～6 周内消失，其中多数在第一周内消失。

（3）长时间使用止血带、石膏、术中过度牵引或手术夹板错位均可导致神经病变。因此，手术团队的早期参与和多学科介入也很重要。

（4）一般来说，运动障碍的存在或持续存在可能与不良预后相关。因此需要尽早请神经内科和（或）神经外科医生会诊。持续进展、严重或完全的神经功能不全，应立即请神经内科医生和（或）神经外科医生会诊。

问题6　外周神经阻滞时，如何有效预防外周神经损伤?

进行神经阻滞时预防神经损伤至关重要，主要有如下建议：

（1）避免对已有神经功能不全的患者实施神经阻滞，除非患者可明显获益。

（2）PN神经阻滞时可适当镇静镇痛，但要能和患者保持基本的交流。

（3）麻醉相关的周围神经损伤发生率很低，目前的技术手段还不能完全避免。但仍建议使用三重监测，包括：超声引导（确认神经外注射）、神经刺激（< 0.5mA时无运动反应）和监测注射压力（注射压力< 15psi❶），并完整记录操作全过程。

（4）当患者在进针或给药期间出现剧烈疼痛时应停止注射。虽然神经内注射不一定都会导致神经损伤，但应尽量避免。

（5）多数患者在进针和注射过程中会出现一定程度的不适，因此注射时的疼痛呈非特异性，感觉异常的存在与否不能准确预示神经损伤，建议采取客观的监测来替代。

（6）神经内膜接触高浓度局麻药可导致神经功能障碍，但是通常使用的局麻药物浓度与剂量不会导致永久性神经损伤，局麻药的神经潜在毒性作用可能与其效能、浓度以及作用于神经组织的时间有关。建议使用最低有效剂量和浓度的局麻药物。

（7）患者可能术前存在亚临床的周围神经病变，术后出现神经损伤症状时，对侧也要检查，神经肌电图检查有助于明确诊断。同时，手术过程中要密切观察患者的反应及手术的操作。

关键点

- 外周神经损伤发生的危险因素。
- 外周神经损伤的诊断、治疗及预防。

---

❶ 1 psi=6.90kPa。

参考文献

[1] 邓小明，姚尚龙，于布为，等. 现代麻醉学 [M]. 4 版. 北京：人民卫生出版社，2013.

[2] John F Butterworth, David C Mackey, John D Wasnick. 摩根临床麻醉学 [M]. 北京：北京大学医学出版社，2016.

[3] Richard M Pino. 麻省总医院临床麻醉手册 [M]. 9 版. 北京：科学出版社，2018.

[4] Admir Hadzic. 外周神经阻滞与超声介入解剖 [M]. 3 版. 北京：北京大学医学出版社，2023.

（吴育林　宋昕）

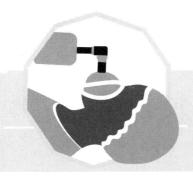

案例八

髋臼骨折术后凝血功能障碍的麻醉管理

一般情况: 患者,男,58岁,体重68kg,身高175cm。因"车祸致右髋臼骨折,活动受限6h"来院治疗。

现病史: 患者自诉6h前因车祸致右大腿髋部疼痛;伴右髋部局部肿胀,无明显异常活动,无明显患肢短缩,无胸腹痛、昏迷、呕吐、呼吸困难等其他伴随症状。伴头部、胸部、右腕部肿胀、疼痛。当时未行任何处理,急送入院。

既往史: 冠心病10余年,患者6年前前间壁心肌梗死行冠脉前降支支架置入治疗。术后未再发作严重的心绞痛和心肌梗死,长期口服倍他乐克0.25mg/d,阿司匹林100mg/d。

查体: 心率80次/分,呼吸16次/分,血压115/70mmHg。一般查体无特殊。

专科查体: 右侧髋部可见大量瘀斑,局部触压痛阳性,右侧髋关节活动受限,右下肢末梢血运及感觉可,余未见明显异常。

实验室检查

(1) 血常规 无明显异常。

(2) 凝血功能 APTT 48.8s。

(3) 生化检查 无明显异常。

辅助检查

(1) 胸部X线 无明显异常。

(2) 心电图 窦性心律,$V_1 \sim V_4$ Q波形成。

(3) 心脏彩超 左心室前壁、前间壁中段-心尖段室壁节段性运动异常,左心室舒张功能减退,LVEF 54%。

(4)冠状动脉造影 前降支支架置入术后,支架周围无明显狭窄。

入院诊断: 右髋臼骨折、冠心病、冠脉支架置入术后。

拟行手术: 右髋臼骨折切开复位内固定术。

问题 1 术前常用抗凝药物如何管理?抗凝药物对麻醉有什么影响?

(1)阿司匹林 大量研究已证明单独服用阿司匹林不增加施行椎管内麻醉的风险。尽管如此,对未停用阿司匹林的患者行椎管内麻醉时,应该尽可能减少穿刺次数和损伤,术中控制血压,术后密切监测周围神经功能。谨慎起见,择期手术患者在术前可考虑停用阿司匹林 7 天,另外一些急性冠脉综合征(ACS)与冠状动脉支架置入术(PCI)后的患者需用双联抗血小板治疗(阿司匹林加氯吡格雷;金属裸支架 4 周,药物洗脱支架 6~12 个月)。当阿司匹林与其他 NSAIDs/ 氯吡格雷、华法林、低分子肝素 / 肝素合用时,出血风险增加。接受双联抗血小板治疗的患者方案调整取决于外科手术的紧急程度和患者发生血栓和出血的风险,需要多学科(心脏专科医师、麻醉医师、血液科和外科医师)会诊选择优化治疗策略。如未停药则应避免椎管内麻醉。

(2)普通肝素 无论是皮下预防还是静脉治疗时,都应在行椎管内麻醉前停用 4h 并监测 APTT 正常。在血管及心脏手术中,腰麻或硬膜外置管后短时间内静脉应用普通肝素较为常见。此时应遵循指南建议时间,置管后 4h 可恢复肝素治疗,停药 4h 后可撤管。其间严密监测是否有椎管内血肿的指征,保持高度警惕。如肝素使用超过 4d,则椎管内阻滞和撤管前还需检查血小板计数。

(3)低分子肝素(LMWH) 行区域麻醉前,预防剂量的 LMWH 需停药至少 12h,治疗剂量的 LMWH 需停药至少 24h,麻醉后的 12h 内不继续 LMWH 治疗。但如果阻滞或置管较困难,出血偏多的话,需延迟到 24h。建议行神经阻滞后的前 24h 只给予单次预防剂量的 LMWH。撤管前需停药 12h。

(4)华法林 口服华法林治疗的患者,一般需要在阻滞前 4~5 天停用,使国际标准化比值(INR)降低到 1.4 以下。若 INR > 1.4 但患者需要及早手术,可令患者口服小剂量(1~2mg)维生素 K,使 INR 尽早恢复正常。对于植入机械心脏瓣膜或存在房颤等血栓高危因素的患者,围术期的抗凝治疗存在争议。一般认为应停用华法林并使用 LMWH 或普通肝素至少进行过渡性抗凝治疗,再按照 LMWH 和肝素术前停药的方法进行,同时监测 INR 和活化部分凝血活酶时间

（APTT）。如果有必要在术后镇痛留置导管期间使用预防剂量的华法林，则需每天监测 INR 及神经症状。INR ≤ 1.4 时可移除置管，INR 在 1.5～3 时撤管需谨慎，INR > 3 时暂缓撤管并将华法林减量。

（5）ADP 受体抑制剂　如氯吡格雷（波立维）行区域麻醉前应停用至少 7 天，噻氯匹定需停药 14 天。

（6）GP Ⅱ b/ Ⅲ a 抑制剂　行区域麻醉前应停药，使血小板功能恢复（替罗非班和依替巴肽为 8h，阿昔单抗为 24～48h）。

（7）溶栓 / 纤溶药物　出血的风险极高，应避免椎管内麻醉。根据阻滞部位谨慎应用外周神经阻滞术。

病例继续

患者入院停用阿司匹林，改低分子肝素替代治疗，完善常规检查。

问题 2　凝血功能各项监测指标的意义及对麻醉选择有哪些影响？

（1）凝血酶原时间（PT）　PT 是检查外源性凝血因子的一种过筛试验，是用来检查先天性或获得性纤维蛋白原、凝血酶原和凝血因子 Ⅴ、Ⅶ、Ⅹ 的缺陷。

（2）PT 的国际化比值（INR）　INR 是凝血酶原时间与正常对照凝血酶原时间之比的 ISI 次方（ISI：国际敏感度指数）。采用 INR 使不同实验室和不同试剂测定的 PT 具有可比性。目前国际上强调用 INR 来监测口服抗凝剂的用量。

（3）活化部分凝血活酶时间（APTT）　APTT 检查内源性凝血因子的一种过筛试验，用来证实先天发生或获得性凝血因子 Ⅷ、Ⅸ、Ⅺ 的缺陷或是否存在它们相应的抑制物。同时，APTT 也可用来检测凝血因子 Ⅻ、激肽释放酶原和高分子量激肽释放酶原是否缺乏。由于 APTT 的高度敏感性和肝素的作用途径主要是内源性凝血途径，所以 APTT 成为监测普通肝素的首选指标。

（4）血小板计数（PLT）　正常值为 $(100～300)×10^9/L$。血小板的功能为保护毛细血管完整性并参与凝血过程。它在止血生理过程和血栓栓塞的发病中有重要的意义。如果血小板计数 $> 50×10^9/L$，且血小板功能正常，则手术麻醉过程不至于出现大量出血；当血小板计数 $< 50×10^9/L$ 时，轻度损伤引起皮肤黏膜紫癜，手术麻醉后可能出血；当血小板计数 $< 20×10^9/L$ 时，常有自发性出血。

凝血功能各项监测指标对麻醉选择的影响见表 8-1。

表 8-1 凝血功能与麻醉选择

检查项目	正常范围	临床意义
血小板（PLT）	$(100\sim300)\times10^9/L$	减少：原发性和继发性血小板减少症。$PLT<60\times10^9/L$ 避免椎管内麻醉 增多：原发性血小板增多症
凝血酶原时间（PT） PT 的国际化比值（INR）	$11\sim14s$ $0.94\sim1.3$	反映外源性凝血系统中凝血因子是否缺乏。$INR<1.7$ 避免椎管内麻醉
活化部分凝血活酶时间（APTT）	$22\sim38s$	超过正常范围 10s 为异常，反映内源性凝血系统中凝血因子是否缺乏 延长：凝血因子Ⅷ、Ⅸ和Ⅺ缺乏凝血酶原或纤维蛋白原减少；纤溶亢进，应用抗凝药 缩短：血液高凝血状态。APTT 超过正常范围 10s 避免椎管内麻醉
纤维蛋白原（FIB）	$2\sim4g/L$	减低：纤溶亢进、DIC、重症肝病等 增高：糖尿病、急性感染、休克、大手术后、恶性肿瘤等以及血栓前状态
纤维蛋白降解产物（FDP）	$1\sim6mg/L$	增高见于原发或继发性纤溶亢进或溶栓治疗
凝血酶时间（TT）	$10\sim16s$	超过正常对照 3s 为异常 延长：纤维蛋白原显著减少或结构异常时；肝素和类肝素物质增多；纤维蛋白降解产物（FDP）增多及弥散性血管内凝血
D-二聚体（DD）	$0\sim0.3mg/L$	主要反映纤维蛋白溶解功能 D-二聚体增高提示体内可能存在引起的血栓性疾病，如 DIC、DVT、PE、急性心肌梗死、脑梗死、恶性肿瘤、败血症、肝病、先兆子痫、烧伤、创伤和脓毒血症等

问题 3　当有全麻禁忌证时，如何评估停用抗凝剂风险？

轻易不要建议停用抗凝剂，首选全麻；有全麻禁忌证时，评估停用抗凝剂风险，决定是否停用。

（1）阿司匹林　择期手术行椎管内麻醉时可考虑停药 7 天。

（2）普通肝素　行椎管内麻醉前停药 4h 并检测 APTT。

（3）低分子肝素　预防剂量 LMWH 行椎管内麻醉前至少停药 12h。治疗剂量需停药 24h。麻醉后 12h，不需要 LMWH 治疗。

（4）华法林　择期手术行椎管内麻醉时可停药 $4\sim5$ 天。

病例继续

患者于伤后第 6 日上午在全身麻醉下行右髋臼骨折切开复位内固定术。08:00 入室，心率 88 次 / 分、呼吸 18 次 / 分、血压 135/81mmHg、血氧饱和度 97%。开放右手外周静脉，以咪唑安定2mg、舒芬太尼35μg、罗库溴铵50mg、异丙酚100mg静脉诱导，插入7.0号弹簧管，术中以七氟醚＋瑞芬太尼维持麻醉。在诱导后行右颈内静脉穿刺留置中心静脉导管，右桡动脉穿刺置管监测有创血压112/75mmHg。术中生命体征无明显变化，手术历时约5h，出血量3500～4000mL，尿量700mL，使用输血升温器输血输液，共计输入红细胞悬液15U、普通血浆800mL、新鲜冷冻血浆800mL、晶体液1500mL、羟乙基淀粉500mL。手术结束后患者生命体征平稳，送入ICU监护病房。

问题4　大量失血的患者在液体复苏过程中如何选择液体？

低血容量的抢救过程中关于液体的使用一直存在争议。目前，尚无足够的证据表明，晶体液与胶体液在低血容量液体复苏的疗效与安全方面存在明显差异。晶体液主要可以及时补充细胞外液和其中的电解质。胶体液的优点是维持血管内容量的效率高、持续时间长，还可减轻外周水肿。液体复苏治疗时可以选择晶体溶液（生理盐水和等张平衡盐溶液）和胶体溶液（如白蛋白和人工胶体液）。由于5%葡萄糖注射液很快分布到细胞内间隙，因此不推荐用于液体复苏治疗。对于血红蛋白＜70g/L的失血性休克患者，应考虑输血治疗。大量输血方案适用于伴有活动性出血的患者，目前多数学者提出尽早补充新鲜血或血制品的早期复苏方案，可提高重度休克的抢救成功率。大量失血时应注意凝血因子的补充，如血小板、新鲜冰冻血浆、冷沉淀。对大量输血后并发凝血功能异常的患者联合输注血小板和冷沉淀可显著改善止血效果。

病例继续

至次日凌晨患者手术切口渗血不止，敷料被血液浸透后多次更换，手术医师要求手术探查。凌晨4:00时接入手术室，入室时患者手术切口敷料被血液浸透，右颈内静脉穿刺处不断渗血，枕头右半部被血液浸湿，患者烦躁不安，即刻心电监测：脉搏110次/分，呼吸18次/分，血压89/60mmHg，氧饱和度96%，抽血送检凝血功能。监测鼻咽温度35.0℃，立即测血气分析示HCT 19%，pH值7.32。以咪唑安定1mg、舒芬太尼20μg、罗库溴铵50mg、异丙酚60mg静注快速诱导，插入7.0号普通导管，开始手术探查。手术切口内见弥散渗血，以双极电凝止血，同时以加压输液袋及输血升温器快速输入红细胞悬液16U，新鲜冷冻血浆1000mL，冷沉淀12U，平衡液1000mL。手术历时1.5h。随着手术的进行，手术切口渗血逐渐停止，右颈内静脉处渗血凝结，复查血气分析示HCT 34%，体温逐渐升至36.5℃，出血量700mL，尿量350mL。手术结束后患者生命体征平稳，送入ICU。术后8h随访凝血功能检查示PT 28s，纤维蛋白原0.5g/L，1周后患者康复出院。

问题5 患者因何种原因发生术后凝血功能障碍？其发生机制是什么？

（1）本例患者经过手术探查排除了切口内未结扎血管出血后的可能，考虑为大手术后低体温、失血过多而红细胞悬液及凝血因子补充不足引起的凝血功能障碍。

（2）严重创伤和大手术后大量失血患者为临床麻醉工作中比较常见的急诊手术病例。在较短的时间内失血量超过全身血容量的50%时，即可发生低凝状态，其发生机制为：①大量失血后导致凝血因子及血小板的直接丢失、抗休克治疗输入大量平衡液降低体温及血液稀释。②大量失血后由于组织低灌注引起酸中毒，可造成内皮细胞受损脱落，并激活FⅦ，激活促凝物质，启动DIC。而且酸中毒可进一步减少可能受损肝脏的血供，使凝血因子的产生减少。③大量失血后容易引起低体温，而体温每下降1℃，凝血因子的功能降低10%。最终凝血功能障碍又会反过来促使血液进一步丢失，形成恶性循环。低温还可引起心律失常等病理生理变化。

（3）此例患者通过补充红细胞悬液、新鲜冷冻血浆及低温沉淀物和主动复温，阻断了凝血功能恶性循环的发展，恢复了患者的凝血功能，所以预后良好。

问题6 通过此例患者的麻醉处理，我们可以从中得到怎样的启发？

对于严重创伤患者和大手术后大量失血患者，应积极防治低体温、酸中毒，补充凝血因子，阻断恶性循环。治疗方法包括：①组织细胞缺氧是休克的本质。休克时微循环严重障碍，组织低灌注和细胞缺氧，糖的有氧氧化受阻，无氧糖酵解增强，三磷酸腺苷（ATP）生成显著减少，乳酸生成显著增多并在组织蓄积，导致乳酸性酸中毒，进而造成组织细胞和重要生命器官发生不可逆性损伤，甚至发生多器官功能衰竭。临床上使用碳酸氢钠能短暂改善休克时的酸中毒，但不主张常规使用。在失血性休克的治疗中，碳酸氢盐的治疗只用于紧急情况或pH＜7.20。纠正代谢性酸中毒，强调积极病因处理与容量复苏，不主张常规使用碳酸氢钠。②避免患者长时间无衣着暴露，应加以保护覆盖或使用对流加温毯进行主动复温，同时使用输血升温器输血输液来防止低体温，同时需监测体温以免复温过度导致体温过高。③补充红细胞悬液增加患者血液携氧功能，输入新鲜冷冻血浆、低温沉淀物及凝血酶原复合物等补充凝血因子，其比例尽量保证为1∶1。

关键点

- 大量失血后凝血功能障碍发生的机制。
- 大量失血后发生凝血功能障碍的治疗原则。
- 凝血功能的评估及对麻醉选择的影响。
- 术前抗凝药物对麻醉的影响及停用、再用药时间。
- 液体复苏的原则。

参考文献

[1] 赵玉沛，杨尹默，楼文晖，等.外科病人围术期液体治疗专家共识（2015）[J].中国实用外科杂志，2015，35(9): 960-966.

[2] 围术期出凝血管理麻醉专家共识协作组.关于凝血功能障碍患者麻醉处理专家共识（2020）[J].中华麻醉学杂志，2020, 40(9): 1042.

[3] 曾因明，邓小明. 2007麻醉学新进展 [M]. 北京：人民卫生出版社，2007: 221-223.

[4] 邓小明，姚尚龙，于布为，等. 现代麻醉学 [M]. 4版. 北京：人民卫生出版社，2013.

[5] John F Butterworth. 摩根临床麻醉学 [M]. 北京：北京大学医学出版社，2016.

（吴育林　宋昕）

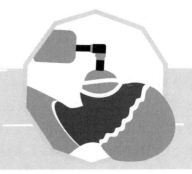

案例九

骶骨肿瘤手术的麻醉管理

一般情况: 患者,女,48岁,身高165cm,体重57kg,骶尾部疼痛近半年。

现病史: 半年前患者无明显诱因感骶尾部疼痛,坐位时疼痛明显,不伴下肢麻木、放射痛,无大小便障碍,夜间疼痛明显,口服镇痛药物治疗稍有缓解,月余前疼痛加重,口服镇痛药物效果不佳。

既往史: 无特殊。

查体: 心率76次/分,呼吸15次/分,血压117/63mmHg。一般查体无特殊。

专科查体: 腰骶部有明显压痛、无反跳痛。双下肢感觉、运动、肌力、肌张力均无显著异常。

实验室检查

(1) 血常规(-)。

(2) 凝血功能(-)。

(3) 生化检查(-)。

辅助检查

(1) 胸部X线 无明显异常。

(2) 心电图 窦性心律,逆钟向转位。

(3) 心脏彩超 左室舒张功能降低。

(4) 腰椎X线 腰骶部肿物伴周围骨质破坏。

(5) 腰椎CT 腰骶部溶骨性破坏,见反应性骨质硬化,骨破坏区软组织肿块形成,肿块与正常骨分界不清,灶内残留骨碎片或钙化灶。

入院诊断: 骶骨脊索瘤。

拟行手术: 骶骨肿瘤切除术。

问题 1 骶骨肿瘤切除术需要关注的问题有哪些？

（1）骶骨肿瘤是指原发性或继发性生长在骶骨上的肿瘤。骶骨常见的良性肿瘤有骨母细胞瘤、骨巨细胞瘤和动脉瘤样骨囊肿等。常见的骶骨恶性肿瘤有脊索瘤、软骨肉瘤等。多数种类的骶骨肿瘤对放化疗不敏感，目前临床治疗以外科手术治疗为主。根据肿瘤侵及部位不同可分为高位骶骨肿瘤和低位骶骨肿瘤。高位骶骨肿瘤指侵及 S1～S2 的肿瘤，由于涉及骶髂关节，故切除困难，且须骶髂关节重建。低位骶骨肿瘤指 S3 以下肿瘤，未涉及骶髂关节，切除相对容易。

（2）术前准备 由于大部分患者术前已出现下肢运动障碍而长期卧床，因此应注意患者是否存在下肢血栓，术前及时进行下肢血管彩超检查。对于高龄长期卧床患者，心肺功能评估至关重要。术前应明确患者是否合并冠心病、高血压等基础疾病，除常规检查外还可进行心脏超声，肺功能等特殊检查。

（3）该手术复杂，手术时间长，一般需要全身麻醉后改为俯卧位进行。麻醉状态下，患者身体关节处失去肌肉力量的保护容易脱位，在改变体位过程中要注意保护颈椎的稳定，翻身时保持患者头部及颈椎与身体长轴一致，轴向转动。长时间俯卧位时注意避免患者眼球受压，避免上肢外展角度过大造成臂丛神经损伤，可定时活动上肢。长时间全麻手术应采用肺保护性通气策略。

（4）该病多起病隐匿，早期症状不明显，确诊时往往瘤体较大，加之其周围血管丰富，因此该类手术范围广、创伤大、极易发生不可控制的大出血，文献曾报道该类手术出血平均可达 4000mL。术前至少开放 1 路外周静脉、1 路中心静脉，可监测中心静脉压，常规行桡动脉压监测。大量失血时及时补充血容量，可预防失血性休克的发生。

（5）环境温度低、麻醉时间长、切口暴露、大量输液等都可导致体温降低。严重的低体温可导致心律失常、低血糖、代谢性酸中毒、组织缺氧、凝血功能障碍等并发症的发生。术中保温至关重要，可使用加温毯、暖风机、液体加温装置等，预防严重低体温发生。

（6）术中监测术中除常规生命体征监测（如血压、心率、氧饱和度、呼吸频率、体温及呼气末 CO_2）外，有条件时还应监测脑电双频指数（BIS），维持 BIS 值在 40～60，保持合适的麻醉深度。使用血流动力学监测装置，可为术中目标导向性液体治疗提供参考。

（7）在使用骨水泥进行腰骶关节重建时，应注意骨水泥综合征的发生。

病例继续

患者 8:00 入手术室，开放外周静脉，监测生命体征，行桡动脉穿刺测压，BP

125/82mmHg，HR 68 次 / 分，SpO_2 97%。8:10 开始麻醉诱导，诱导药物咪达唑仑 2mg，地塞米松 10mg，舒芬太尼 25μg，丙泊酚 100mg，罗库溴铵 50mg。诱导后生命体征：BP 92/58mmHg，HR 67 次 / 分。8:13 插入 7.0 号加强型气管导管，机控呼吸 12 次 / 分，VT 430mL，PEEP 5cmH_2O。8:15 患者 BP 突然下降为 65/31mmHg，HR 102 次 / 分。给予去甲肾上腺素 8μg，BP 短暂回升后又下降为 66/35mmHg，HR 105 次 / 分。

问题 2　导致围术期低血压的原因有哪些？

出现围术期低血压的可能原因有以下几点：

（1）心功能异常、气胸、肺栓塞　该患者既往体健，无基础疾病，心功能良好，胸部 X 线片无肺大泡，下肢彩超无静脉血栓形成，基本排除此可能。

（2）出血过多、骨水泥反应、体位变动　该患者刚麻醉完，不存在以上情况，故排除。

（3）全麻药物过量　该患者用药量不大，升压药物效果不明显，血压持续下降，故排除。

（4）药物过敏　检查患者皮肤无皮疹，气道压无明显变化。是否可以排除尚不确定。

过敏反应是指某种物质触发的威胁生命的全身性的高敏反应，临床可表现为危及生命的气道、呼吸和循环问题，通常伴有皮肤和黏膜改变。研究表明，引起围术期过敏反应的主要药物或物质为肌松药（第一位是琥珀胆碱，其次为罗库溴铵、维库溴铵、米库氯铵、阿曲库铵和顺阿曲库铵）、乳胶、抗生素、明胶、酯类局麻药、血液制品和鱼精蛋白等。过敏反应最主要的机制是由特定物质引发的体内特异性的免疫反应，主要为 IgE 介导的抗原抗体反应（50%～60%），少部分为 IgG 介导的抗原抗体反应（如右旋糖酐引发的过敏反应）。抗原抗体反应启动后，将立即引起组胺、类胰蛋白酶、白介素、缓激肽和血小板活化因子等炎性介质的释放，从而导致皮肤、黏膜、气道、呼吸和循环系统体征和症状的出现。

围术期过敏反应的发生与药物使用相关，大部分发生在麻醉诱导期间。患者往往出现皮肤、黏膜症状，严重者可出现心血管系统表现、支气管痉挛等。根据围术期过敏反应的严重程度，将其临床表现分为 4 级。

Ⅰ级：仅出现皮肤、黏膜症状。表现为皮肤潮红、出现斑丘疹和荨麻疹，可伴或不伴有血管性水肿。

Ⅱ级：出现中度的多个器官系统临床表现。除表现皮肤、黏膜症状外，并伴有低血压、心动过速、呼吸困难和胃肠道症状等症状。

Ⅲ级：出现危及生命的单个或多个器官系统临床表现。表现为危及生命的低血压、心动过速或心动过缓和心律不齐；严重的支气管痉挛、皮肤和黏膜症状以及胃肠功能紊乱。

Ⅳ级：心搏骤停，呼吸停止。

以上临床表现可以多个同时出现，也可以单独出现。围术期发生无法解释的低血压可以考虑过敏反应。

因此，排除其他原因后，该患者的围术期低血压考虑是由过敏性反应所致。

问题 3　如何处理围术期发生过敏反应？

（1）立即停止给予可疑药物。

（2）稳定循环

① 及时静脉注射小剂量肾上腺素。肾上腺素的 β_2 受体激动作用可以缓解支气管平滑肌痉挛，α 受体激动作用可以使皮肤、黏膜、内脏血管收缩，并能兴奋心肌、增加心排血量，使血压上升；同时能抑制炎性介质释放，是过敏性休克的首选抢救药物。

对Ⅱ级患者可静注 20μg，倘若首次剂量无反应，可在 2min 钟后再次静注 50μg，对尚未建立静脉通路的患者，可予以肌内注射肾上腺素 300μg。

对于Ⅲ级患者可静注 50～100μg，倘若首次剂量无反应，可在 2min 钟后再次静注 200μg，必要时可持续静脉输注 1～10μg/min。循环受严重抑制时还可以持续静脉输注苯肾上腺素、去甲肾上腺素、血管升压素和胰高血糖素。

对Ⅳ级患者应立即启动心肺复苏（cardiopulmonary resuscitation，CPR）治疗。

② 快速输注电解质溶液，补充因毛细血管渗漏导致的液体丢失，维持有效循环容量。

（3）缓解支气管痉挛

① 吸入一定浓度的氧气，必要时气管内插管，机械通气。

② 吸入支气管扩张剂沙丁胺醇或异丙托溴铵。

③ 加深麻醉。

④ 可静注氨茶碱 5～6 mg/kg。

（4）静注肾上腺皮质激素　地塞米松抗炎作用强，作用持续时间长，水钠潴留副作用小，但起效慢，达峰时间长（12～24h），过敏反应时并非首选。宜选用不需代谢直接作用于其受体的氢化可的松，应立即静注琥珀酸氢化可的松 1～2mg/kg，可 6h 后重复给予，24h 不超过 300mg。也可静脉注射甲泼尼龙 1mg/kg，最大剂量不超过 1g。

（5）抗组胺药物的联合应用。

病例继续

给予肾上腺素12mg后，BP升为93/50mmHg，HR 98次/分，氢化可的松100mg静滴，加快补液。观察10min，循环稳定。开放右颈内静脉，转为俯卧位，继续手术。

9:10手术开始。SpO_2 97%，术中使用七氟烷加瑞芬太尼维持麻醉，根据BIS值调节。术中平均动脉压维持于70mmHg，HR 50～60次/分，瘤体切除时血压控制于60mmHg左右。手术历时3.5h，出血约3000mL，术中输注红细胞悬液13U，血浆1000mL，血小板2个治疗量，液体1700mL。术毕患者苏醒，生命体征平稳，返PACU。

问题4 对于该手术，如何减少术中出血？

减少该类手术术中出血的方法包括：

（1）术中控制性降压。通过增加吸入麻醉药物浓度或者静脉麻醉药物剂量；使用降压药物如硝酸甘油、硝普钠等将MAP维持到60～65mmHg。当MAP低于60mmHg时，可能会影响脊髓灌注并造成人为的脊髓损伤。在控制性降压过程中，应时刻关注尿量，尿量不低于1mL/（kg·h）。

（2）血液稀释

① 等容血液稀释：于麻醉诱导及维持平稳后. 在中心静脉压（CVP）及动脉血压（ABP）监测下经桡动脉取血800～1800mL［计算公式：取血量=（HCT术前-Hct拟稀释）÷（HCT术前+HCT拟稀释）÷2×每千克血容量（mL）×体重（kg）］采血袋室温下保存，术毕时回输。同时经颈内或锁骨下静脉快速输入2倍于采血量的晶、胶体（晶：胶=2：1）。等容血液稀释可使血液黏滞度降低，更有利于组织、器官的微循环血流灌注和氧供应。采集的血液经短暂（<6h）的室温保存后回输，符合生理要求，且富含活力的血小板和凝血因子，红细胞ATP含量高，携氧能力强。

② 高容性血液稀释：通过深麻醉使血管容量得到一定扩张，同时快速补充相当于20%自身血容量的胶体液。术中出血用等量的胶体液补充，而尿液及术野蒸发水分用等量晶体液补充，使整个手术期间患者的血容量始终保持高容量状态。扩容计算公式：扩容量V（mL）=［血容量×（扩容前HCT-目标HCT）/目标HCT］×1.25。

血液稀释可以在维持患者氧合以及灌注的基础上减少出血时血液成分的丢失。血液稀释联合控制性降压可明显减少该类手术的术中出血量。

（3）术前对肿瘤相应的血供进行栓塞如腹主动脉球囊导管低位阻断术（髂内及骶正中动脉与腹主动脉、髂外动脉形成的侧支循环为骶骨肿瘤供血）。经股动脉入路于腹主动脉内打压充气球囊导管，暂时阻断血流。在肿瘤分离以及骶骨离断等出血量巨大的阶段可进行阻断。球囊阻断 2h 内的动脉内膜损伤可逆，持续时间越长，动脉内膜损伤越大。

（4）抗纤溶药、抗纤维蛋白溶解剂如氨甲环酸，是合成的赖氨酸类似物，可抑制纤溶酶原激活并稳定血栓。在英国，氨甲环酸被推荐用于所有失血量预计大于 500mL 的手术。综合所有的外科手术，氨甲环酸被证明可以减少大约三分之一的失血量。研究已明确表明，它能减少失血，降低冠状动脉手术、脊柱手术、骨科骨折手术、前列腺手术、剖宫产或子宫切除术和整形手术后异体输血的比率。

问题 5 术中大量失血患者的麻醉管理需注意什么？

一般认为，凡符合以下条件者，即可判断为大量失血：① 24h 内丢失 100% 的循环血量。② 3h 内丢失 50% 的循环血量。③失血速度达 150mL/min。④失血达 1.5mL/（kg·min）并超过 20 min。

短时间内大量失血可使机体迅速进入休克状态，因灌注不足、缺氧导致心、脑、肾等重要脏器功能障碍，若得不到及时纠正，可引起重要器官功能衰竭甚至心搏骤停。对于预计术中大量失血的患者，术前应确保备血量，开通多条静脉通路。除常规术中监测外还应进行如有创动、静脉压，心排血量、血栓弹力图、血气分析等特殊监测。可使用等容血液稀释技术、控制性降压技术、抗纤溶药物的应用等减少术中出血。无禁忌证时可使用自体血回收装置，减少异体血的输注，减少输血相关并发症的发生。术中根据失血量及监测结果及时进行液体复苏。

大出血导致的低体温、酸中毒、凝血功能障碍被称为"死亡三联征"，三者相互促进使病情进行性恶化，其致死率可高达 90%。术中应监测体温，注意保暖，及时补充血浆、血小板等维持凝血功能稳定，根据血气分析结果调整机体酸碱平衡及离子平衡。

关键点

- 骶骨肿瘤手术复杂，手术时间长，周围血供丰富，术中极易发生大出血。
- 术中还应关注过敏反应、骨水泥反应以及全麻后体位改变所带来的损伤，如颈椎脱位、臂丛神经牵拉、眼球压迫等。
- 大出血导致的低体温、酸中毒、凝血功能障碍被称为"死亡三联征"，术中应积极纠正。

参考文献

[1] 李琪，赵红，燕太强. 腹主动脉内球囊阻断技术用于骨盆和骶骨肿瘤切除术的研究进展 [J]. 临床麻醉学杂志，2022, 38(5): 549-552.

[2] 朱秋峰，傅海龙，石学银，等. 骶骨肿瘤切除重建手术麻醉中的相关问题探讨（附 158 例报道）[J]. 临床军医杂志，2008, 36(2): 208-211.

[3] 么玉霞，李树人. 原发性骶骨肿瘤切除手术麻醉有关问题的探讨 [J]. 首都医学院学报，1992(2): 146.

[4] 许军军，高灵灵，冯艺. 腹主动脉球囊阻断技术对骶骨骨盆手术患者术中高乳酸血症的影响因素分析 [J]. 天津医药，2019, 47(7): 742-746.

[5] 于海涛，刘东华，李淑君，等. 未行经皮冠状动脉介入术治疗的急性心肌梗死合并心源性休克患者应用主动脉内球囊反搏的临床疗效 [J]. 上海医学，2020, 43(1): 46-48. DOI:10.19842/j.cnki.issn.0253-9934.2020.

[6] 周宇轩，杨简，张静，等. 主动脉内球囊反搏在急性心肌梗死中应用效果及发生血栓管理的研究进展 [J]. 实用医学杂志，2024, 40(14): 2031-2034+2040.

[7] 郭先桂，曾智桓，廖坚松. 主动脉内气囊反搏术治疗常见并发症和不良反应的观察及护理 [J]. 实用医学杂志，2006, 22(15): 1831-1832.

（张垚　邱颐）

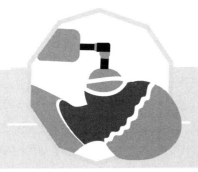

案例十

成骨不全患者的麻醉管理

一般情况： 患儿，男，7岁，因跌倒致右大腿肿痛畸形3h就诊。

现病史： 曾因多次右股骨上段及近端骨折于本院治疗。父亲及父系亲属均患有成骨不全（osteogenesis imperfecta，OI），否认其他内科病史。

既往史： 无特殊

查体： 体形偏矮，营养一般，神志清，表情自如，对答切题，查体配合。身高99cm，全身皮肤黏膜未见明显异常，头发黑色。巩膜浅蓝色，牙齿较疏，少量龋齿，色灰黄，切齿边缘薄，听力正常。心、肝、肺、脾查体未见异常。

专科查体： 局部肿胀畸形，压痛阳性，叩击痛阳性，右下肢纵轴叩击痛阳性，右大腿肌力消失。右下肢末梢血运良好，感觉正常，活动自如。

实验室检查

（1）血常规 C反应蛋白，动态血沉，风湿常规以及肝、肾功能均正常，血清磷、钙水平正常。

（2）凝血功能（-）。

（3）生化检查（-）。

辅助检查

（1）右股骨X线提示骨质疏松及骨皮质较薄。

（2）心电图（-）。

（3）心脏彩超（-）。

入院诊断： 成骨不全、右股骨上段及近端骨折。

拟行手术： 右股骨上段及近端骨折切开复位钢板内固定术。

问题1 什么是成骨不全?

成骨不全,又名为脆骨病,也被称为"玻璃娃娃"或是"瓷娃娃"症,是一种少见的先天性骨骼发育障碍性疾病,又称脆骨-蓝巩膜-耳聋综合征。其病变不仅限于骨骼,还常常累及其他结缔组织如眼、耳、皮肤、牙齿等。表现为骨质脆弱、蓝巩膜、耳聋、关节松弛。本病具有遗传性和家族性,但也有少数为单发病例。蓝巩膜的传递率为100%,听力丧失依年龄而异。散发病例多因新突变所引起,常与父母高龄有关。成骨不全的发生概率为万分之一以下,被列为罕见疾病。

问题2 成骨不全的病理生理特点有哪些?

成骨不全的病理生理变化为:Ⅰ型胶原基因突变导致Ⅰ型胶原合成下降或质量下降,而Ⅰ型胶原是骨或其他结缔组织的蛋白"脚手架"。OI主要缺陷是结缔组织成分发育障碍,表现为骨、巩膜、韧带,甚至主动脉瓣等胶原纤维发育不良。骨骼改变主要是成骨细胞减少,活力降低,骨组织生成不良,导致患儿软骨及骨膜下成骨障碍,骨小梁纤细而分散,骨皮质菲薄,故易发生骨折。骨骺软骨的增殖及成熟均正常。血清钙、磷水平正常,但各型碱性磷酸酶水平增高。

问题3 成骨不全的分型有哪些?

根据Sillence分型,其临床分型包括以下几型:Ⅰ型,轻型。骨质脆弱,骨折一般在出生后出现,肢体无明显变形,蓝巩膜,常伴听力损害。Ⅱ型,致死型。围生期即可发生死亡。Ⅲ型,进展型。骨折可发生在围生期,因骨质的严重减少而导致四肢的长骨畸形,并伴有渐进性脊柱侧弯、听力损害甚至完全缺失,可伴蓝巩膜。Ⅳ型,重型。介于Ⅰ和Ⅲ型之间,反复多发的骨折伴骨骼畸形,但听力往往正常,巩膜可无蓝染,严重程度各异,临床表现差距较大。

问题4 成骨不全的临床表现有哪些?

成骨不全的临床表现主要有以下几点:①骨脆性增加。轻微的损伤即可引起骨折,严重的患者表现为自发性骨折。先天型患者在出生时即有多处骨折。骨折大多为青枝骨折,移位少,疼痛轻,愈合快,依靠骨膜下成骨完成,因而常不被注意而造成畸形连接。长骨及肋骨为好发部位。多次骨折所造成的畸形又进一步减少了骨的长度。青春期过后，骨折趋势逐渐减少。②蓝巩膜。占90%以上。这是由于患者的巩膜变为半透明，可以看到其下方的脉络膜颜色的缘故。巩膜的厚度及结构并无异常，其半透明是由于胶原纤维组织的性质发生改变所致。③耳聋。多在11～40岁出现，约占25%。可能因耳道硬化，附着于卵圆窗的镫骨足板因骨性强直而固定所致。但亦有人认为是听神经出颅底时受压所致。④关节过度松弛，尤其是腕及踝关节。这是由于肌腱及韧带的胶原组织发育障碍所致。还可以有膝外翻，平足症等。有时有习惯性肩关节脱位及桡骨头脱位等。⑤肌肉薄弱。⑥头面部畸形。严重的颅骨发育不良者，在出生时头颅有皮囊感。之后头颅宽阔，顶骨及枕骨突出，两颞球状膨出，额骨前突，双耳被推向下方，脸呈倒三角形。有的患者伴脑积水。⑦牙齿发育不良。牙质不能很好地发育，乳齿及恒齿均可受累。齿呈黄色或蓝灰色，易龋及早期脱落。⑧侏儒。这是由于发育较正常稍短，加上脊柱及下肢多发性骨折畸形愈合所致。⑨皮肤瘢痕宽度增加。这也是胶原组织有缺陷的缘故。

问题5　成骨不全的诊断标准是什么？

成骨不全的诊断标准为：① X 线检查。普遍骨密度减低及多发骨折。Ⅱ、Ⅲ型较严重，最多出生时骨折有百余处。Ⅱ型股骨可向中轴压缩，呈手风琴箱样；肋骨串珠；扁锥体；颅骨骨质减少呈膜袋状，常有多发的缝间骨。Ⅲ型常末端扩大呈"囊状"或"爆米花"样，其骨干细而弯。②皮肤活检。细胞培养并分析胶原蛋白的质与量，阳性率近85%。③基因分析。取血或皮肤标本检测Ⅰ型胶原蛋白突变情况。④ B 超。Ⅱ型在妊娠14～16周以前 B 超扫描即可查出骨折、畸形及骨化缺陷。Ⅲ型要延期至18～20周方能检出。

问题6　成骨不全患者的临床治疗手段有哪些？

成骨不全患者无特殊治疗方法。主要是预防骨折，要严格保护患儿，一直到骨折趋势减少为止，但又要防止长期卧床的并发症。对骨折的治疗同正常人。由于骨折愈合较迅速，固定期可短。畸形严重者可采取措施矫正畸形，改善负重力线。药物治疗包括双膦酸盐、雌激素、降钙素、维生素 D_3，但疗效不肯定。干细胞治疗与基因治疗方法有待进一步研究、鉴定，短时间内还不能应用于临床。

问题 7 成骨不全患者的麻醉需注意些什么？

由于骨骼极端脆弱导致围术期病发率显著增多。颈部过伸可导致骨折；运用喉镜时可造成下颌骨骨折；琥珀胆碱导致的肌颤也可引起骨折；特别是给患者放体位时可造成骨折；甚至血压袖带充气也会导致骨折。严重的 OI 病例，麻醉医生可考虑不用血压计，改为有创动脉穿刺置管测压。由于胸椎后侧凸或颈部活动减少，暴露喉头非常困难。喉罩（LMA）和插管型喉罩均已成功地应用于临床。牙本质发育不全导致围术期牙齿脱落的危险增加，术前应记录患者的牙齿异常，应考虑用护牙器以保护牙齿。部分Ⅰ型 OI 的患者，因继发血小板功能异常而出血过多，有研究表明使用去氨加压素可取得明显治疗效果。由于胎儿患 OI 或头盆不称，产妇常需要剖宫产。脊髓麻醉已用于成人Ⅳ型 OI，骶管麻醉也成功运用。但必须牢记，与此病相关的凝血功能异常的全面影响尚未清楚。在对病情严重、身材矮小的患者进行硬膜外麻醉时，应逐步增加麻醉剂量。有心脏异常的患者围术期需根据指征预防性使用抗生素。据报道，部分成骨不全患者出现围术期发热、高代谢状态，通常认为这不是恶性高热。OI 与恶性高热很少有关联。

问题 8 本例患者应采用何种麻醉方式？

建议采用腰麻完成合并成骨不全骨折患者的手术。由于患者为股骨干骨折，术后引流出血多，所以术中可输入浓缩红细胞维持循环稳定。考虑本患者没有椎体压缩、脊柱畸形，出凝血功能正常，可以应用椎管内阻滞。而且，此方法可以避免全麻气管内插管时颈部和下颌骨骨折、牙齿折断以及避免用可能诱发恶性高热的药物。对合并成骨不全患者术前评估及制定麻醉方案时，应综合考虑患者疾病的严重程度和手术部位；围术期搬动或摆放体位时要小心谨慎，应保护皮肤，防止外伤；行气管内插管时最好在纤维支气管镜引导下插管；术中应注意体温监测。

关键点

- 脆骨病是一种少见的先天性骨骼发育障碍性疾病，其特征为骨质脆弱、蓝巩膜、耳聋、关节松弛。
- 骨骼极端脆弱会导致围术期并发症显著增多。应避免体位摆放和气管内插管所导致骨折的发生。
- 围术期麻醉方式的选择应结合患者病情和手术方式进行合理的选择。

参考文献

[1] Miler RD (ed). Anesthesia[M]. 5th Ed. Beijing: Science Press, 2001, 2271-2301.

[2] 庄心良,曾因明,陈伯銮. 现代麻醉学[M]. 3版. 北京：人民卫生出版社, 2003, 1671-1685.

[3] 万勇,张玉琳,曾斌. 新生儿成骨不全尸检1例[J]. 临床与实验病理学杂志, 2021, 37(4): 507-508.

[4] 庞悦,刘继强,黄美娜. 成骨不全的分子遗传学机制及治疗现状分析[J]. 继续医学教育, 2021, 35(3): 72-73.

[5] 彭税,李俊,董宇. 成骨不全1例及文献复习[J]. 中国现代医生, 2021, 59(23): 142-145.

[6] 邢川,李春竹. 成骨不全症诊断与治疗的研究进展[J]. 疑难病杂志, 2020, 19(2): 212-216.

[7] 陈洁萍,汤冬娥,欧明林,等. 成骨不全的研究进展[J]. 国际遗传学杂志, 2020, 43(1): 21-26.

[8] 曹洋嘉,张浩,章振林. 成骨不全的临床表现与分子遗传学[J]. 中华骨质疏松和骨矿盐疾病杂志, 2019, 12(2): 199-205.

[9] 姚阳阳,李天友,王延宙. 成骨不全手术治疗现状[J]. 中华小儿外科杂志, 2019, 40(11): 1052-1056.

[10] 李洁,王茜,刘花香,等. 成骨不全Ⅰ型合并强直性脊柱炎一例并文献复习[J]. 中华风湿病学杂志, 2018, 22(3): 190-194.

[11] 燕兴梅,安敏,崔淑侠. 合并成骨不全骨折患儿的麻醉处理三例[J]. 临床麻醉学杂志, 2013, 29(2): 128.

（马鹏垒　王莹）

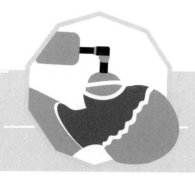

案例十一

心血管疾病患者麻醉诱导期发生低血压

一般情况： 患者，男性，72岁，体重73kg，身高169cm。因"便血后发现直肠肿物2个月余"入院。

现病史： 2个月前大便开始由每日或隔日1次，逐渐变为每日1～2次，每次量不多。近2周大便每日可多达3次，量少，且伴有下坠和便不尽感。3天前排便后发现有少量暗红色血便。

既往史： 高血压病史10年，服用复方降压片、氢氯噻嗪，血压维持在140～180/80～100mmHg。高脂血症病史数年，口服阿托伐他汀治疗，吸烟史30年。患者平素偶有剧烈运动后胸闷、心悸，持续数分钟可自行缓解。一年前行冠脉造影，提示无明显异常。

查体： BP 160/85mmHg，HR 64次/分，律齐。胸骨左缘3、4肋间收缩期杂音。双肺听诊呼吸音清，右上肺偶可闻及少量湿啰音。

专科查体： 腹稍膨隆，腹软，肝脾肋下未触及，左下腹近盆腔部轻度压痛，稍饱满，未触及明显肿物，移动性浊音（−），双下肢无水肿。直肠指诊：于膝胸卧位11点处指尖刚能触及隆起肿物边缘。

实验室检查

（1）血常规　血红蛋白（Hb）104g/L，血糖（Glu）6.8mmol/L。

（2）凝血功能（−）。

（3）生化检查　丙氨酸转氨酶（ALT）60U/L，乳酸脱氢酶（LDH）102mmol/L，血清肌钙蛋白I（TnI）0.1μg/L。

辅助检查

（1）心电图　窦性心律（64次/分），ST-T改变，左心室肥大。

（2）心脏彩超　左心房增大，室壁增厚，二尖瓣轻度反流，三尖瓣中度反流，舒张早期二尖瓣血流速度与舒张晚期二尖瓣血流速度比值（E/A）＜1，舒张早期二尖瓣环运动速度下降，左心室收缩功能正常，左心室射血分数（LVEF）58%。

（3）肺功能检查 气道阻力增高，通气功能基本正常，残总比增高，弥散功能降低。

入院诊断： 直肠恶性肿瘤。

拟行手术： 腹腔镜下直肠癌根治术。

问题1 已知或者可疑缺血性心脏病患者的术前评估需关注哪些方面？

没有缺血性心脏病的患者（病史或心电图证据表明没有心肌梗死、心绞痛、血管造影冠状动脉疾病），围术期心脏原因死亡风险低于1%。然而，对于已知或可疑冠心病或动脉粥样硬化患者，围术期心肌梗死的风险为正常人群的两倍以上。在行外周血管手术或主动脉手术时，心脏原因死亡的风险接近29%。对病情稳定的患者，接受择期较大的非心脏手术，有6项因素预测主要的心脏并发症（包括室颤、Ⅲ度房室传导阻滞、肺水肿及死亡），这些因素是：

① 高危手术。如腹主动脉瘤手术、外周血管手术、开胸手术、腹部大手术等。

② 缺血性心脏疾病。有心肌梗死病史、运动试验阳性史、现有心绞痛主诉，正在接受硝酸酯类药物治疗，心电图Q波。

③ 充血性心力衰竭。有充血性心力衰竭病史、肺水肿病史、阵发性夜间呼吸困难史、体检显示双肺啰音或第三心音奔马律、胸部X线片显示肺血管再分布。

④ 脑血管疾病。有卒中史、短暂性脑缺血发作史。

⑤ 胰岛素依赖型糖尿病。

⑥ 术前血清肌酐浓度＞2mg/dL。

这些预测因素并不包括冠状动脉旁路移植术（CABG）手术史，术前心电图ST-T改变，接受β受体阻滞剂治疗，存在危急的主动脉狭窄、异常心律及高龄等，但这并没有否认它们的重要性。实际上，在行急诊手术时，它们也是重要的预测因素。此外，存在缺血性心脏疾病史、充血性心力衰竭、糖尿病的患者，即使围术期没有发生严重并发症，在后续的6个月内心血管并发症的危险性也会增加。

围术期的风险还应该根据患者运动耐量的基础评价。能够完成如快走或爬楼活动而不会发生心脏症状的患者，或是能通过运动来增加心率的患者，他们的围术期心脏并发症风险较低；而不能完成上述任务的患者为高风险。此外，诊断患者外周血管疾病很重要，因为外周血管疾病会限制患者的运动耐量，而明显低估并存的冠状动脉疾病。

常规的术前风险评价在灵敏度与特异性上一直存在争议，因此对某些患者应考虑推荐特殊检查如运动心电图、超声心动图、放射性同位素心室显像、双嘧达莫-铊心肌显像等。

问题 2　围术期心肌舒张功能障碍临床意义有哪些？超声心动图显示 E/A＜1 的临床意义是什么？

心肌舒张功能是指心肌在收缩之后放松的能力。因此也称为心室舒张功能。正常的收缩和舒张功能是维持心排血量的基础。舒张期功能障碍是心力衰竭的独立决定因素。急性心力衰竭后早期出现，预后较差。

舒张功能障碍可导致心室顺应性降低：①心室舒张末压力（LVEDP）升高会降低前负荷，导致每搏输出量和心排血量降低。②随时间的推移，左心房和肺动脉压会增加（导致右心室超负荷）。③冠状动脉灌注压（CPP）随着舒张期心室压力增高而降低（CPP=MAP-LVEDP，MAP 指平均动脉压）。

如图 11-1 所示，左心室顺应性降低（如左心室肥大）引起的心室舒张功能障碍，心率、收缩力、体循环阻力没有变化。

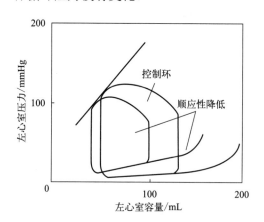

图 11-1　左心室压力-容量曲线

等容舒张期是主动脉瓣关闭至二尖瓣开放之前的时间。其延长，提示心肌舒张功能减退。

经二尖瓣多普勒（PWD）脉冲波来评估左心室舒张功能，食管中段四腔心切面允许波束与血流流动平行，从而提供最理想的血流和流速图像。"E"波代表快速充盈期的血流量。"A"波代表心房收缩期的血流量，通常为 E 波高度的

1/3～1/2。故 E/A 值＜1 提示是心室舒张功能减低。减速期时间（DT）：血流速度从 E 峰降至基线的时间，正常为 160～240ms。DT＜220ms 代表左心室舒张良好，心室压力下降迅速。

病例继续

入室 HR 74 次 / 分，ABP 130/63mmHg，脉搏血氧饱和度（SpO$_2$）97%。麻醉诱导依次给予右美托咪定 0.7μg/（kg·10min）、利多卡因 60mg、舒芬太尼 20μg、丙泊酚 100mg、罗库溴铵 50mg。插管后，HR 95 次 / 分，窦性心律。ABP 75/40mmHg，SpO$_2$ 99%。分次静脉注射麻黄素 10mg、15mg 后血压持续下降。立即分次静脉注射甲氧明 1mg、2mg 后血压仍无改善。考虑是否为过敏反应所致，故分次静脉注射肾上腺素 10μg、20μg，动脉血压持续降低为 50/26mmHg。此刻患者发生快速房颤，HR 150 次 / 分，ABP 45/35mmHg，SpO$_2$ 开始降低为 80%。

问题 3 患者围术期发生严重低血压应考虑有哪些原因？

首先，结合患者有高血压病史，平素口服利尿药和几种降压药，一般口服至手术日晨，术前可能会出现血压降低。对于这类患者，麻醉诱导时应注意补足血容量，可以预先静滴晶体溶液 500mL，同时可以预防性地给予适量的血管活性药物，如去氧肾上腺素、甲氧明、去甲肾上腺素等。

当然，目前尚不能排除过敏反应。过敏反应是抗原与肥大细胞、嗜碱性粒细胞表面的 IgE 抗体结合发生的Ⅰ型变态反应。促使组胺、白三烯、前列腺素等炎性介质大量释放，导致外周血管扩张和毛细血管通透性增加，造成患者低血压和休克。该患者诱导时使用了罗库溴铵（围术期过敏反应中由肌松药引起者超过 60%，可能由于肌松药引起了肥大细胞和嗜碱性粒细胞的组胺释放，特别是大剂量给药或速度较快时）。故患者可能是由于容量相对不足而合并了过敏反应，导致了严重的低血压。

结合病史、症状体征及心脏超声检查结果，患者心室舒张功能存在异常，故不能排除心功能异常导致严重低血压的可能。患者平素剧烈运动后出现"反复胸闷、心悸"症状，就要引起重视。虽然冠脉造影正常，但造影只显示冠状动脉的主要部分是否发生病变，不能排除患冠心病的可能。患者可能存在劳力性心绞痛，冠状动脉可能存在以下病变：①冠状动脉微血管病变（内径小于 0.5mm 的微血管病变者有劳力性心绞痛症状并有心肌缺血存在的客观证据）。②冠状动脉痉挛（静息型心绞痛症状）。③冠状动脉心肌桥（先天性发育异常，本应在心外膜下的冠状动脉移行至心肌内）。在上述情况下，患者的冠脉造影可无明显异常。

问题 4　冠状动脉微血管病变是什么？冠状动脉心肌桥是什么？

（1）冠状动脉微血管病变　依据 2020 版冠状动脉微血管疾病（CMVD）诊断和治疗的专家共识，CMVD 是指在多种致病因素的作用下，冠状前动脉和小动脉的结构和（或）功能异常所致的劳力性心绞痛或心肌缺血客观证据的临床综合征。

冠状动脉的微血管结构和功能包括三个节段。①心外膜下冠状动脉：血管内径 0.5～5mm，主要功能是担负血流传导。②前小动脉：血管内径约为 0.1～0.5mm，主要功能是当心外膜冠状动脉灌注压或血流量发生改变时，通过血管舒缩稳定冠状小动脉的压力，其中近端前小动脉对于压力的变化敏感而远端前小动脉对于流量的变化敏感。③小动脉：血管内径 <0.1mm，主要功能是根据心肌代谢的需求调节血管张力和血流量。前小动脉和小动脉构成了冠状动脉微血管。

冠状动脉微血管的结构异常：常见于肥厚型心肌病和高血压病，表现为室壁间小动脉由于平滑肌细胞肥厚和胶原沉积所致的中膜肥厚，常伴有内膜增厚，从而导致小动脉管腔面积的轻度缩小。

冠状动脉微血管的功能异常：①内皮细胞依赖性血管舒张异常。常见于糖尿病、肥胖、吸烟以及其他心血管疾病危险因素携带者。主要机制是一氧化氮的产生和释放异常。②内皮细胞非依赖性血管舒张异常。主要机制是血管活性物质通过刺激血管平滑肌细胞膜受体和细胞内信号通路而产生的血管舒张异常。

（2）冠状动脉心肌桥　是一种先天性发育异常所致的疾病，是指冠状动脉或者其分支走行于心肌组织内，被心肌覆盖，在心肌收缩时会压迫桥血管，导致心肌缺血。早期患者症状并不明显，有些患者会出现胸闷、心悸、胸痛等类似心绞痛的症状。主要以药物治疗为主，严重时需外科手术治疗。

问题 5　怎样分析该患者心脏超声报告评价其心功能？

心脏超声是常用的心脏功能评估的工具，射血分数（EF）值在二尖瓣没有明显反流的情况下，就可以客观反映左心室收缩功能，但是需要注意的是心室收缩功能良好并不代表心功能良好，患者还可能存在心室舒张功能异常。心室舒张功能也是心功能评估中不可忽视的一点。而且收缩功能障碍与舒张功能障碍两者的处理措施是不一样的。因此，我们需要认真解读超声报告的各项参数来评估患者的心脏功能。

该患者心脏超声报告结果为：左心室舒张功能异常、左心室收缩功能正常。患者存在室壁增厚、左心房增大、E（↓）、E/A＜1、三尖瓣反流速度加快，为典型的心室舒张功能异常，其特点可归纳为左心室心腔小、室壁厚、充盈压高，左心室充盈功能受损导致左心室前负荷不足和心排血量下降。在麻醉诱导中可因回心血量骤减、心排血量减少而致血压降低。

病例继续

患者经食管超声心动图监测发现了严重低血压的原因——SAM征（图11-2）。

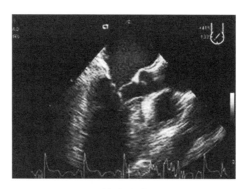

图 11-2　TEE 检查（诊断为 SAM 征）

问题 6　什么是 SAM 征？其发生的原因和具体机制是什么？

（1）SAM征　肥厚型梗阻性心肌病患者可见室间隔流出道部分向左心室内突出，二尖瓣前叶在收缩期向前方运动，即为 SAM 征。

（2）SAM 征形成的原因及具体机制包括三方面。①几何因素：包括瓣叶组织冗长，瓣环小，前叶移位，室间隔基底部＞15mm，前叶＞2.0cm，后叶＞1.5cm，前叶/后叶长度比值＜1.3，二尖瓣-主动脉瓣夹角＜120°，二尖瓣叶对合点-室间隔距离＜2.5cm。②结构异常：包括二尖瓣黏液样变性，室间隔增厚，乳头肌移位，小左心室腔，腱索异常，冗长后叶，冗长前叶。③动力因素：主要为左心室高动力状态。

问题 7　该患者术中遇到了什么情况？该情况的机制与处理办法是什么？

该患者为结构异常，室间隔增厚、二尖瓣叶冗长。SAM 征的临床表现取决于左心室流出道梗阻的程度,这与二尖瓣和室间隔接触的开始时间、持续时间和贴紧程度有关。目前认为 SAM 征导致左心室流出道梗阻的机制主要包括:文丘里效应和拖曳效应。

① 文丘里效应,即左心室流出道狭窄,血流速度加快,流出道相对负压,吸引二尖瓣前叶及腱索前向运动贴紧室间隔。为退行性瓣膜病中发生 SAM 征所致左心室流出道梗阻的主要机制。

② 拖曳效应,即由于肥厚的室间隔使乳头肌排列紊乱,当心脏收缩时,肥厚的室间隔挤压绷紧的腱索,腱索后移,而二尖瓣叶上翘前移,迫使二尖瓣叶进入血液几乎排空的左心室流出道。为肥厚型梗阻性心肌病所致左心室流出道梗阻的主要机制。

该患者诱导期出现严重低血压的原因主要包括:术前降压治疗、术前禁食引起容量不足;麻醉诱导外周血管扩张导致回心血量减少,使左心腔减小,从而使得原本缩窄的左心室流出道进一步加重,血流加速诱发了 SAM 征;在低血压处理时错误地应用了肾上腺素使心脏高动力状态加重了 SAM 征。对于该患者低血压的处理,应快速补足容量,选用 $α_1$ 受体激动剂纠正低血压,并应用 β 受体抑制剂。据此,应对措施可总结为:补足容量+$α_1$ 受体激动剂+β 受体抑制剂。

病例继续

经超声检查,明确病因后进一步治疗头低位 30°,加压快速补充血容量,同时分次给予 $α_1$ 受体激动剂甲氧明 10mg 后,持续泵注。分次静脉注射 β 受体阻滞剂艾司洛尔,减慢心率,减少心脏做功。术后甲氧明逐渐减量,患者送入 ICU。2h 清醒拔管,转归良好。

问题 8 此病例给我们带来了哪些经验和教训?冠心病患者围术期循环管理使用甲氧明的优势有哪些?

麻醉诱导期,当患者出现血压下降时,麻醉医生除了补足容量外,一般选择缩血管药物予以纠正,如单次给予 $α_1$ 受体激动剂去甲肾上腺素、去氧肾上腺素、甲氧明等。对于该患者,当血压下降时使用了缩血管药物无效后,由于未明确血压下降的原因,错误地给予了麻黄素、肾上腺素等药物使心肌收缩增强,反而加重了收缩期二尖瓣前叶前向运动(SAM 征)造成血压剧降。基于以上的经验教训,对于临床中出现低血压的情况,首先应快速补足容量,分析可能原因,首选 $α_1$ 受体激动剂甲氧明纠正低血压,并应用 β 受体抑制剂减慢心率。

冠心病患者接受非心脏手术,对麻醉医生而言,其围术期循环管理是一个棘手的问题。维持冠心病患者氧供氧耗平衡是贯穿围术期的核心问题，因此冠心病患者循环管理的核心思想为：维持一定的灌注压、减少心脏做功。将核心思想落实到循环管理的具体措施，则主要为三个重要内容：接受非心脏手术的冠心病患者，其在围术期血压不能过低、容量不能过负荷、心率不能太快，这就需要在这类患者的围术期循环管理中运用 $α_1$ 受体激动剂。甲氧明是一种纯 $α_1$ 受体激动剂，只收缩除冠脉外的动静脉，升压作用相对温和，对冠心病和左心系统心脏瓣膜狭窄性心脏病患者比较合适。

甲氧明、去甲肾上腺素、去氧肾上腺素三者间有细微的差别。去甲肾上腺素既有 $α_1$ 受体激动作用，又有轻微 $β_1$ 受体效应，换而言之既能收缩血管，又增加心肌收缩力，使心率增快，比较适合合并心功能不全的低血压患者。甲氧明和去甲肾上腺素的区别在于，甲氧明没有 $α_{1D}$ 受体效应，只收缩除冠状动脉外的动静脉血管，升压作用相对温和，适合冠心病和左心系统心脏瓣膜狭窄性心脏病患者。去氧肾上腺素升压幅度大，但因其激活 $α_{1D}$ 受体可能引起冠心病患者动脉痉挛，对于心肌供血供氧不足的患者，循环管理变得十分不利。《冠状动脉微血管疾病诊断和治疗的中国专家共识（2017版）》推荐的剂量为：甲氧明单次推注剂量 1～2mg，持续泵注剂量为 1.5～4μg/（kg·min）。

关键点

- 心肌舒张受钙超负荷负面影响。舒张期功能障碍可独立引起心力衰竭或伴随心脏收缩性心力衰竭。新证据表明，在心力衰竭的发病机制中，心肌重构和舒张期功能障碍比收缩功能障碍更加重要。
- 术中经食管超声心动图（TEE）是监测室壁运动异常高风险患者的有效手段，尤其是行重大手术的患者。在监测心肌缺血上，TEE 比 ECG 及 PAC 更敏感。能够鉴别低血容量、左心室和（或）右心室功能异常、心包积液及心脏压塞、瓣膜狭窄或反流、肺动脉栓塞及左心室流出道梗阻。
- 根据经食管超声心动图（TEE）找到了严重低血压的原因——SAM 征。然后，针对引起 SAM 征的相关病理生理学机制，在快速补足容量的同时，给予大剂量的缩血管药物维持血压，并使用 β 受体阻滞剂艾司洛尔抑制心肌收缩力。同时艾司洛尔的减慢心率效应可有效增加左心室舒张期充盈量，从而扩张左心腔，使引起 SAM 征的根源——左心室流出道狭窄得以缓解，患者的血流动力学情况得以迅速改善。
- 在冠心病等心肌缺血高风险的患者中使用 $α_1$ 受体激动剂时，我们要考虑这些缩血管药物对冠脉血流的影响。如去氧肾上腺素可作用于冠状动脉 $α_{1D}$ 受体，使得冠状动脉收缩，可能对心肌的供血产生不利的影响。然而甲氧明具有潜在的维持冠脉血流量，避免冠状动脉持续收缩的作用，尤其适用于对交感神经依赖性较大的心力衰竭患者、冠心病患者以及术前服用血管紧张素转换酶抑制剂（ACEI）、血管紧张素Ⅱ受体拮抗剂（ARB）导致顽固性低血压的患者等。

参考文献

[1] Levine GN, Bates ER, Bittl JA, et al. 2016 ACC/AHA guideline focused update on duration of dual antiplatelet therapy in patients with coronary artery disease: A report of the american college of cardiology/american heart association task force on clinical practice guidelines[J]. J Thorac Cardiovasc Surg, 2016, 152: 1243-1275.

[2] 中华医学会心血管病学分会介入心脏病学组，中华医学会心血管病学分会女性心脏健康学组，等. 冠状动脉微血管疾病诊断和治疗的中国专家共识（2017 版）[J]. 中国循环杂志, 2017, 32(5): 421-430.

[3] Kristensen SD, Knuuti J.New ESC/ESA guidelines on non-cardiac surgery: Cardiovascular assessment and management[J]. Eur Heart J, 2014, 35: 2344-2345.

[4] Fleisher LA, Fleischmann KE, Auerbach AD, et al. 2014 ACC/AHA guideline on perioperative cardiovascular evaluation and management of patients undergoing noncardiac surgery: Executive summary: A report of the american college of cardiology/american heart association task force on practice guidelines[J]. J Nucl Cardiol, 2015, 22: 162-215.

（安敏　丁玉美）

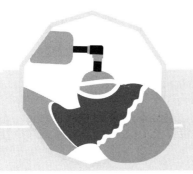

案例十二

急性冠脉综合征患者行 OPCAB

一般情况： 患者，男，61岁，身高167cm，体重73kg。因"心前区广泛剧烈疼痛持续不缓解"入院。

现病史： 患者20天前在骑车时出现心前区疼痛，呈压榨性，可向左肩部放射，伴吞咽困难、恶心、呕吐，持续约数分钟，休息可自行缓解，无心慌、头晕。2h前胸痛程度加剧，持续最长达半小时，性质如前。现患者出现心前区持续性隐痛，有压榨感，向左肩部放射，为求进一步治疗，遂至本院急诊就诊，急诊以"急性冠脉综合征"收治入心内科。自起病以来，患者精神、食欲尚可，二便正常，体重无明显变化。

既往史： 平素健康状况：良好。否认高血压、糖尿病等病史；否认乙肝、结核等传染病史；无手术外伤史；无过敏史及输血史。

查体： T 36.5℃，P 78次/分，R 21次/分，BP 138/69mmHg。

专科查体： 双肺呼吸音清，双肺未闻及明显干湿啰音，心律齐，心脏各瓣膜未闻及明显病理性杂音，双下肢无水肿。

实验室检查

（1）血常规　（−）。

（2）凝血功能　（−）。

（3）生化检查　钾3.37mmol/L；超敏肌钙蛋白 I 2137.63pg/mL。

辅助检查

（1）心电图　Ⅲ导联抬高。

（2）心彩超　左心室舒张功能减低、二尖瓣轻度反流。

（3）冠脉造影　左主干三支病变。

（4）胸部CT平扫　右肺中叶、左肺舌段见少许纤维灶，两肺见钙化灶。

（5）肺功能检查　肺通气功能正常，弥散功能正常，残/总比正常，每分钟最大通气量换算值大于50%，支气管舒张试验阴性。

入院诊断： 急性冠状动脉综合征。

拟行手术： 非体外循环冠状动脉旁路移植术（OPCAB）。

问题1　冠心病患者行非体外循环冠状动脉旁路移植术，需要关注的问题有哪些？

（1）动脉粥样硬化为全身血管性疾病，冠心病患者常伴有周围血管病变，如颈动脉狭窄（粥样斑块所致）。术前应明确颈动脉狭窄程度，对明显狭窄患者，应行颈动脉内膜剥脱术，可与冠状动脉旁路移植术（CABG）同期施行。先解决颈动脉狭窄，再行心脏手术，以防体外循环转流等导致斑块脱落，造成中枢神经系统损害。近年来，非体外循环下冠状动脉旁路移植术的开展显著降低了这一并发症。左心室功能差的患者常需经髂动脉、腹主动脉放置主动脉内球囊反搏导管。如患者合并腹主动脉或髂动脉病变，围术期放置主动脉内球囊反搏时不宜经上述血管。对肾血管和肾功能的情况亦需加以了解。由于冠心病与脑血管病的病理基础均是动脉粥样硬化，冠心病引起心肌缺血、心律失常、心肌梗死、心功能不全时，均可导致左心排血量减少，从而诱发脑血管病。冠心病和脑血管疾病互为因果。术前往往有抗血小板药、他汀类降脂药等用药史。须在术前充分评估心脑血管的病变程度和患者用药情况。

（2）在对患者常规麻醉前评估的基础上，麻醉医师需全面了解患者心血管系统疾病的病理生理变化，评估其功能状态（表12-1、表12-2）。主要评估心肌的氧供与氧耗的平衡情况和心脏的泵血功能。应注意患者有无一过性心力衰竭和心肌梗死病史。3个月内有过心肌梗死者麻醉和手术风险显著升高。发生过一次心肌梗死但尚无心力衰竭者其射血分数（EF）常在 $0.4\sim0.55$。当EF在 $0.25\sim0.40$ 时，绝大部分患者心功能（表12-1）为Ⅲ级；LVEF＜25%时则心功能为Ⅳ级。如左心室舒张末期压力（LVEDP）＞18mmHg常表明左心室功能很差。病史中有心肌梗死的患者，常有慢性心力衰竭。心脏扩大的冠心病患者，其左心室射血分数多小于50%。这些患者病情严重，手术麻醉的风险增加，麻醉中须使用正性肌力药物支持。NYHA心功能分级的临床表现、意义以及麻醉耐受力见表12-2。

Goldman等提出了估计非心脏手术的危险性的9个因素和计分方法。该方法所包括的危险因素内容虽然尚欠完整，例如未包括心绞痛、二尖瓣重度狭窄等，但仍有一定的参考价值。

表 12-1 NYHA 功能状态和客观评估分级

NYHA 分级	功能状态	ACC/AHA	客观评价
Ⅰ	患者有心脏病，体力活动不受限制，一般的体力活动后无过度疲劳感，无心悸、呼吸困难或心绞痛（心功能代偿期）	A 级	无心血管病的客观证据
Ⅱ	患者有心脏病，体力活动稍受限制，休息时觉舒适，一般的体力活动会引起疲劳、心悸、呼吸困难或心绞痛（Ⅰ度或轻度心力衰竭）	B 级	有轻度心血管病变的客观证据
Ⅲ	患者有心脏病，体力活动明显受限，休息时尚感舒适，但轻的体力活动就引起疲劳、心悸、呼吸困难或心绞痛（Ⅱ度或中度心力衰竭）	C 级	有中度心血管病变的客观证据
Ⅳ	患者有心脏病，已完全丧失体力活动的能力，休息时仍可存在心力衰竭症状或心绞痛，任何体力活动都会使症状加重（Ⅲ度或重度心力衰竭）	D 级	有重度心血管病变的客观证据

表 12-2 心功能分级的临床表现及意义

级别	屏气试验	临床表现	临床意义	麻醉耐受力
Ⅰ	>30s	能耐受日常体力活动，活动后无心慌、气短等不适感	心功能正常良好	良好
Ⅱ	20~30s	对日常体力活动有一定的不适感，往往自行限制或控制活动量，不能作跑步或用力的工作	心功能较差	如处理正确、适宜，耐受仍好
Ⅲ	10~20s	轻度或一般体力活动后有明显不适，心悸、气促明显，只能胜任极轻微的体力活动或静息	心功能不全	麻醉前应充分准备，应避免增加心脏负担
Ⅳ	10s 以内	不能耐受任何体力活动，静息时也感气促，不能平卧，有端坐呼吸、心动过速等表现	心功能衰竭	极差，一般需推迟手术

该计分法的具体内容为：①患者术前有充血性心力衰竭体征，如奔马律、颈静脉压增高（11分）；②6个月内发生过心肌梗死（10分）；③室性期前收缩>5次/分（7分）；④非窦性心律或房性期前收缩（7分）；⑤年龄>70岁（5分）；⑥急症手术（4分）；⑦主动脉瓣显著狭窄（3分）；⑧胸腹腔或主动脉手术（3分）；⑨全身情况差（3分）。

下述任何一种情况均属于全身情况差：PaO_2 < 60mmHg、$PaCO_2$ > 49mmHg、K^+ < 3mmol/L、HCO_3^- < 20mmol/L、尿素 > 7.5mmol/L、肌酐 > 270μmol/L、血清谷氨酸草酰乙酸转氨酶（SGOT）异常、慢性肝病。

累计为53分，按积分多少分为4级：0~5分为Ⅰ级，6~12分为Ⅱ级，13~25分为Ⅲ级，≥26分为Ⅳ级。这与前述心功能分级大致相关。累计分值达Ⅰ级时，手术危险性较大，需进行充分的术前准备，使心功能和全身情况获得改善以提高麻醉和手术的安全性。Ⅳ级患者麻醉和手术的危险性极大，威胁生命的并发症发生率达22%，术中和术后死亡病例中的半数以上发生于此级患者。在上述9个危险因素中，第①③④⑨项可通过适当的术前准备而获改善，第②项可根据具体情况暂延择期手术或经皮冠状动脉腔内成形术（percutaneous transluminal coronary angioplasty，PTCA）等治疗而减少麻醉和手术的危险性。

（3）需要术前扩冠治疗，围术期持续泵注硝酸甘油。硝酸甘油治疗心绞痛的机制在于：①硝酸甘油能扩张全身动脉和静脉，尤以扩张毛细血管后微静脉作用为强，对较大的冠状动脉也有明显的扩张作用，可以降低室壁肌张力及心肌耗氧量。②明显舒张较大的心外膜血管及狭窄的冠状血管及侧支血管。硝酸甘油可明显扩张心外膜血管，对痉挛状态的冠状动脉血管及侧支血管也有明显扩张作用。③使冠状动脉血流量重新分配。心内膜下血管由心外膜血管垂直穿过心肌延伸而来，因此血流量易受心室壁肌张力及室内压的影响，心绞痛急性发作时，左心室舒张末压增高，引起心内膜下区域明显缺血。硝酸甘油可降低左心室舒张末压，扩张心外膜血管及侧支血管，使血液易于从心外膜区域向心内膜下缺血区分布，从而增加缺血区的血流。通过降低前、后负荷，降低室壁张力，改善局部缺血而起作用。在治疗量时对心脏没有明显的直接作用。大剂量时，由于全身血管扩张，血压下降，反射性引起心率加快和心肌收缩力增强。

（4）β受体阻滞剂广泛用于冠心病的防治，已被证实其可降低无禁忌证冠心病的全因死亡和心血管死亡风险。国内外权威指南一致推荐，β受体阻滞剂可作为无禁忌证的急性冠脉综合征（ACS）、慢性冠脉综合征（CCS）以及合并心力衰竭、高血压、心律失常和糖尿病等冠心病患者的一线或首选药物。冠心病患者β受体阻滞剂应用遵循"BETA"原则，即 beneficial assessment（获益评估）、enough dosage（足量应用）、timely usage（及时应用）、adequate titration（充分滴定）。美托洛尔缓释剂型与酒石酸美托洛尔相比，血药浓度更加稳定，对患者心率控制也更平稳持久。如无禁忌证，应尽早应用β受体阻滞剂，并长期使用。靶心率55～60次/分应作为重要的治疗观测指标之一，同时应每日评估血压、心率等，结合缺血症状发作情况和心功能调整药物剂量。

（5）非体外循环冠状动脉旁路移植术（off-pump coronary artery bypass，OPCAB），与传统体外循环（CPB）相比，具有缩短手术时间、减少住院和ICU停留时间，避免体外循环给人体造成的不良影响及相关并发症和降低医疗费用等诸多优点。由于心脏手术的大部分并发症与体外循环的应用相关，与传统冠脉旁路移植术相比，OPCAB由于不采用体外循环，在正常跳动的心脏上完成旁路移植术，手术技术要求相对较高。但OPCAB可减少或不输血，避免体外循环的各种并发症，如降温、血液稀释、抗凝、血细胞的机械性损伤、电解质紊乱及脏器水肿、功能障碍等不良影响。心脏不停跳避免了心肌缺血、再灌注损伤。医生采用先行吻合主动脉端，后吻合冠脉端的方法，尽快恢复缺血心肌的血液供应，同时最大限度减少心脏的搬动，增加了手术的安全性。然而 OPCAB 也有一定的局限性，一是手术技术要求高而且麻醉风险大；二是不能同时进行室壁瘤切除；三是回旋支的某些分支操作困难，可能导致心脏扭曲发生室颤甚至心搏骤停。此外，OPCAB 尽管对输血的需求减少，但并不降低术后神经系统并发症的发生率。

问题 2　冠心病的常用检查手段包括哪些？

（1）心电图和 24h 动态心电图　可检测心率、心律，发现有无心律失常、心肌缺血，是常用的检查手段。文献报道冠心病患者中约 25%～50% 的心电图是正常的。Q 波的出现表明有陈旧性心肌梗死，应注意有无心律失常、传导异常和心肌缺血（ST-T 改变）。原来 ST 段压低的患者，近期 ST 段恢复正常或轻度抬高不一定是病情改善的征象，应注意动态观察以区分。

（2）胸部 X 线片　可显示心脏大小、心胸比、肺血多少及肺水肿等。

（3）超声心动图　是广泛应用于多种心脏病的诊断技术。多种超声诊断技术的综合应用能反映心脏结构、功能及血流动力学等多方面信息。超声诊断可检测心脏瓣膜、先天畸形种类和缺损程度、局部室壁运动，并可测定血流量、射血分数等。术中应用经食管超声心动图（TEE）实时动态观察，可纠正经胸检查时误诊及漏诊的病情，及时发现心内畸形，矫治人工瓣膜功能异常及观察冠脉旁路移植术后心肌供血改善情况，以及监测心脏功能等。

（4）心导管检查与心血管造影　两项技术的结合是诊断心脏复杂畸形、心脏大血管病变常用的有创检查手段。如复杂先心病、冠心病冠状血管造影、主动脉造影等的诊断和心功能的评估。先心病发绀严重，有晕厥史、终日卧床、心脏扩大、严重心律失常、高（或低）血压、肺动脉高压、心室流出道阻塞、心脏复杂畸形以及并存其他疾病者均为重症，麻醉风险增加。瓣膜病变手术患者，其手术危险性与瓣膜损伤程度、心功能及其他器官功能相关，反复发作的肺水肿、呼吸困难、疲劳、胸痛、咯血及扩大的左心房和增粗的肺动脉压迫喉返神经引起的声嘶等症状均提示患者的心功能较差。缺血性心脏病患者年龄大于 70 岁，女性，不稳定型心绞痛，三个月内有心肌梗死，合并有糖尿病、高血压、肾功能不全者，麻醉、手术风险明显增加。

左心室造影可了解左心室射血分数。正常左心室每次收缩射出容量应大于其舒张末期容量的 55%。发生过心肌梗死而无心力衰竭的患者射血分数一般为 40%～50%。当射血分数为 25%～40% 时，多数患者出现活动后心慌、气急（心功能Ⅲ级）。当射血分数＜25%时，静息状态也会出现症状（心功能Ⅳ级）。

冠状动脉造影可显示冠状动脉具体解剖关系，确定病变具体部位及其严重程度，以及病变远端的血管情况。病变引起血管腔狭窄的程度。以血管截面积作为指标，血管直径减小50%相当于截面积减小75%，而血管直径减小75%相当于截面积减小94%。血管截面积与血流量的关系更为密切。约55%人群窦房结血供来源于右冠状动脉，其余45%由回旋支供血。窦房结动脉还供给大部分心房和房间隔。该动脉堵塞可引起窦房结梗死和房性心律失常。90%人群的房室结血供源自右冠状动脉，另外10%的人群由左旋支供血。因此后壁心肌梗死常并发Ⅲ度房室传导阻滞。左心室前乳头肌主要由左冠状动脉供血，而后乳头肌由左右冠状动脉共同供血。其间侧支循环丰富，只有两支动脉同时发生严重堵塞，才会引起乳头肌功能不全，导致二尖瓣关闭不全。临床上多支病变风险最大，如右冠状动脉近端完全堵塞合并左冠状动脉主干严重狭窄，左冠状动脉两个主要分支（前降支和左旋支）近端严重堵塞，这类患者的麻醉风险极大。

（5）放射性同位素检查 测定心功能，通过心肌显像显示缺血心肌或梗死部位，利用断层显像亦可记录局部室壁活动情况。

问题3 冠状动脉怎样走行与分布？

冠状动脉堵塞的范围越广，则耐受供氧与氧耗之间不平衡的能力越差。多支病变特别是主干或主要分支病变在临床上是最危险的。左冠状动脉供给左心室的大部分血运，故其主干的高度堵塞将使左心室大部分心肌处于危险状态，这类患者对缺血的耐受性极差。

冠状动脉的走向及分布如下。

（1）右心房、右心室 由右冠状动脉供血。

（2）左心室 其血液供应50%来自左前降支，主要供应左心室前壁和室间隔，30%来自左旋支，主要供应左心室侧壁和后壁，20%来自右冠状动脉（右优势型），供应范围包括左心室下壁（膈面）、后壁和室间隔。但在左优势型时这些部位由左旋支供血，均衡型时左右冠脉同时供血。

（3）室间隔 前上2/3由前降支供血，后下1/3由后降支供血。

（4）传导系统 窦房结的血液60%由右冠状动脉供给，40%由左旋支供给；房室结的血液90%由右冠状动脉供给，10%由左旋支供给；右束支及左前分支由前降支供血；左后分支由左旋支和右冠状动脉双重供血，所以，临床上左后分支发生传导阻滞较少见。左束支主干由前降支和右冠状动脉多源供血。

问题 4　怎样通过心电图识别心肌梗死部位?

心肌梗死发生后心电图可出现特征性改变,一般通过识别坏死型 Q 波出现于哪些导联来确定心肌梗死部位。

（1）下壁心肌梗死　坏死型 Q 波出现在 Ⅱ、Ⅲ、aVF 导联。
（2）前壁心肌梗死　坏死型 Q 波出现在 $V_3 \sim V_5$ 导联。
（3）前间壁心肌梗死　坏死型 Q 波出现在 V_1、V_2 导联。
（4）侧壁心肌梗死　坏死型 Q 波出现在 Ⅰ、aVL、V_5、V_6 导联。
（5）广泛前壁心肌梗死　坏死型 Q 波出现在 $V_1 \sim V_5$ 导联。
（6）右心室心肌梗死　坏死型 Q 波出现在 $V_{3R} \sim V_{6R}$ 导联。
（7）正后壁心肌梗死　坏死型 Q 波会出现在 $V_7 \sim V_9$ 导联。

病例继续

既往史: 不稳定型心绞痛 3 年,一直自行服用丹参,可缓解。近 1 个月心绞痛频繁发作且服用丹参后无缓解。

心电图示: $V_3 \sim V_5$ 导联 ST 段明显压低,有病理性 Q 波出现。

实验室检查基本正常。冠脉造影示冠脉右优势型,左主干末端 70%～80% 狭窄,前降支近段约 95% 狭窄,左旋支无狭窄,右冠脉开口约 80%～90% 狭窄,中段 100% 闭塞。心彩超提示节段性室壁运动异常,EF 21%,轻度二尖瓣反流,左心房、左心室饱满。心脏 MRI 显示左心室增大(舒张期左心室内径最大处达 58.4mm×64.7mm),间隔壁基底段-中段、下壁基底段-中段、外侧壁基底段-中段心内膜下心肌梗死,左心功能轻至中度减低,三尖瓣轻度反流,双侧少量胸腔积液,心肌缺血。

术前 1 天疼痛加重持续不缓解,心率增快至 110 次/分,大汗淋漓,紧急穿刺右颈内静脉,监测 CVP,同时泵注血管活性药硝酸甘油 0.7μg/(kg·min)、多巴胺 3mg/(kg·min),随后股动脉安装 IABP,患者疼痛有所减轻,心率下降至 80～95 次/分。

问题 5　什么是主动脉内球囊反搏,其原理、作用是什么?

IABP 的原理:心脏舒张期球囊充气,主动脉舒张压升高,冠状动脉压升高,使心肌供血供氧增加。心脏收缩前,气囊排气,主动脉压力下降,心脏后负荷下降,心脏射血阻力减小，心肌耗氧量下降。冠心病是常见多发的心血管疾病，主要病理改变为冠状动脉不同程度狭窄，心肌缺血、心肌氧供与氧耗两者失去平衡。IABP 能有效地增加心肌血供和减少耗氧量，使冠心病患者受益。IABP 最大的局限性是不能主动辅助心脏，心排血量增加依赖自身心脏收缩及稳定的心脏节律，且支持程度有限，对严重左心功能不全或持续性快速型心律失常者效果欠佳。

IABP 的临床应用：

（1）心外科适应证

① 术前预防应用于危重搭桥患者，急性心肌梗死行急诊搭桥患者，EF 小于 30% 搭桥患者，晚期风湿病患者及血流动力学不稳定手术危险性大的复杂患者。

② 心脏直视术后脱机困难、左心衰竭、急性心肌梗死患者；复跳后血压无法维持，必须依赖人工心肺机辅助患者。

③ 心脏直视术后出现低心排、心功能衰竭。

④ 心脏移植手术患者的辅助治疗，术前心脏功能差及无供体心脏的患者，术后心功能差需进一步辅助支持治疗的患者。

⑤ 人工心脏的过渡期治疗。

（2）心内科适应证

① 急性心肌梗死并发心源性休克，血压难以维持。

② 不稳定型或变异性心绞痛持续 24h。

③ 急诊行心导管检查及介入治疗心功能差，血流动力学不稳定患者。

④ 顽固性严重心律失常药物治疗无效患者。

⑤ 难治性左心衰竭或弥漫性冠状动脉病变不能做搭桥患者。

（3）禁忌证

① 严重主动脉瓣关闭不全。

② 主动脉夹层动脉瘤、主动脉瘤、窦瘤破裂及主动脉大动脉有病理改变或大动脉有损伤者。

③ 全身有出血倾向，脑出血患者。

④ 不可逆脑损害。

⑤ 心搏骤停，室颤及终末期心肌病患者。

⑥ 对心内畸形纠正不满意者。

⑦ 周围血管疾病放置气囊管有困难者。

⑧ 恶性肿瘤有远处转移者。

（4）反搏有效的指标

① 主动脉收缩压力波形降低，而舒张压力波形明显上升。

② 正性肌力药、血管活性药用量逐渐减少。

③ 血流动力学逐渐趋向稳定，心排血量上升。

④ 尿量增加，肾灌注好。

⑤ 末梢循环改善，心率、心律恢复正常。

（5）并发症及防治

① 下肢缺血：IABP不能增加冠状动脉狭窄远端的血流，放置时间过长会引起肢体缺血等并发症。引起下肢缺血的原因有血栓脱落、气囊管太粗、气囊管周围血栓形成。可通过选择合适的气囊管并积极抗凝治疗来预防。

② 动脉损伤、撕裂、穿孔。因此操作应准确、轻柔。

③ 插管困难，发生率10%～25%。股、髂动脉粥样硬化，需改用小号气囊管。

④ 动脉栓塞，发生率2%。

⑤ 气囊破裂。

⑥ 感染。

⑦ 出血。

⑧ 血小板减少。

⑨ 导管插入动脉夹层。

病例继续

带监护仪入室后生命体征平稳，ECG示ST段严重压低。给予20μg舒芬太尼行左桡动脉穿刺测得ABP为120/68mmHg，HR 92次/分。随即给予咪唑安定2mg镇静，HR降至81次/分，测血气K^+ 3.83mmol/L，静脉追加舒芬太尼100μg、依托咪酯20mg、罗库溴铵100mg诱导平稳，HR 73次/分，ABP 117/69mmHg，SpO_2 100%，插管顺利，血流动力学平稳。继续泵注硝酸甘油0.5μg/（kg·min），调整多巴胺为3μg/（kg·min）。

问题6 麻醉术中管理应注意哪些问题？

OPCAB的麻醉管理应注意：

（1）OPCAB手术麻醉的关键是维持血流动力学的稳定。在跳动的心脏上进行手术操作如心脏后壁填纱布、冠状动脉放小塞，特别是在显露后降支、左旋支血管时常因心脏搬动使心功能受到一定影响，从而造成血压、心率发生剧烈波动。调控血压的关键是与手术医生密切配合，保证一定的前负荷。

（2）合理应用血管活性药物及正性肌力药物

① 多巴胺可以收缩血管，升高血压，增加心肌收缩力，大剂量时增快心率。苯肾上腺素可使静脉血管收缩，增加回心血流，增加心排血量，且反射性减慢心率，也可以使用去甲肾上腺素升高血压。钙剂也可以短时升高血压而不增快心率。

当血管桥与主动脉吻合时应适当控制血压。在调整血压的同时也要注意心率的控制，心率过快不但增加心肌氧耗而且影响心脏的操作。当心率＞90次/分可应用β受体阻滞剂艾司洛尔10～20mg。

② CVP和PCWP：心脏的前负荷不宜过高，应控制液体的摄入量，及时应用血管活性药和利尿药。前负荷过大会影响心脏做功。当搬动心脏时心肌收缩受到影响，心排受阻，血压下降，心率减慢甚至停搏，此时应控制液体的入量，及时应用血管扩张剂和利尿药，以维持CVP在$6cmH_2O$为宜。

③ 在冠状动脉吻合期间，血压一般会有所下降。如血压明显下降，出现心律失常（最常见的为室性期前收缩）或ST段改变，提示心肌缺血加重，须即刻处理。

④ 为避免在冠状动脉吻合期间冠状动脉张力增加或冠状动脉痉挛，也为避免药物增加外周阻力的同时对冠状动脉张力的影响，可持续静脉泵注硝酸甘油或扩张冠状动脉的钙通道阻滞剂，剂量以不影响动脉血压为准。

（3）术中保持抗凝状态　通常在游离完乳内动脉或大隐静脉后静脉给予肝素1～1.5mg/kg，维持ACT在300s以上，间隔1h追加半量，以防乳内动脉及吻合口处的血栓形成。血管搭桥完成后给予鱼精蛋白中和肝素。

（4）围术期维持内环境稳定，酸碱平衡，备好除颤仪，预防术中出现严重心律失常。术中应预防低钾血症，可泵注钾镁使血钾浓度调控至正常高线，同时镁离子可稳定心肌细胞膜。术中吻合回旋支和搬动心脏时血压容易下降，易导致代谢性酸中毒，故应积极纠正酸中毒。

（5）术中使用保温毯，避免体温下降造成相关并发症，预防低温诱发室颤。

病例继续

术中Vigileo监测心排血量（CO）、每搏量变异度（SVV），开胸后取乳内动脉行前降支搭桥，之后进行心脏搬动，分别采用序贯静脉搭桥远端左旋支、钝圆支和右冠分支后降支。搭静脉桥时调整体位为头低脚高位，同时增加血管活性药，即泵注去甲肾上腺素0.05μg/（kg·min）维持血压。心率增快至91次/分，给予艾司洛尔10mg后HR降至80次/分，血压未见明显下降。手术顺利，术中血流动力学维持稳定。

问题7　Vigileo-Flotrac能监测哪些指标？

Vigileo-Flotrac提供的监测参数见表12-3。

Vigileo-Flotrac可以监测到连续心排血量、每搏量、每搏量变异度以及外周血管阻力。Flotrac传感器很容易连接到动脉测压导管，每隔20s自动实时计算参数。

表 12-3 Vigileo-Flotrac 提供的监测参数

标签	参数	正常范围
CO	心排血量	4.8～8L/min
$ScvO_2$	中心静脉血氧饱和度	60%～80%
SvO_2	混合静脉血氧饱和度	60%～80%
CI	心脏指数	2.5～4.0L/(min·m^2)
SV	每搏输出量	60～100mL
SVI	每搏指数	33～47mL/(min·m^2)
SVV	每搏量变异度	<13%
SVR	全身血管阻力	900～1500 dyn·s/cm^5
SVRI	全身血管阻力指数	1700～2400 dyn·s/(cm^5·m^2)

在传统血压、心率、CVP、尿量监测的基础上，危重患者根据SVV进行液体目标导向治疗，能取得更好的收益。此外，也可以通过CO监测患者的心功能。

关键点

- 冠心病的发病率在增加，越来越多的患者实施OPCAB，但该类患者常合并脑血管疾病。术前应充分了解具体心脑血管病变情况，麻醉医师应熟知其氧供需平衡的影响因素，围术期维持心脑氧供需平衡。
- 围术期控制好血流动力学是关键环节。使用β受体阻滞剂控制心率时要加强监测，必要时调整药量，同时采用硝酸甘油扩冠，术中及时根据术者的操作调整体位，应用血管活性药保证血流动力学稳定。
- 围术期应重视钾离子的补充，调整内环境，并积极防治酮症酸中毒、心律失常等严重并发症。
- 围术期根据CVP、SVV等进行液体目标导向管理。

参考文献

[1] Kalarus Z, Svendsen J H, Capodanno D, et al. Cardiac arrhythmias in the emergency settings of acute coronary syndrome and revascularization: an European Heart Rhythm Association (EHRA) consensus document, endorsed by the European Association of Percutaneous Cardiovascular Interventions (EAPCI), and European Acute Cardiovascular Care Association (ACCA). Europace, 2019, 21(10): 1603-1604.

[2] Vafaie M. State-of-the-art diagnosis of myocardial infarction[J]. Diagnosis (Berl), 2016, 3(4): 137-142.

[3] Yang Y, Li W, Zhu H, et al. Prognosis of unrecognised myocardial infarction determined by electrocardiography or cardiac magnetic resonance imaging: systematic review and meta-analysis[J]. BMJ, 2020, 369: m1184.

[4] Frangogiannis NG. Pathophysiology of Myocardial Infarction[J]. Compr Physiol, 2015, 5(4): 1841-1875.

[5] Rodriguez J, Toledano B, Codina P, et al. New electrocardiographic algorithm for the diagnosis of acute myocardial infarction in patients with left bundle branch block[J]. J Am Heart Assoc, 2020, 9(14): e015573.

[6] 韩建伦, 刘东梅, 张剑, 等. 主动脉内球囊反搏泵治疗急性心肌梗死合并心源性休克患者疗效分析 [J]. 中西医结合心脑血管病杂志, 2015, 13(11): 1310-1311.

[7] 周宇轩, 杨简, 张静, 等. 主动脉内球囊反搏在急性心肌梗死中应用效果及发生血栓管理的研究进展 [J]. 实用医学杂志, 2024, 40(14): 2031-2034, 2040.

[8] 郭先桂, 曾智桓, 廖坚松. 主动脉内气囊反搏术治疗常见并发症和不良反应的观察及护理 [J]. 实用医学杂志, 2006, 22(15): 1831-1832.

[9] 张立功, 潘晓军. 非体外循环冠状动脉旁路移植术的麻醉 [J]. 中国麻醉与镇痛, 2004(4): 278-280.

[10] 穆娅玲, 张宏, 高长青. 非体外循环冠状动脉旁路移植术的麻醉方法及围术期处理 [J]. 中华危重病急救医学, 2008, 20(4): 207-209.

[11] 高秀江, 王莉, 周长浩, 等. 非体外循环冠状动脉旁路移植术的麻醉和围术期管理 [J]. 中国心血管病研究, 2003, 1(1): 26-28.

[12] Hamed MA, Goda AS, Eldein RMS. Comparison of goal-directed hemodynamic optimization using pulmonary artery catheter and autocalibrated arterial pressure waveform analysis Vigileo-FloTrac ™ system in on-pump coronary artery bypass graft surgery: A randomized controlled studya[J]. Anesth Essays Res, 2018, 12(2): 517-521.

[13] Suehiro K, Tanaka K, Matsuura T, et al. The Vigileo-FloTrac[TM] system: arterial waveform analysis for measuring cardiac output and predicting fluid responsiveness: a clinical review[J]. J Cardiothorac Vasc Anesth, 2014, 28(5): 1361-74.

[14] Kusaka Y, Ohchi F, Minami T. Evaluation of the fourth-generation FloTrac/Vigileo system in comparison with the intermittent bolus thermodilution method in patients undergoing cardiac surgery[J]. J Cardiothorac Vasc Anesth, 2019, 33(4): 953-960.

（石海霞　王晓冬）

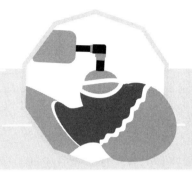

案例十三

下咽癌术后胸腔镜手术的麻醉管理

一般情况：患者，男性，58岁，身高172cm，体重78kg，因"胸痛1个月，低热3天"入院。

现病史：患者于1个月前开始出现胸痛，为右侧持续性刺痛，伴咳嗽、咳痰，为黄白色黏痰，乏力，食欲差。近3天又出现发热，体温最高时达38℃，无咯血，无盗汗。

既往史：下咽癌术后2年，仅剩一侧声带，自述声门裂最狭窄部为5mm。术后放射治疗，每年定期复查，近期复查时恢复良好。

查体：T 38.4℃，P 88次/分，R 19次/分，BP 128/67mmHg。

专科查体：声音嘶哑，双肺呼吸音清，双肺未闻及明显干湿啰音，心律齐，心脏各瓣膜未闻及明显病理性杂音，双下肢无水肿。

实验室检查

（1）血常规　WBC及中性粒细胞均偏高。

（2）凝血功能　（−）。

（3）生化检查　（−）。

辅助检查

（1）心电图　轻微ST-T段异常，明显的右心电轴偏转。

（2）心脏超声　三尖瓣轻度反流，左心室舒张功能减低。

（3）下肢血管超声　双下肢动脉轻度硬化，双下肢股静脉瓣轻度反流。

（4）胸部CT平扫　左下肺炎症，右侧胸腔包裹性积液，右肺中下叶不张，纵隔内多发小结节。

入院诊断：下咽癌术后、包裹性胸腔积液。

拟行手术：胸腔镜下纤维板剥脱术＋脓胸清除术。

问题1 下咽癌的临床表现、治疗方法及术后并发症有哪些？

下咽癌是指原发于下咽部上皮细胞来源的恶性肿瘤，亦称咽喉癌，多发生于梨状窝。早期治疗可用单纯放射治疗，中、晚期采用手术与放射治疗相结合。下咽亦称喉咽，其解剖位置位于喉后方，会厌软骨上缘至环状软骨下缘平面之间，相当于C3～C6。

下咽癌的临床表现有咽部异物感、吞咽困难、吞咽疼痛、咳嗽或呛咳、声音嘶哑等。下咽癌是头颈肿瘤中预后较差的肿瘤之一，加之解剖位置特殊，常导致喉功能的丧失。近年来保留喉功能的手术治疗日益增多，但随之而来也出现了一些问题，如保留喉功能适应证选择不当，或为保留喉功能而缩小肿瘤的安全切缘。术后常见的并发症是咽瘘。

问题2 放疗患者围术期需要考虑哪些问题？与麻醉相关的并发症有哪些？

（1）首先，我们需要了解放射治疗（简称放疗）的原理。放疗是通过电离将组成DNA链的原子破坏，从而导致DNA双链断裂并导致细胞死亡。DNA断裂后会加以修复，通常认为正常细胞较肿瘤细胞能更好地修复损伤。

放疗技术包括外照射、近距离治疗、术中放疗、放射性同位素靶向治疗、三维适形放疗（3D-CRT）。放疗技术以外照射为主，3D-CRT是保护肿瘤附近重要脏器最常用的技术。

放疗的副作用包括急性副作用与迟发长期后遗症，且很大程度取决于治疗的解剖区域。

① 急性副作用

a. 头颈部照射会导致口腔和咽喉痛（可延至半年）。

b. 胸部照射会导致放射性肺炎、食管炎（几周内出现）。

c. 腹部照射会导致恶心、呕吐。

d. 盆腔照射会导致泌尿系统症状和排便改变。

② 迟发副作用：通常在放疗后4～12个月出现，逐渐进展数年或十年。多与被照射组织的纤维化有关，麻醉中遇到的患者多为放疗后迟发副作用。包括黏膜纤维化、张口困难、关节活动受限、空腔脏器狭窄及溃疡、限制性通气功能障

碍、放射性肺炎、颅脑照射晚期并发症等。

(2) 与麻醉相关的并发症

① 张口困难：放疗引起张口困难多为头颈部放疗导致颞下颌关节运动的肌肉痉挛、纤维化和收缩共同所致。张口困难几乎不可逆，是出现困难气道常见的原因。同时咽喉部黏膜纤维化引起的解剖结构异常也可进一步提高通气或插管难度，术前应引起足够重视且做好评估。

② 放射性肺炎：接受胸部照射有发生放射性肺炎和放射性纤维化等放射性肺损伤（RILI）的风险。亚急性放射性肺炎引起的症状通常出现于放疗后 4～12 周，而迟发性肺炎或纤维化期放射性肺炎的症状出现在 6～12 个月后。两种类型肺损伤的典型症状包括呼吸困难、咳嗽、胸痛、发热。肺功能检查通常会显示肺体积减小（肺总量 TLC）、用力肺活量（FVC）、肺残气容积（RV）、弥散量减小以及肺顺应性减小。潮气量也减小，而呼吸频率可能增加。与间质性或纤维化肺病的其他原因一样，RILI 患者也可能出现静息和动态 SpO_2 下降。肺部查体可能发现湿啰音、胸膜摩擦音、叩诊浊音，但也可能正常。亚急性放射性肺炎的胸部 X 线片可能显示血管周围模糊影，胸部 CT 可能显示斑片状肺泡磨玻璃影或实变影。放射引起肺纤维化一般在半年后发生，多表现为肺间质改变引起的限制性通气功能障碍，术前应重点评估活动耐量、SpO_2、血气或肺功能。

③ 颅脑照射晚期并发症：照射会导致内皮细胞损伤进而凋亡，这似乎是发生颅脑照射晚期并发症的主要原因。内皮损伤可导致后续的血脑屏障破坏和其他晚期血管反应，如毛细血管扩张、微血管扩张、血管壁增厚和玻璃样变，形成海绵状瘤或动脉瘤。因此，在颅脑放疗后数月至数年可能发生缺血性脑卒中或脑出血。脑血管疾病，包括闭塞性血管疾病、脑卒中、颅内出血和海绵状血管畸形，是颅脑照射的远期并发症。颈内动脉床突上段和 Willis 环似乎格外容易受累。全脑照射（WBRT）对神经认知功能既有早期迟发效应也有远期效应。早期迟发反应通常在 WBRT 后的 3 个月至 1 年内损伤学习和记忆，而更严重的远期效应则可能发生于 WBRT 后 1 年以上，会广泛损害认知功能。放疗诱发性脑组织坏死是一种严重的并发症，通常发生于放疗后 1～3 年。颅脑照射后患者发生脑卒中的风险明显提高，在主要侵犯的脑血管中，Wills 环受累可能更加严重。这可能与 Wills 环被破坏后无法正常代偿各区脑供血有关。同时，放疗明确可引起认知功能障碍，对以上两方面麻醉医生应该进行充分评估与术前风险告知。

④ 血液高凝：癌症患者血液通常存在高凝现象，发生栓塞风险是正常人的 6 倍。

⑤ 头颈部放射治疗可导致颈动脉疾病、甲减或困难气道。

⑥ 纵隔、胸壁或左乳腺放疗可导致心包炎、心脏传导异常、心肌病、瓣膜受损和未成年 CAD，甚至在无其他诱发因素存在情况下发生。即使无心血管疾

病的风险因素，也应该常规评估心血管病变和进行心电图检查，根据结果进一步做负荷试验和超声心动图。术中严密监测血流动力学，中、大型的手术应常规进行有创动脉穿刺，有条件时还应监测脑氧饱和度，这可能有助于尽早发现术中脑卒中。

问题3 此病例术前检查与术前评估需重点关注什么？

术前评估需要关注心肺功能、神经系统和血液系统。检查包括心电图、心彩超、肺功能、血气、血和尿常规、血液生化、凝血功能等。头颈部放疗史可导致颈动脉疾病、甲减或困难气道。推荐进一步进行颈动脉听诊、检查甲状腺功能和颈部多普勒。在术前访视时对全身麻醉尤其是需要单肺通气的患者，特别是有放疗史的患者，不仅要按照困难气道评估的常规体格检查方法进行评估，如Mallampati分级、张口度、甲颏距离、下颌前伸幅度、寰枕关节伸展度等，同时不能忽视对声门下状态的准确判断，包括头颈部正侧位X线片、CT、纤维喉镜检查等。若有条件，对气道进行CT三维重建是最佳的评估方法。重建患者上气道正中矢状位图像，测量其口腔截面积、咽腔截面积、上气道总面积是预测困难气道的有效定量指标。该患者术前做了颈部CT，测量声门最狭窄地方为6mm。

问题4 胸腔镜手术的适用范围、胸腔镜手术麻醉的特点有哪些？

电视辅助胸腔镜手术（video-assisted thoracoscopic surgery，VATS）是胸膜疾病、不确定周围型肺结节以及间质性肺疾病的诊断及治疗方法。自20世纪90年代初以来，VATS逐渐被认为是一种比开放手术创伤更少的手术方式。目前，它已被广泛接受并成为一种成熟的手术方式，是肺活检、胸膜切除术、交感神经切除术以及治疗其他各种肺部疾病的首选技术。

目前胸腔镜手术已替代开胸手术广泛用于肺切除手术，其适用范围包括：

① 诊断性手术适应证：可应用于多种胸腔疾病包括胸膜、肺部、纵隔、心包疾病以及胸外伤的诊断。可清晰地全面观察胸腔内情况。可照相和录像，并能获得足够的组织进行病理学检查。

② 治疗性手术适应证：a. 胸膜疾病：自发性气胸、血胸、脓胸、乳糜胸、胸膜肿瘤所致胸腔积液等。b. 肺部疾病：肺良性肿块切除、肺癌根治、终末肺气肿的肺减容。c. 食管疾病：食管平滑肌瘤、食管憩室、贲门失弛缓症、食管癌。d. 纵

隔疾病：胸腺及其他部位纵隔肿瘤，纵隔囊肿等。e. 其他：手汗症、乳糜胸、心肺外伤、胸廓畸形等。

胸腔镜手术可以在局部、区域或全身麻醉下经双肺通气或单肺通气完成。对于较小的诊断性程序，胸腔镜手术可以在清醒状态下进行。在切口水平的上下两个间隙进行肋间神经阻滞可以提供完善的镇痛效果。当气体进入胸膜腔时，手术侧肺可发生萎陷。大多数 VATS 是在全身麻醉下用双腔支气管导管或支气管阻塞导管通过单肺通气完成的。如果手术时间比较短，只需要肺短暂塌陷，那么不必常规检查动脉血气。但如果患者接受的胸腔镜手术，如肺叶切除术时，手术时间较长或肺功能处于边缘状态，则需要动脉置管并监测动脉血气变化。已证实使用局部麻醉药进行椎旁神经阻滞可以减轻患者胸腔镜术后 6h 的疼痛。

胸腔镜手术的麻醉管理，除了手术全过程需要单肺通气外，其余与开胸手术相似。开胸使麻醉医师面临一系列独特的病理生理问题。这些生理紊乱主要由患者处于侧卧位、胸腔开放（开放性气胸）及单肺通气所致。

病例继续

患者入室，BP 132/93mmHg，HR 93 次/分，SpO_2 90%（未吸氧），吸氧能达到 95%。听诊左肺呼吸音正常，右上肺呼吸音弱，右中下肺未闻及呼吸音。开放桡动脉测压。

问题 5　针对此病例如何进行麻醉选择？分别有什么利弊？

可选择全身麻醉。优点：胸外科手术的特殊要求给气管内插管带来了更大的挑战，更容易出现气道的管理困难和意外的困难气管内插管。在胸外科手术中，肺部、纵隔、大血管和食管等手术操作时，单肺通气可以提供肺部的隔离，可以为术者提供清晰的术野，有利于手术的顺利进行。因此，作为提供单肺通气的"金标准"，双腔支气管内插管一直被应用于绝大多数胸外科手术麻醉。缺点：本病例因既往下咽癌手术造成一侧声带缺失，术前做颈部 CT，进一步评估气道狭窄处，声门最狭窄部仅为 6mm，可能存在气管内插管困难或通气困难。

此病例全麻气管内插管存在以下担忧：

① 声门最狭窄部仅 6mm。
② 全身麻醉后肌肉松弛，能否保证正常通气？
③ 选择管径小的导管长度够不够？
④ 喉切除后咽喉部解剖改变，能否充分暴露声门？

⑤ 气管内插管可能损伤另一侧声带，导致患者失声。

⑥ 气管内插管会不会对狭窄部造成进一步损害，加重狭窄？

也可选择高位胸段硬膜外麻醉。优点：①硬膜外麻醉方法操作简单，术中、术后易管理、费用低廉，在我国已有多年的临床实践经验。尤其是在广大基层医院，仍是乳腺癌手术首选的麻醉方法。②术后可通过硬膜外导管常规给予镇痛药和局麻药，以减轻患者术后疼痛。同时，术后良好的镇痛效果，有利于患者咳嗽排痰，促进肺的扩张，减少肺部感染。③该法还缩短了患者在 ICU 和病房的住院时间，节约了全麻手术费用及术后监护费用，没有增加麻醉技术、手术技术难度。缺点：①患者有自主呼吸，可能出现剧烈的纵隔摆动。②平面过高对呼吸循环影响比较大。③术中无法完全避免手术刺激肺组织，引起咳嗽、呼吸困难等不适。

因此针对此病例，我们选择了清醒气管内插管 + 低浓度胸段硬膜外阻滞。

病例继续

胸段硬膜外（T6～T7）麻醉，麻醉穿刺置管顺利，给予 1% 利多卡因 5mL，观察 10min，无任何不适。

清醒气管内插管。准备好各型号的双腔气管导管、喉镜（包括 UE 可视喉镜）、麻醉药品、麻醉机、急救药品等。向患者说明清醒插管的重要性和实施表面麻醉及气管内插管过程中存在的不适感，使患者有充分的心理准备。右美托咪定 1μg/（kg·10min）微量泵泵入，给予 7% 利多卡因喷雾器雾化吸入，同时 2% 利多卡因进行环甲膜穿刺。舒芬太尼 20μg，丙泊酚 80mg，面罩加压给氧 1min 后，用 UE 暴露声门，顺利插入 35 号左侧双腔气管导管。用纤维支气管镜观察对位良好。给予罗库溴铵 50mg，瑞芬太尼 3ng/mL，0.7MAC❶ 七氟醚吸入维持麻醉。手术开始前硬膜外给予 0.25% 罗哌卡因 7mL。

问题 6　开胸和侧卧位对患者呼吸和循环的影响有哪些？

（1）开胸对呼吸的影响

① 肺萎陷、缺氧性肺血管收缩（hypoxic pulmonary vasoconstriction，HPV）。开胸侧胸膜腔负压消失、肺泡萎陷，使肺泡通气及弥散面积锐减，肺循环阻力增加。无气管内插管和人工呼吸可导致通气/血流（V/Q）比例失调，继而造成低氧血症、呼吸性酸中毒，进而影响循环功能。其严重程度取决于健侧肺功能状态及麻醉期恰当的处理。

---

❶ MAC 最小肺泡浓度。

② 胸膜腔内负压消失，出现反常呼吸、纵隔摆动。剖胸侧肺的膨胀与回缩动作与正常呼吸时完全相反。在吸气时健侧的负压增大，纵隔移向健侧。呼气时健侧肺内压为正压，胸腔内压的负压值也减少，纵隔又推向剖胸侧。纵隔摆动造成呼吸困难与低氧血症，心腔大血管的扭曲致静脉回流受阻，回心血量减少，心排血量降低，但在气管内插管或人工控制呼吸下可以消除。

（2）开胸对循环的影响

① 心排血量降低。心排血量降低原因：a.胸膜腔负压消失致腔静脉回流减少，右心室前负荷降低。b.纵隔摆动，腔静脉入口处扭曲，阻碍静脉回流。c.萎陷肺毛细血管阻力增加，左心回心血量减少。d.V/Q 比例失调。e.呼吸管理不畅导致缺氧和二氧化碳蓄积影响肺血流量。f.手术操作直接压迫了心脏和大血管。

② 心律失常。以室上性心动过速常见，严重者有室性心律失常，甚至心搏骤停。心律失常原因：a.心排血量减少，血压下降影响心肌供血。b.呼吸紊乱导致低氧和二氧化碳蓄积。c.手术操作对心脏及大血管的直接刺激，包括压迫、牵拉。

（3）侧卧位对呼吸循环的影响　麻醉状态下健侧肺膈肌收缩功能下降或消失、纵隔压迫、卧侧肺血流增加、肺通气下降，均导致健侧肺 V/Q 比值下降。剖胸侧肺血流减少、通气量相对增加，导致剖胸侧肺 V/Q 比值增加。

问题 7　单肺通气时的呼吸管理应注意哪些？

① 尽可能采用双肺通气，尽量缩短单肺通气时间，争取在手术侧肺大血管结扎后即开始改用单侧肺通气法。

② 由双肺通气改为单肺通气时，先进行手法通气，以使机体迅速适应肺顺应性的变化，观察肺隔离的效果。

③ 单肺通气潮气量为 10mL/kg，过低可致通气侧肺萎陷，过高则可致非通气侧肺血流量增加。

④ 应调整呼吸频率使 $PaCO_2$ 维持于 37～40mmHg，避免过度通气和低二氧化碳血症，一般通气频率较双肺时增加 20%。

⑤ 应监测 SpO_2 和 $PetCO_2$，进行血气分析。

⑥ 单肺通气恢复至双肺通气时，先手法通气，并适当延长吸气时间，使萎陷的肺组织膨胀。

⑦ 预防低氧血症。

病例继续

开胸后清除胸腔积液 800mL，剥脱纤维板顺利。手术结束通过硬膜外导管给予吗啡 2mg 术后镇痛。手动面罩加压通气，促进患侧萎陷的肺组织膨胀。术后第二天访视，患者坐位，SpO_2 为 98%，BP 123/76mmHg，HR 72 次/分，自述无明显疼痛，无不良反应。

问题 8　此患者拔管时应该注意什么？

拔管时需考虑患者拔管后会不会发生喉水肿、呼吸道梗阻或术后带管返回ICU，增加患者负担。插管和拔管对此患者是麻醉过程中两个重要的关键步骤。最安全的拔管时机是患者已清醒，恢复自主呼吸，各种呼吸保护性反射已恢复。拔管前，麻醉医生应该做好各种准备，一旦发生意外情况应立即采取应急处理方法。可以借助于口咽或鼻咽通气道、面罩、喉罩辅助或控制呼吸，同时备好气管切开包。

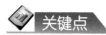

- 放疗与麻醉相关的问题：张口困难、放射性肺炎、颅脑放疗后可能发生缺血性脑卒中或脑出血（监测脑氧饱和度可能有助于尽早发现术中脑卒中）、血液高凝状态、心包炎等。
- 开胸使麻醉医师面临一系列独特的病理生理问题：侧卧位、胸腔开放（开放性气胸）及单肺通气。
- 开胸对呼吸的影响：肺萎陷、缺氧性肺血管收缩；胸膜腔内负压消失，导致反常呼吸、纵隔摆动；肺泡通气及弥散面积急剧减少。
- 开胸对循环的影响主要表现：心排血量降低和心律失常。

参考文献

[1] Bensadoun RJ, Riesenbeck D, Lockhart PB, et al. A systematic review of trismus induced by cancer therapies in head and neck cancer patients[J]. Support Care Cancer, 2010, 18(8): 1033-1038.

[2] Dijkstra PU, Kalk WWI, Roodenburg JLN. Trismus in head and neck oncology: a systematic review[J]. Oral Oncol, 2004, 40(9): 879-889.

[3] Gothard JWW. Anesthetic considerations for patients with anterior mediastinal masses[J]. Anesthesiol Clin, 2008, 26: 305-314.

[4] Lohser J. Evidence based management of one lung ventilation[J]. Anesthesiol Clin, 2008, 26(2): 241-272.

[5] Slinger P. Update on anesthetic management for pneumonectomy[J]. Curr Opin Aneaesthesiol, 2009, 22(1): 31-37.

[6] Roongpiboonsopit D, Kuijf H, Charidimou A, et al. Evolution of cerebral microbleeds after cranial irradiation in medulloblastoma patients[J]. Neurology, 2017, 88(8): 789-796.

（安敏　徐梦颖）

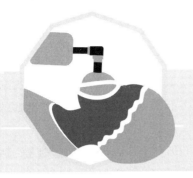

案例十四

双肺间质性疾病患者行全身麻醉后继发呼吸衰竭

一般情况：患者，男性，74岁，身高173cm，体重78kg。因"右下肢疼痛伴麻木，间歇性跛行半年"入院。

现病史：患者半年前无明显诱因出现右下肢疼痛伴有麻木，休息后可缓解，未予以重视。近3个月，感觉症状加重，间歇性跛行明显，疼痛可由右臀部放射至大腿及小腿外侧。经保守治疗后，无明显缓解，为进一步治疗来本院。

既往史：冠心病17余年，分别于2006年、2019年共置入4枚支架，规律服用阿司匹林、氯吡格雷（手术当日是低分子肝素LMWH桥接的第六天）。

查体：血压158/85mmHg，心率62次/分，律齐。心脏听诊胸骨左缘3、4肋间收缩期杂音。肺部听诊可闻及捻发音，两肺基底部明显。

专科查体：脊柱生理曲度存在，腰骶部无明显压痛，腰椎活动受限；右下肢小腿内侧、内踝、外侧及足背部痛、温觉及触觉减退。双下肢肌力：髂腰肌右/左=Ⅳ/Ⅳ级；股四头肌右/左=Ⅳ/Ⅳ级；胫前肌右/左=Ⅳ/Ⅳ级；小腿三头肌右/左=Ⅳ/Ⅳ级；足拇背伸肌右/左=Ⅳ/Ⅳ级；足趾背伸肌右/左=Ⅲ/Ⅳ级；肌张力不高。双侧跟腱反射可，双侧膝反射减弱。

实验室检查

（1）血常规 血红蛋白（Hb）104g/L。

（2）凝血功能 （－）。

（3）生化检查 （－）。

（4）心肌梗死四项：NT-proBNP 625pg/mL。

辅助检查

（1）心电图　Ⅰ度房室传导阻滞，完全性右束支传导阻滞，HR 55次/分。

（2）超声心动图　EF 51%（M型），肺动脉收缩压46mmHg，左心室壁节段性运动异常，主动脉瓣硬化并轻度反流，二尖瓣少量反流，三尖瓣中度反流。

（3）肺部CT　双肺间质性肺炎、左肺上叶小结节影，纵隔多发淋巴结肿大，双侧胸膜增厚伴钙化。

（4）肺功能检查　第一秒用力呼气量（FEV_1）74%pred，FEV_1/FVC 76.99%，用力呼气量百分比（FVC）70%pred，肺活量（VC）1.75L。肺活量、用力肺活量降低。

（5）腰椎CT　腰椎退行性变，腰椎管狭窄，L2/3、L3/4椎间盘突出。

入院诊断： 腰椎管狭窄，L2/3、L3/4椎间盘突出。

拟行手术： 后路镜下腰椎管减压及钉棒螺钉内固定术。

问题1　肺功能检查项目包括哪些？

术前肺功能评估的是为了判断患者呼吸系统的基本状态、预测术后呼吸系统并发症（PPCs）发生的可能性、制定围术期改善呼吸功能的治疗计划。

肺功能检查项目包括肺容积、肺流速和肺弥散功能。

① 肺容积：潮气量（TV）、补吸气量（IRV）、补呼气量（ERV）和残气量（RV）。

② 肺容量：肺总容量（TLC）、肺活量（VC）和功能残气量（FRC）。FRC影响了肺内通气-灌注的关系，降低时可导致肺内分流和动脉低氧血症。

③ 肺通气的评价指标包括用力肺活量、用力呼气量、最大通气量、最大呼气中段流量。

④ 肺换气的评价指标包括通气/血流比值、肺一氧化碳弥散量。

⑤ 测量气道高反应性的检查包括激发试验、舒张试验、呼气峰流速变异率（PEF）。此外，也可通过动脉血气分析、外周血氧饱和度来综合评价肺功能。

残/总比的诊断学意义见表14-1。

表14-1　残/总比的诊断学意义

残/总比（RV/TLC）	诊断
＜25%	正常
26%～35%	轻度肺气肿
36%～45%	中度肺气肿
46%～55%	重度肺气肿
＞55%	极重度肺气肿

⑥ 最大自主通气量（MVV）：1min 内自主用力呼吸时最大通气量。MVV=（MVV 实测值 /MVV 预测值）×100%，其诊断学意义见表 14-2。

表 14-2　最大自主通气量诊断学意义

MVV	诊断
＞80%	通气功能正常
60%～79%	通气功能轻度降低
40%～59%	通气功能中度降低
＜39%	通气功能重度降低

问题 2　诊断间质性肺炎和阻塞性通气功能障碍疾病的指标有哪些？

1s 用力呼气容积（FEV_1）是指最大吸气后以最快速度 1s 用力呼出的气量。用力肺活量（FVC）是指最大吸气后以最快速度呼出的最大气量。目前认为 FEV_1/FVC 是反映气道阻塞的敏感指标，可反映气道阻塞的严重程度（如表 14-3 所示）。

表 14-3　气道阻塞程度及判断条件

气道阻塞程度	判断条件
轻度气道阻塞	FEV_1/FVC ＜ 70%，FEV_1 ＞ 70%
中度气道阻塞	FEV_1/FVC ＜ 70%，35% ＜ FEV_1 ＞ 70%
重度气道阻塞	FEV_1/FVC ＜ 70%，FEV_1 ＜ 35%

肺一氧化碳弥散量（D_LCO）水平的高低能反映患者肺气肿或肺毛细血管减少的程度，即更直接地反映肺换气功能的损害程度。D_LCO 水平降低提示肺组织广泛损害、肺水肿、肺纤维化等。当 D_LCO/ 预计值＜ 60% 时，术后肺部并发症发生率为 45%。当 D_LCO/ 预计值＞ 60% 时，术后肺部并发症发生率仅为 11%。

阻塞性通气功能障碍疾病的肺功能检查：① FEV_1/FVC 和 MVV 降低（呼气时气道塌陷，导致气体滞留以及随后的过度膨胀）。② TLC、FRC、RV 增加。

限制性通气功能障碍肺疾病的肺功能检查（肺顺应性降低）：① FEV_1/FVC 正常或增加。② TLC、VC、FRC、RV 降低。③ D_LCO 降低（肺泡毛细血管膜增厚-肺间质病变、肺纤维化）。

术前肺功能检查有助于临床医生诊断以前未知的肺部疾病和评估已知的肺部疾病严重程度。肺功能检查被广泛用于接受肺切除术的患者术前检查，但并不推荐用于常规外科手术的术前评估。肺功能检查不能单独判断是否适合手术，要与心肺功能评估、既往史、体格检查、运动试验、动脉血气、胸部 X 线片、通气/灌注显像等协同综合评估。

病例继续

术前与患者交流时患者有明显的喘憋，SpO_2 90%（吸空气），偶用鼻导管吸氧（在家），屏气试验 15s，自述每天可以缓慢行走 30min 至 1h 左右（辅助下活动）。动脉血气 FiO_2（21%），pH 7.44，$PaCO_2$ 34.5mmHg，PO_2 63.6 mmHg。11:10 患者入室，有创动静脉压力监测。SpO_2 90%，面罩吸氧后 SpO_2 可至 100%。依托咪酯 15mg、丙泊酚 50mg、顺式阿曲库铵 10mg、舒芬太尼 20μg，顺利插入 7.5 号气管导管。七氟醚 0.5MAC、瑞芬太尼 0.15μg/（kg·min）、丙泊酚 25mL/h、米力农 2mL/h 维持麻醉。术中生命体征平稳，切皮开始前给予 2g 头孢唑林钠。术中给予 1g 氨甲环酸静滴，手术历时 2h。术中输入晶体液 900mL，胶体 500mL，悬浮红细胞 2U。出血量约 300mL，尿量 400mL。手术结束后顺利拔管，无不适。13:55 送至恢复室时，生命体征平稳，SpO_2 97%。14:25 短暂的脱氧后 SpO_2 为 89%～90%，无不适，调整氧流量为 6L/min。14:35 动脉血气示 pH 7.372，$PaCO_2$ 40.7mmHg，PO_2 62.2 mmHg。14:50 听诊双肺无明显干湿啰音，SpO_2 97%。15:30 SpO_2 再次下降至 85%～90%，动脉血气示 FiO_2 61%，$PaCO_2$ 36.8mmHg，PO_2 49.4 mmHg。16:30 转入 SICU，给予无创呼吸机通气。FiO_2 90%，SpO_2 94%。超声评估右心未见明显增大（排除 PE）。呼吸科大夫行胸部超声未见明显气胸。

问题 3　术后低氧血症的诊断指标及原因有哪些？

术后低氧血症诊断指标：PO_2 < 60mmHg，SpO_2 < 90%。

主要原因包括：①气道梗阻，包括舌后坠、喉痉挛、会厌水肿、分泌物、气道有血块、手术导致颈部血肿压迫、声带麻痹等。②低通气，指 PCO_2 > 45mmHg。③其他常见原因，包括全麻后麻醉药物残留，术后镇痛（最常见），肌松药残留，拮抗不充分、过量，低体温，与抗生素相互作用（克林霉素），肝肾功能不全，电解质紊乱，中枢神经系统病变及缺血，切口疼痛，膈肌功能障碍，腹胀，包扎过紧。④肺功能残气量减低，常见原因有全身麻醉术后肺不张、气胸、胸腔积液、急性肺损伤（ALI）、急性呼吸窘迫综合征（ARDS）、支气管痉挛。

当以上原因无法解释低氧血症时，需要排除其他原因，如心肌梗死、心力衰竭、休克、心脏压塞、心律失常等引起的低心排状态，以及寒战增加耗氧和肺栓塞（主诉呼吸困难）。

问题 4　什么是间质性肺疾病？

间质性肺疾病是指主要累及肺间质、肺泡壁和肺泡周围组织的慢性炎症，出现进行性肺组织纤维化，多为隐匿性发病。肺组织纤维化最终会影响肺换气和通气功能。炎症可主要局限在肺部，也可累及多个器官。病程进展缓慢，逐渐丧失肺泡-毛细血管功能单位，最终发展为弥漫性肺纤维化和蜂窝肺，导致患者呼吸衰竭而死亡。

疾病特征主要如下：

（1）病因　职业和环境污染引起的肺炎、原发性肺纤维化、自身免疫性疾病和结节病。慢性误吸、氧中毒和严重 ARDS 也能引起慢性肺纤维化。

（2）典型表现　渐进性劳力性呼吸困难。

（3）肺功能检查　典型限制性通气功能障碍伴弥散功能障碍。

（4）动脉血气　中度低氧血症，二氧化碳在正常范围。

（5）查体　双肺底爆裂音，晚期会进展为右心衰竭。

（6）影像学　双肺弥漫性病变，早期磨玻璃样、网状结节影，晚期呈蜂窝状。

问题 5　间质性肺疾病术前如何评估？

间质性肺疾病术前评估主要是为了评估肺损伤的程度以及潜在的疾病进程。后者主要用于评估其他器官是否受累。可通过肺功能检查和动脉血气分析进一步评估患者劳力性（或静息性）呼吸困难的情况。肺活量少于 15mL/kg（正常大于 70mL/kg）是严重的呼吸功能障碍的指标。

术前评估的主要指标有：①呼吸道有无感染，咳嗽、咳痰，双肺听诊。②肺功能的简易评估。屏气实验＞20s，麻醉和手术耐受尚好；＜10s，提示心肺贮备功能差。③肺功能的检查。若患者术前肺功能检查低于预计值的 50%，则术后并发症发生的风险较高。④术前已有低氧血症的，做血气分析，以提供患者的通气、氧合状态及酸碱平衡。⑤对于肺功能极差的老年患者，麻醉方式选择尽量简单，配合手术的前提下，椎管内或神经阻滞为首选，要求阻滞平面不高于 T8。尽可能不选择全身麻醉。全身麻醉改变了患者的通气方式，术后发生肺炎的概率会增加。必须全身麻醉的患者，术前应做好肺功能评估，做血气分析，请呼吸科会诊，并和家属交代术后呼吸功能差而带管回 ICU 的可能性。

问题 6 间质性肺疾病术中如何管理？

（1）术中管理目标

① 管理重点是预防低氧血症和控制通气，以确保气体交换为最佳状态，麻醉药物的选择不是关键。FRC 和氧储备的减少使得此类患者麻醉诱导后易迅速出现低氧血症。

② 吸入氧浓度应该在患者获得适当氧合（$SpO_2 > 88\% \sim 90\%$）的前提下保持最低。

③ 机械通气过程中吸气峰压过高会导致气胸的风险增加，应该调整呼吸机参数。严重限制性通气功能障碍的患者吸呼比定为 1∶1（甚至是吸呼反比），并提高呼吸频率（10～15 次/分）。这都能使吸气时间最大化，并使机械通气的峰值压力和平台压力降至最低。

（2）术中管理的策略

① 肺保护性通气策略。指在维持适当的氧合和机体基本氧供的前提下，防止肺泡过度扩张和使萎陷肺泡重新开放，降低呼吸机相关性肺损伤（VALI）的发生率，保护和改善肺功能、减少肺部并发症、降低患者死亡率的呼吸支持策略。这种通气策略包括很多措施，包括小潮气量、最佳 PEEP、肺复张、允许性高碳酸血症、低浓度吸入氧等。临床上常结合小潮气量、最佳 PEEP 和定时肺复张 3 种途径达到预期的肺保护效果。

② 呼吸模式采用 VCV、PCV 或压力调节容量控制模式，并在极易发生肺损伤的患者中使用 PCV 模式。

③ 推荐策略：VT（6～8mL/kg）＋PEEP（5～10cmH$_2$O）＋反复手法肺复张。

④ 在没有充足的 PEEP 的条件下，小潮气量本身并不能预防 PPCs 发生。小潮气量必须结合 PEEP。降低吸入氧浓度是预防氧化损伤和肺萎陷的最佳手段。吸入氧浓度应该是能满足患者氧合的情况下越低越好。吸入氧浓度的设定原则包括控制 FiO_2 在较低水平，保持满意的外周氧饱和度，高 FiO_2 仅适用于低氧血症的紧急处理。研究表明，术中吸入高浓度氧将导致术后呼吸系统并发症发生风险升高，且该危险因素独立于患者的并发症和手术的复杂程度。

关键点

- 特发性间质性肺炎（IIP）患者做非胸科全麻手术，术后不良事件发生率达 6%～8%，死亡率达 80% 左右。
- 独立的危险因素包括：术前 CT 可见 IIP、CRP 水平、激素的使用、WBC 计数、白蛋白、LDH、手术时间、失血量和是否输血。丙泊酚的使用也可能是个危险因素。
- 合理选择机械通气模式，过高的吸氧浓度也可能导致肺损伤。
- VALI已经得到了广泛的关注，如何安全有效地减少全麻手术患者术后肺内外并发症仍是今后工作的重点。
- 肺保护性通气策略相关研究已取得一定的进展，麻醉医师应针对患者的具体情况采取适当的、个体化的通气策略，提高麻醉质量。对于特殊手术患者，如胸科手术、肥胖或合并基础肺疾病的患者，有较高的术后肺部并发症的风险。

参考文献

[1] Canet J, Gallart l, Gomar C, et al. Prediaction of postoperative pulmonary complication in apopulation based cohort[J]. Anesthesiology. 2010, 113(6): 1338-1350.

[2] Kotera A, Kouzuma S, Miyazaki N, et al. A case of acute exacerbation of interstitial pneumonnia after appendectomy managed with spinal anesthesia[J].Masui. 2012, 61(12): 1347-1351.

[3] Furuya K, Sakamoto S, Takai Y, et al. Acute exacerbation off interstitial pneumonia after nonpulmonary surgery under general anesthesia : a retrospective study[J].Sarcoido Sis Vasc Diffuse Lung Dis. 2017, 34(2): 156-164.

[4] Takao S, Masuda T, Yamaguchi K, et al. High preoperative C-reactive protein level is a risk factor for acute exacerbation of interstitial lung disease after non-pulmonary surgery. Medicine(Baltimore). 2019, 98(5): e14296.

[5] Honma K, Tango Y, Honma K, et al. Perioperative management of severe interstitia pneumonia for rectal surgery: a case report. Kurume Med J. 2007, 54: 85.

（安敏　邱颐　段琪瑞）

案例十五

低钾血症患者术后突发快速性房颤

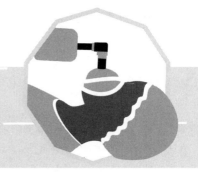

一般情况：患者，男性，76岁，身高172cm，体重73kg。因"右腹部疼痛2个月"入院。

现病史：患者于1月中下旬出现右腹部疼痛，门诊以胆结石收入院，予以对症治疗，不能缓解，考虑急性胆囊炎合并胆结石。

既往史：糖尿病20年，平素规律口服二甲双胍，血糖控制平稳。高血压10年，口服中草药降压，具体不详。自述平时干家务，上三楼没问题。否认其他重大心肺脑血管疾病史。

查体：BP 128/67mmHg，P 88次/分，T 38.4℃，R 19次/分。

专科查体：腹软，右上腹部压痛阳性，无反跳痛及肌紧张，未扪及包块，肝脾肋下未触及，Murphy征阳性。

实验室检查

（1）血常规 血红蛋白90g/L。

（2）生化 天冬氨酸转氨酶（AST）95U/L，丙氨酸转氨酶（ALT）73U/L，肌酐（Cr）65.5μmol/L，血钠离子163.3mmol/L，血钾2.8mmol/L。

（3）凝血功能（－）。

辅助检查

（1）心电图 窦性心律，ST-T改变，心率88次/分。

（2）心脏彩超 左心室射血分数62%，轻中度二尖瓣关闭不全。

（3）腹部B超 胆囊内见多枚强回声，考虑胆囊炎，胆囊明显肿大，胆囊多发结石，胆泥淤积。

入院诊断：胆囊炎合并胆囊多发结石、低钾血症。

拟行手术：腹腔镜下胆囊切除术。

问题1 腹腔镜胆囊切除术的关键步骤有哪些?

(1)开腹或腹腔镜下胆囊切除术适用于有症状的胆石症患者(胆囊结石引起机械性梗阻)、胆囊炎(继发于胆管梗阻的炎症)或者胆囊癌患者。具有明显炎症、腹腔内粘连、凝血功能有障碍、确诊为胆囊癌的患者,适合采用开腹切除术。

(2)腹腔镜胆囊切除优点 切口小,术后疼痛轻,术后肠麻痹减少,术后肺功能不全减少,切口疝、切口感染的发生率低,早下床,加快恢复和出院。

(3)手术步骤 插入4个腹腔镜穿刺器,1个在脐部,其他3个在腹部右上象限。可视下建立人工气腹,吹入二氧化碳,压力控制在10~15mmHg。在分离胆囊管、动脉及肝脏后,通过灼烧、剪切或者吻合器缝合来分离胆囊。术中可能会通过胆囊管注射造影剂来发现胆囊管结石。

问题2 腹腔镜胆囊切除术中麻醉需要关注的有哪些?对呼吸和循环的影响有哪些?

① 评估"饱胃"的可能性,确定容量状态和排除电解质紊乱。

② 腹腔镜手术突出的特点是将二氧化碳气体注入腹腔,产生气腹,使腹壁与内脏空间扩大,脏器与腹壁隔开,创造清晰的视野,以利于手术操作。但人工气腹的速度、压力、二氧化碳气体的吸收,以及体位的改变等均可对机体生理功能产生负面影响,特别是呼吸和循环功能。主要有以下几个方面:腹内压增加使膈肌升高,肺顺应性下降,吸气峰压升高。肺不张,功能残气量下降,通气血流比例失调,肺内分流都使得动脉氧分压下降。这些变化在肥胖合并吸烟的患者身上表现得更明显。通过腹膜血管吸收 CO_2 致体内 CO_2 浓度升高。同时,肺顺应性降低导致的小潮气量也会导致动脉 CO_2 浓度升高和 pH 值降低。

③ 充气时腹压的增加及头低脚高位(Trendelenbrug 体位)可引起血流动力学的紊乱及影响呼吸功能。由于重力作用,右心房前负荷降低,在容量不足的患者中这个效应会增加。肺顺应性下降和功能残气量增加。增加气道阻力,可能发生静脉栓塞。$ETCO_2$ 增加,肥胖和合并肺疾病的患者容易发生低氧血症。

④ 对循环的影响:中等充气压力不影响心率、中心静脉压、心排出量或者仅使三者略微上升。原因是腹腔内血液受到压力排挤,回流增加,进而导致心脏充盈压升高。对于某些患者,过高的腹腔压力($> 25cmH_2O$ 或 18mmHg),会导致大的腹腔血管塌陷(特别是下腔静脉),使得静脉回流减少,心排血量和心脏前负

荷降低。若发生高碳酸血症，将会引起交感神经系统兴奋，升高血压、心率，引起心律失常。

⑤ 迷走神经兴奋常发生在气腹时。因此，需注意观察心率的变化和心律失常的发生。在二氧化碳气腹解除之后，迷走神经兴奋反应立马消失。

⑥ 阿片类药物可引起 Oddis 括约肌痉挛。理论上，哌替啶可以降低其发生率。

病例继续

术前血钾 2.8mmol/L。予以口服 10% 的 KCl 溶液。术前复查血钾为 3.3mmol/L。

问题 3 围术期血钾异常对于麻醉的影响有哪些？低钾血症的临床表现有哪些？怎样补钾？

麻醉意外和并发症与血钾有着高度的相关性。重视血钾的调节，可避免一些麻醉意外的发生。钾离子是一个重要的阳离子，高钾血症或低钾血症都会严重扰乱患者的生理功能。其浓度与细胞正常代谢，如能量的代谢与储存、细胞生长及酶的活性有关。钾在细胞外液浓度虽低，但与神经传导关系密切。缺钾会造成神经肌肉系统的损伤。会降低肌肉细胞的兴奋性，出现肌无力、肌肉麻痹等症状；中枢神经系统大都正常，神志清醒，可有表情淡漠、抑郁、思睡、记忆力和定向力减退或丧失等精神方面的症状。

血钾过高对心脏有抑制作用，缺钾可使心肌应激性减低，出现各种心律失常和传导阻滞，使心脏停止于舒张期；血钾过低则心跳停止于收缩期。长期缺钾可使肾小管受损而引起缺钾性肾病。肾小管浓缩、氨合成、泌氢和氯离子的重吸收功能均可减退或增强，钠排泄功能或重吸收的功能也可减退，导致代谢性低钾、低氯性碱中毒。缺钾还可导致肠蠕动减慢。轻度缺钾者仅出现食欲减退、腹胀、恶心和便秘，严重缺钾者可引起麻痹性肠梗阻。

低钾血症心电图的典型表现最常见的是 ST 段下降、T 波低平或倒置，可出现 U 波，T 波与 U 波重合易误认为是 QT 间期延长。严重缺钾可发生心律失常，往往为室上性心动过速。但必须指出的是，心电图变化与缺钾程度并不一致，只有 50% 的患者心电图有异常表现。因此，择期手术患者必须查血钾。低血钾患者必须补钾至正常水平方能手术。同时要了解患者有无库欣综合征，原发性醛固酮增多症，有无长期使用皮质激素的情况，术前是否使用过利尿药。低钾可导致全身麻醉患者苏醒延迟，术中出现心律失常，特别是室上性心动过速又无法用其他原因解释的要考虑低血钾的可能。

补钾的原则：见尿补钾，30～40mL/h，浓度不超过 0.3%，成人 30～40 滴/min，成人每日不宜超过 6g，最好用生理盐水，不用葡萄糖。口服 10% 的 KCL 溶液吸收好、安全，所以低钾患者尽量口服补钾。

病例继续

患者入室，建立外周静脉，常规心电监测，心率 80 次/分，血压 140/79mmHg，SpO_2 100%。长托宁 1mg，利多卡因 80mg，舒芬太尼 20μg，丙泊酚 100mg，罗库溴铵 50mg，插入 7.5 号气管导管，插管顺利。七氟醚 MAC 为 0.7，瑞芬太尼 0.2μg/（kg·min）维持麻醉。设置呼吸机参数为潮气量 500mL，呼吸频率 12 次/分。气道压 15cmH_2O，呼气末二氧化碳 30mmHg。开始切皮前予以舒芬太尼 20μg、罗库 10mg，之后建立人工气腹，气腹压力维持在 15mmHg 左右。术中生命体征平稳，手术进行 30min，呼气末二氧化碳逐渐增高至 50mmHg，气道压力逐渐上升。增加呼吸频率 15~16 次/分，调节潮气量为 460mL，维持气道压在 28cmH_2O 左右。手术进行 1h，患者呼吸末二氧化碳进一步上升，达 64mmHg。改为手控呼吸，之后调整呼吸频率至 20 次/分，控制气道压在 30cmH_2O 左右。

手术历时 1.5h，气腹结束后，调整呼吸机参数，调节潮气量为 550mL，适当的过度通气。术毕患者呼气末二氧化碳逐渐降至 33mmHg。术中补乳酸钠林格注射液 1500mL，醋酸钠林格注射液 500mL，尿量 600mL。术毕自主呼吸恢复，潮气量 500mL 左右，规律呼吸，呼之能应。拮抗肌松，拔除气管导管，观察 20min，送复苏室继续观察。

复苏 30min 左右，患者自述心慌，大汗淋漓。心率增快到 140 次/分，出现房颤波形。血压 110/75mmHg，面罩吸氧，给予艾司洛尔 0.5mg/kg 缓慢推注。呼叫主管协助，同时速查静脉血气示血糖 6.7mmol/L，血钾 2.8mmol/L，血钙 1.07mmol/L，pH 7.246，$PaCO_2$ 53.5，PaO_2 39。立即予以吸氧，经静脉给予氯化钾 2g，葡萄糖酸钙 1g。患者心率逐渐降至 120~130 次/分，血压正常范围，拔管后维持自主呼吸，吸氧。15min 后恢复窦性心律，心率 80 次/分，生命体征平稳。继续观察 30min 后复查血气示血钾 3.3mmol/L，血钙 1.19 mmol/L，pH 7.4，$PaCO_2$ 34，PaO_2 60。患者予以脱氧，SpO_2 维持于 94%~96%，血流动力学平稳，患者无任何不适，送 ICU 继续观察一天。术后一周出院。

问题 4 心房颤动患者麻醉时需要注意哪些方面？

心房颤动（AF）是一种室上性心律失常，属于最常见的持续性心律失常。房颤是心房内折返通路形成的结果，并且多条折返环持久性再生，且由心房局部不应期和兴奋性不同导致通路连续性变化和游移。特征为心房收缩不协调，活动完全紊乱，频率达 350～600 次 / 分，从而导致排血功能受损。

房颤心电图具有以下特点：窦性 P 波消失，可见快速而不规则的房颤波，称为 f 波。急性房颤的 f 波较为粗大，甚至表现为"不纯性扑动或颤动"。QRS 波群节律不规则，R-R 间期绝对不等。

房颤的临床表现：体检或 ECG 检查时可发现房颤，但患者可能并无症状，更常见的则是房室协调性丧失，以及由心源性心律失常引起的快速心率导致患者出现明显症状。症状可表现为心悸、心绞痛、充血性心力衰竭、肺水肿和全身性低血压。房颤的患者常伴有衰弱和全身性无力。房颤患者常见且最重要的临床后果为血栓栓塞性事件以及心房和室性心肌病。

心房颤动是脑卒中的危险因素，也增加了死亡率。围术期的危险因素包括：心房受损或缺血性炎症、肾上腺素的释放、容量负荷增大及电解质紊乱。

欧洲心律学会依照症状严重程度将房颤分为 4 级（表 15-1）。

表 15-1　EHRA 房颤严重程度分级

EHRA 评分	症状严重程度	描述
1	无	房颤不引起任何症状
2a	轻度	日常活动不受房颤相关症状影响
2b	中度	日常活动不受房颤相关症状影响，但受到症状困扰
3	重度	日常活动受到房颤相关症状影响
4	致残	日常活动因房颤症状终止

临床最常用、与治疗相关性较大的房颤分类：

① 初发房颤：首次诊断，无论其持续时间或症状严重程度。

② 阵发性房颤：自发中止，或在发病 7 天内进行干预的房颤。

③ 持续性房颤：持续超过 7 天，使用药物或电复律终止的房颤。

④ 长期性房颤：持续超过一年。

⑤ 永久性房颤：房颤状态已被患者和医生接受，不再尝试恢复维持窦性心律。常见于高龄老年人。

折返是心房颤动最主要的电生理机制，可能继发于结构和电活动重构。房颤患者全心多点、持续起搏，通过不连续、不规则的传导，导致心肌不规则、不连续地收缩。快速型房颤的危害比较大，可导致心房收缩力下降、心房射血量降低、心室舒张期缩短，极易发生心肌缺血、心律不齐，进一步导致左心室功能障碍等问题。

心房扩张和炎症可导致间质性纤维化，是房颤最常见的诱发因素。离子通道异常，包括钾离子和钠离子通道，是最常见的心房颤动类型的诱因。有二尖瓣疾病合并房颤的患者脑卒中的可能性增大，血栓形成或出血（若行抗凝治疗）等并发症发生的可能性大，室性心律失常和充血性心力衰竭、脑卒中发生的危险大。若进行抗凝治疗，禁忌使用局麻或椎管麻醉。若术前使用华法林，则应提前检查PT、PTT、INR。在麻醉过程中需控制心室率，保证足够的麻醉深度，并慎用加速心率的药物。发生不稳定的快速心室率需要立即行心脏电复律。血流动力学稳定的RVR，开始用地尔硫䓬或β受体阻滞剂控制心率。左心室功能差的患者备用胺碘酮（胺碘酮可将心律转变为窦性心律，将凝血块射入体循环）。新发房颤患者情况稳定时，使用药物处理；情况不稳定时，采用DC心脏电复律。电复律成功后，仍应进行抗凝治疗。此外，在拔管、苏醒期应避免过度刺激交感神经，逆转剂应缓慢滴注。若可以，可考虑深麻醉状态下拔管，应避免咳嗽、呛咳。

问题5 引起围术期快速性房颤的高危因素有哪些？

高龄、血管疾病、冠状动脉疾病、心力衰竭、心脏瓣膜疾病、高血压、糖尿病、慢性肾脏疾病、肥胖、阻塞性睡眠呼吸暂停综合征、嗜烟酒、甲亢、脉压增大、二尖瓣反流、左心室肥大、电解质和酸碱平衡紊乱、家族史、基因突变、心律失常病史等都是引起围术期快速房颤的高危因素。

问题6 围术期阵发性快速性房颤应与哪些类型的心律失常进行鉴别？

围术期阵发性快速房颤应该与室上性心动过速、频发房早、房扑伴不规则房室传导阻滞等鉴别。依据心电监护仪中心电图可以作出诊断。

典型的快速房颤心电图具有f波，频率360～600次/分，其大小、形态、振幅均不同，心室率绝对不规则，未经治疗时一般为100～160次/分，QRS波群形态正常。当发生心室内差异传导时，QRS波群可变为宽大畸形。

问题7 哪些药物可以在快速性房颤时用于控制心室率？

心室率控制是房颤管理的主要策略，也是房颤治疗的基本目标。较为宽松的心室率控制目标为静息心率＜110次/分；严格的心室率控制目标是静息心率＜80次/分。常用控制药物有：β受体阻滞剂、非二氢吡啶类钙离子拮抗剂（维拉帕米和地尔硫草)、洋地黄类药物(地高辛和西地兰)、其他抗心律失常药物,如胺碘酮等。欧洲心脏病学会(ESC)推荐的控制心室率药物如表 15-2 所示:

表 15-2 欧洲心脏病学会(ESC)推荐的控制心室率药物

推荐内容	推荐类别	证据水平
推荐 β 受体阻滞剂、非二氢吡啶类钙离子拮抗剂或地高辛用于 LVEF ≥ 0.4 房颤患者的心室率控制		B
推荐 β 受体阻滞剂和(或)地高辛,用于 LVEF < 0.4 房颤患者的心室率控制		
如果单药治疗不能达到必要的目标心率,应当考虑不同的室率控制药物联合治疗	Ⅱa	C
面对血流动力学不稳定或 LVEF 严重受损的患者,可以考虑胺碘酮用于急诊心率控制	Ⅱb	C
永久性房颤患者(如果没有计划尝试恢复窦性心律),抗心律失常药物不应常规用于心室率控制	Ⅲ(有害)	A
在心室率控制治疗时,应当考虑静息心率< 110 次 / 分(符合宽松心室率控制目标)作为初始的心率目标	Ⅱa	B
面对预激性房颤和妊娠期房颤患者,应考虑而不是将心室率控制策略作为优先治疗方案	Ⅱa	C
对强化心室率控制无反应或不能耐受的患者,应考虑房室结消融用以控制心率,这些患者将成为起搏器依赖者	Ⅱa	B

具体用法与用量如下:

(1)地尔硫䓬 推荐剂量为 0.25mg/kg,静脉慢推(> 2min),5 ~ 15mg/h 静脉泵注。可能出现的不良反应包括低血压、心动过缓、心力衰竭恶化。

(2)地高辛 推荐剂量为 0.25mg 静脉推注,每 2 ~ 4h 重复一次,24h 最大剂量 1.5mg。可能出现的不良反应包括恶心呕吐、神经性厌食、房室传导阻滞、室颤、肾功能损伤。

(3)艾司洛尔 推荐剂量为 0.5mg/kg 静脉慢推(> 1min),0.05 ~ 0.3mg/(kg·min)静脉泵注。可能出现的不良反应包括心动过缓、低血压、支气管痉挛、心力衰竭恶化。

(4)美托洛尔 推荐剂量为 2.5 ~ 5mg 静脉慢推(> 2min),最大剂量推注 3 次。可能出现的不良反应包括心动过缓、低血压、支气管痉挛、心力衰竭恶化。

(5)胺碘酮 推荐剂量为 150 ~ 300mg 静脉慢推(> 1h),10 ~ 15mg/h 静脉泵持续 24h。可能出现的不良反应包括心动过缓、QT 间期延长。

(6)普罗帕酮 推荐剂量为转律,450 ~ 600mg 单次口服,维持窦性心律。150 ~ 300mg 每 8h 口服;225 ~ 425mg 每 12h 口服。可能出现的不良反应包括眩晕、视物模糊、窦性心动过缓、房室传导阻滞。禁用于心力衰竭伴左心室射血分数降低的患者和冠心病的患者。

（7）索他洛尔　推荐剂量为 40～160mg 每 12h 口服，存在急性或慢性肾功能不全的患者应调整剂量。可能出现的不良反应包括心动过缓、房室传导阻滞、QT 间期延长、尖端扭转型室速、心力衰竭恶化、急慢性肾功能不全。

问题 8　结合本病例分析围术期发生快速性房颤时处理方案及基本原则是什么？

本例为高龄患者，术前合并高血压、糖尿病、低血钾，术前给予补钾纠正，但未纠正到正常范围。心脏彩超提示 LVEF 0.62，轻中度二尖瓣关闭不全，三尖瓣中度反流。术毕发生快速性房颤，分析主要存在两个原因：第一，高龄合并多年的高血压、糖尿病，心血管代偿能力降低，术中血流动力学紊乱容易诱发快速性房颤。第二，该患者术前及术毕均存在低钾，且补钾效果不佳，是诱发围术期快速性房颤的另一原因。术前及术中的低钾血症、缺钾可使心肌应激性减低和出现各种心律失常及传导阻滞。轻者有窦性心动过速、房性或室性心动过速、期前收缩、传导阻滞，重症者可发生阵发性房性或室性心动过速，甚至心室纤颤。

在围术期，一旦出现血流动力学紊乱的房颤，通常会导致致命性的后果，需要严密观察并及时正确处理。对于有房颤病史的患者，出现血流动力学紊乱多是由于心室率过快引起，因此控制心室率是首要任务。而对于初发房颤的患者，首要任务是积极恢复窦性心律。一方面积极寻找并纠正引起房颤的各种临床原因，一方面通过药物转复和电转复的方法恢复窦性节律，一般建议首选电复律。

在对老年人的麻醉管理中，尤其是合并心血管疾病的患者，避免围术期的循环剧烈波动是非常重要的。一旦出现血流动力学剧烈波动，就需要充分调整心肌的氧供需平衡。可暂停刺激性的临床操作，同时积极寻找并解决引起快速房颤的临床病因。根据不同情况，选择恢复窦性心律或控制心室率。

问题 9　如何避免发生围术期快速性房颤？

发生围术期快速性房颤的具体处理流程如下（图 15-1）：

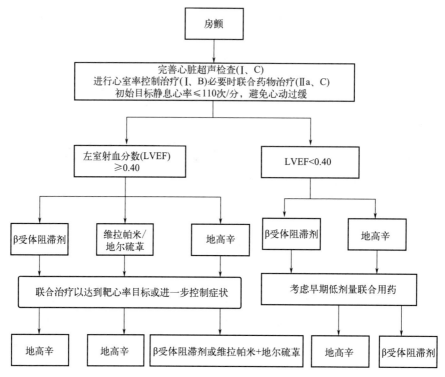

图 15-1 围术期快速性房颤处理流程

问题 10 如何处理伴发血流动力学不稳定的快速性房颤？

房颤伴有血流动力学不稳定者（严重的低血压、急性心肌梗死、缺血、肺水肿、心力衰竭），房颤持续时间≤48h，立即行直流电复律。若电复律失败或出现不稳定房颤伴有症状，重新评估房颤原因。

房颤≥48h，初始剂量抗凝。排除禁忌证后，静脉使用肝素。根据低血压情况，首先选用艾司洛尔、地尔硫䓬、胺碘酮。用药后48h须严密观察和评估，谨防房颤转律后发生肺栓塞。

关键点

- 对基础性心脏结构、瓣膜或冠状动脉缺血性疾病加以评估。
- 围术期抗凝和心率控制治疗策略应与外科医生、麻醉医生和心内科医生协商制定。
- 房颤的危害较大，可造成卒中、心力衰竭、血栓栓塞、心肌梗死、肾功能损害、认知功能下降等问题，心力衰竭和房颤同时存在也可形成恶性循环。
- 与房颤发生有关的最常见心血管疾病包括高血压和缺血性心脏病，瓣膜性心脏病、充血性心力衰竭和糖尿病是房颤发生的独立危险因素。
- 瓣膜性心房颤动发生脑卒中的危险性较高。
- 当手术麻醉遭遇房颤时，麻醉医生需要充分了解房颤的治疗原则，及时选择恰当的围术期处理措施，最大程度地改善手术患者的预后。

参考文献

[1] 吴新民，叶铁虎. 疑难合并症与麻醉 [M]. 北京：人民卫生出版社，2008.
[2] 邓小明，黄宇光，李文志，等. 米勒麻醉学 [M]. 9 版. 北京：北京大学医学出版社，2022.
[3] 于布为. 住院医师规范化培训麻醉科示范案例 [M]. 上海：上海交通大学出版社，2018.

（安敏　邱颐）

案例十六

高血压患者术后发生脑梗死

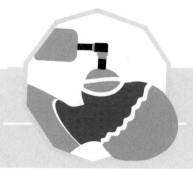

一般情况: 患者,男性,65岁,身高167cm,体重65kg。因"左髋关节疼痛伴活动受限2天"入院。

现病史: 患者2天前在家中摔倒致左髋部疼痛,活动受限,无法负重行走,遂来本院急诊,左髋X线片提示"左股骨颈骨折",建议住院手术治疗。

既往史: 高血压20年,最高达180/110mmHg,平素口服硝苯地平缓释片控制血压,血压控制一般。否认其他特殊情况。

查体: BP 176/102mmHg,P 68次/分,T 37.4℃,R 19次/分。

专科情况: 左下肢外旋畸形,髋部无皮下淤斑,左股骨大粗隆部及足跟部轴向叩击痛阳性,左腹股沟中点下方压痛明显,左髋主被动活动受限,左下肢较右下肢短缩约1.5cm。

实验室检查:

(1)血常规 血红蛋白93g/L。

(2)凝血功能 (-)。

(3)生化检查 白蛋白23.8g/L。

辅助检查:

(1)心电图 窦性心律,偶发室性早搏。

(2)心脏超声 双房增大,主动脉升部增宽,三尖瓣轻度反流,左室舒张功能减低。

(3)肺部CT 双肺散在炎症。

(4)下肢血管彩超 双下肢动脉未见狭窄与闭塞,双下肢静脉回流通畅,未见明显深静脉血栓形成。

入院诊断: 1.左股骨颈骨折;2.高血压3级(极高危)。

拟行手术: 左侧人工髋关节置换术。

问题1　全髋关节置换术需要关注的问题有哪些？

（1）关节置换的患者常合并冠心病、脑血管疾病、COPD、糖尿病等疾病。多数有骨关节炎、自身免疫性疾病（如类风湿关节炎）或缺血性骨坏死，多需要类固醇、免疫抑制治疗。严重的类风湿关节炎可能累及颈椎和颞颌关节，可能存在插管困难。气管内插管应尽可能减少颈部过度后仰，以免造成神经根压迫或椎间盘突出。术前应拍摄屈伸位颈椎侧位片，排除存在寰枢椎不稳定的可能。出现声音嘶哑或吸气性喘鸣提示可能存在环杓关节炎所致的声门狭窄。类风湿关节炎累及脊柱时会增加麻醉穿刺的困难。服用激素者需注意肾上腺皮质功能不全、免疫功能障碍。

（2）前路髋关节置换术有损伤股外侧皮神经的风险。侧路侧卧位时需注意通气/血流失调影响氧合，以及腋动脉、臂丛神经受压迫。

（3）全髋关节置换术危及生命的并发症有以下几种。①骨水泥植入综合征：由于骨水泥的植入使患者出现一过性或明显的低血压、低氧血症、意识丧失。约 0.6%～1% 患者出现心搏骤停。髓腔清洗、骨水泥植入前充分止血、使用骨水泥枪逆行灌注骨水泥、髓腔引流、短柄假体、轻柔植入假体等可降低骨水泥反应风险。②术中、术后出血。③静脉栓塞：有临床症状的肺栓塞发生率高达 20%，致死性肺栓塞的发生率为 1%～3%。

问题2　与全身麻醉相比，髋关节置换术采用区域麻醉的优势和潜在的风险有哪些？

区域麻醉优点：

（1）简单、方便和廉价，避免处理气道，无区域麻醉禁忌，关节置换手术可以顺利完成。

（2）矫形外科手术术后疼痛处理是一个重要问题，区域麻醉镇痛技术用于术后疼痛处理的效果更佳。长效局麻药、行外周神经阻滞可达到完善的麻醉和术后镇痛。此外，区域麻醉可提供超前镇痛，减轻体位变动引起的不适。

（3）减少围术期重要并发症，如深静脉血栓形成、肺栓塞等。

（4）多项研究表明，区域麻醉技术可能减少术中失血量。交感神经阻滞可增加下肢血流。此外，局麻药具有全身抗炎作用，可降低血小板反应性，抑制手术后Ⅷ因子和VWF因子水平上升等。

区域麻醉缺点：关节置换术中有出血多、静脉栓塞等风险。一旦出现循环不稳、意识改变、通气不足、大量液体复苏致颜面部和气道水肿，既要管理循环，又要管理呼吸，容易顾此失彼。

问题 3　怎样诊断高血压？

高血压初期主要是全身小动脉痉挛。长期主要表现为小动脉内膜下玻璃样变，中层的平滑肌细胞增生和肥厚，弹力纤维增生，导致管壁增厚、管腔变窄、动脉硬化。进一步发展会造成脏器供血减少，特别是心脑肾等重要脏器功能障碍，最终衰竭。因此，及早诊断高血压并积极干预治疗对延缓其进展至关重要。

高血压可分为原发性高血压和继发性高血压。原发性高血压，即原因不明的高血压，占 90%。随着医学的发展，越来越多的患者被诊断为此类型。继发性高血压包括：①内分泌性，如嗜铬细胞瘤、甲状腺功能亢进、原发性醛固酮增多症等；②肾性，如肾血管狭窄，急、慢性肾小球肾炎，多囊肾等；③心血管性，如主动脉瓣关闭不全、动脉导管未闭、动静脉瘘、血容量增多等；④神经性，如颅内压增高、多发性神经炎等。

高血压的危险分层标准见表 16-1。

表 16-1　高血压的危险分层标准

危险因素及病史	130～159/85～99	160～179/100～109	≥180/110
无其他危险因素	低危	中危	高危
1～2 个危险因素	中低危	中高危	很高危
3 个以上危险因素	中高危	高危	很高危
有并发症	高-很高危	很高危	很高危

危险因素包括以下几点：

① 高血压（1～3 级）。

② 男性＞55 岁；女性＞65 岁。

③ 吸烟或被动吸烟。

④ 糖耐量受损（2h 血糖 7.8～11.0mmol/L）和（或）空腹血糖异常（6.1～6.9mmol/L）。

⑤ 血脂异常（总胆固醇≥5.2mmol/L 或 LDL-C≥3.4mmol/L 或 HDL-C<1.0mmol/L）。

⑥ 早发心血管疾病家族史（一级亲属发病年龄<50 岁）。

⑦ 腹型肥胖（腰围：男性≥90cm，女性≥85cm）或肥胖（体重指数≥28kg/m^2）。

⑧ 高同型半胱氨酸血症。

⑨ 高尿酸血症（血尿酸：男性 ≥ 420μmol/L，女性 ≥ 360μmol/L）。
⑩ 心率增快（静息心率 > 80 次/min）。

问题 4 高血压的并发症有哪些？

高血压的常见并发症包括以下几个方面：
（1）心脏病变 包括心肌肥厚、心肌梗死、心绞痛、心力衰竭、高血压性心脏病、冠状动脉粥样硬化。
（2）脑部血液循环障碍 包括脑出血、短暂性脑缺血发作、蛛网膜下腔出血、脑梗死、血管性痴呆、高血压脑病。
（3）眼底视网膜病变 包括眼底动脉痉挛、硬化，视网膜渗出、出血，视乳头水肿。
（4）肾脏病变 包括肾小球纤维化、萎缩，肾小动脉硬化，动脉增生性内膜炎、纤维素样坏死，肾衰竭。

问题 5 治疗高血压病常用的药物有哪几类？对于这些药物，需关注的事项有哪些？

常用的五大类降压药如下：
（1）利尿药 主要是通过排钠排水，减轻水钠潴留，从而达到降压的作用。
（2）β 受体阻滞剂 能够控制静息时的血压，还能预防过度劳累、情绪激动时候血压过度升高。
（3）钙通道阻滞剂 降压效果比较显著，而且比较平稳，可以单独应用，也可以与其他降压药联合应用。
（4）血管紧张素转换酶抑制剂 具有降压的作用，还能够改善胰岛素抵抗，减少尿蛋白，能够保护靶器官，改善心脑血管疾病。
（5）血管紧张素 Ⅱ 受体拮抗剂 这一类药物也是属于 RAAS 抑制剂，降压作用比较缓和，但是持久而且平稳，也具有保护靶器官的作用。

以上药物均有其不良反应，需要根据患者具体情况选择药物。如利尿药不良反应主要是电解质的紊乱，可造成低血钾以及影响血脂、血糖、尿酸的代谢，痛风患者慎用。β 受体阻滞剂的不良反应是出现心动过缓、四肢发冷、乏力、气道阻力增加诱发哮喘。急性心力衰竭、病态窦房结综合征、房室传导阻滞患者禁用，哮喘和慢阻肺患者慎用。钙通道阻滞剂，临床常用的如硝苯地平缓释片以及氨氯地平，其不良反应主要是引起面色潮红、下肢水肿、头痛等症状。ACEI 以及 ARB 常见的是替米沙坦、培哚普利（雅施达）等药物，不良反应主要是刺激性的干咳、血管性水肿以及高血压等症状。

问题 6　高血压患者的术前评估需关注什么？

高血压患者的术前评估包括以下几项。①病史和家族史：目的是寻找动脉硬化的证据，如冠状动脉、脑血管疾病、肾病、糖尿病及高脂血症等。②社会史：有无吸烟、饮酒史及服用违禁药品等危险因素。③查体：包括眼底检查。④评估靶器官功能不全或损害，证实心血管的危险因素或伴随疾病。

问题 7　高血压患者的术前准备需注意什么？

（1）内科治疗　择期手术理应充分控制血压，消除危险因素，如心律失常的控制、血糖的控制、酸碱和离子失衡的纠正、肺部感染的控制、心绞痛发作次数的控制以及肝、肾功能的保护和改善。合并心力衰竭者，尽力纠正心力衰竭，改善心功能。

（2）术前访视　详细了解病史，全面查体，做好安慰和解释工作，消除顾虑。

（3）术前用药　术前使用镇静剂，消除紧张情绪，保证充分休息。

（4）术晨降压药使用　血管紧张素的使用目前尚有争议；利血平及其复合药如复方降压药理应停 1 周以上。

病例继续

患者 1 月 24 日入手术室，血压 140/80mmHg，心率 80 次 / 分，氧饱和度 98%，拟行"左髋关节置换术"。入室后行腰硬联合麻醉、右锁骨下深静脉置管术。蛛网膜下腔注入 0.5% 罗哌卡因 3mL 后，手术于 12:50 开始至 15:35 手术结束。术中血压维持在 120～130/75～80mmHg，心率 75～80 次 / 分，术中补液 2500mL（乳酸钠林格注射液 2000mL、羟乙基淀粉 130/0.4 氯化钠注射液 500mL）尿量 800mL，出血 500mL。术毕患者无不适，生命体征平稳，带术后镇痛泵安返病房。

19 时 30 分左右患者突然出现言语含糊、语速慢、可理解，伴右侧肢体无力，活动不能。查体：血压 130/78mmHg，神清，NIHSS 评分 13 分，GCS 评分 15 分。一般情况差，言语含糊，右侧面部额纹减少，双侧瞳孔等大等圆，直径约 3mm，对光反射存在。运动可，口角左偏，伸舌右偏，右上肢远端、近端肌力 0～1 级，右下肢远端、近端肌力 2 级，右侧偏身感觉减退，共济运动右侧不能配合。右上肢肱二头肌、肱三头肌、桡骨膜反射、右膝腱反射（+++），右侧巴氏征阳性。头颅 CT（图 16-1）示：①脑桥左侧见小片状低密度影，边缘模糊，左侧顶叶、顶枕交界区、左额叶、颞叶及左侧半卵圆中心见多发小片状低密度影，部分边缘模糊，多考虑脑梗死；②双侧颞部硬膜下间隙稍增宽，硬膜下积液可能；③老年性脑萎缩改变，建议 MRI+DWI 检查。

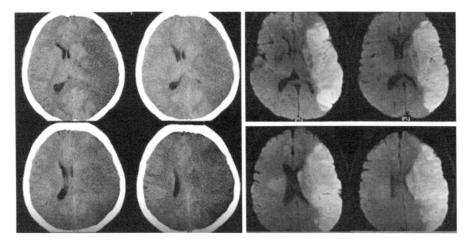

图 16-1 头颅 CT

头颅 MRI 示：①左侧额叶、颞叶、顶叶、顶枕交界区及左侧半卵圆中心多发急性脑梗死；②左侧基底节区（尾状核头）异常信号，多考虑陈旧性腔隙性脑梗死；③双侧额顶叶皮层下、侧脑实质旁脑白质脱髓鞘改变；④老年性脑萎缩改变。

头颈部血管平扫＋增强＋CT 血管成像＋三维重建显示：①左侧颈内动脉近端闭塞，右侧颈内动脉显示良好。左侧颈内动脉 C7 段及大脑前、中动脉由健侧（右侧）代偿，其左侧大脑中动脉灌注不足，远端分支纤细。②双侧颈总动脉分叉处有混合性斑块，管腔轻、中度狭窄。双侧颈内动脉 C4～C6 段散在钙斑，管腔轻中度狭窄。③大脑后动脉由颈内动脉发出，考虑胚胎型。

问题 8 围术期脑梗死的常见原因或诱因有哪些？

围术期脑梗在非心脏、非脑科手术中，发生率大约为 0.7%，病死率却高达 26%～40%。关节置换手术的发生率高于其他手术，为 0.2%～0.6%。

危险因素的评估包括以下两种：

（1）Mashour 模型　9 个危险因素：年龄＞62 岁；6 个月内发生过心肌梗死；急性肾功能衰竭；脑卒中史；入院前透析史；需药物治疗的高血压；TIA 史；COPD；目前吸烟。

（2）Essen 脑卒中风险评分量表（Essen stroke risk score，ESRS）预测模型　8 个

危险因素：年龄＞65岁；高血压；糖尿病；既往心肌梗死；其他心脏病（除心肌梗死和心房颤动外）；周围血管疾病；吸烟；既往短暂性脑缺血发作（TIA）或缺血性脑卒中病史。

问题 9　围术期脑梗死的辅助检查有哪些？

（1）NIHSS 评分（表 16-2）

表 16-2　NIHSS 评分

项目	分值
言语含糊	2分
右侧面瘫	2分
右上肢肌力 0-1 级	4分
右下肢肌力 2 级	3分
右侧偏身感觉减退	1分
右侧共济运动不能配合	1分

评分范围为 0～42 分。分数越高，神经受损越严重，分级如下：

0～1 分：正常或近乎正常。

1～4 分：轻度卒中 / 小卒中。

5～15 分：中度卒中。

15～20 分：中～重度卒中。

21～42 分：重度卒中。

（2）头颅 CT　排除急性出血。

（3）头颅 MRI　左侧额叶、颞叶、顶叶、顶枕交界区及左侧半卵圆中心多发急性脑梗死。

（4）MRA 左侧颈内动脉近端闭塞。

问题 10　急性脑梗死的病因有哪些？

（1）动脉粥样硬化性血栓形成。

（2）心源性脑栓塞。

（3）小血管病变。

（4）不明原因的卒中。

（5）其他明确病因的卒中。

病例继续

口服阿司匹林肠溶片、阿托伐他汀钙片、甲钴胺、维生素 B_1 片，静滴丁苯酞注射液对症支持治疗。术后第二天复查颅脑CT，与2021年01月21日相比，左侧颞叶大片状低密度影，边缘模糊，考虑左侧颞叶脑梗死。中线结构（岛叶）轻度向右偏移，脑桥左侧见小片状低密度影，腔隙性脑梗死与伪影待鉴别同前。左侧顶叶、顶枕交界区、左额叶及左侧半卵圆中心见多发小片状低密度影，部分边缘模糊，多考虑为脑梗死，大致同前。双侧颞部硬膜下间隙稍增宽，硬膜下积液可能同前。考虑大面积脑梗死，转重症医学科监护治疗。

入重症科后血气分析：pH 7.435，$PaCO_2$ 35.8mmHg，PaO_2 134.6mmHg，K^+ 3.29mmol/L，Na^+ 131.9mmol/L，Ca^{2+} 1.049mmol/L，Cl^- 104.0mmol/L，Glu 7.2mmol/L，Lac < 1.0mmol/L，tHb 11.9g/dL，SO_2 99.8%，HCO_3^- 23.5mmol/L。

术后转归：患者右上肢可在床上移动，但不能抬离床面，右下肢肢体肌力较前好转，可下床行走。言语清晰，无饮水呛咳，左下肢伤口愈合可。

问题11 围术期脑卒中的治疗原则是什么？

（1）急性期应尽早改善脑缺血区的血液循环、促进神经功能恢复。治疗原则包括：①缓解脑水肿。②改善微循环，注意电解质平衡。③稀释血液。④必要时可行溶栓、抗凝。⑤其他高压氧疗。

（2）恢复期应加强瘫痪肢体功能锻炼和言语功能训练，辅以相应治疗。

问题12 围术期脑卒中的规范化诊疗流程是什么？

围术期脑卒中的规范化诊疗，要建立有麻醉医师参与的多学科合作的围术期卒中单元。

① 麻醉医师根据围术期脑卒中的风险预测模型，术前进行风险评估，对患者的基础神经功能水平进行评估和记录，对高危患者进行必要的血管检查。

② 要根据循证学证据，建立围术期脑卒中高危患者的术中管理规范。

③ 要建立适用于围术期医护人员的简便易学、快速有效的围术期脑卒中筛查手段，如 NIHSS。

④ 要建立术后脑卒中筛查及快速反应机制。

问题13 怎样防范及处理围术期脑卒中？

具体流程如图16-2所示。

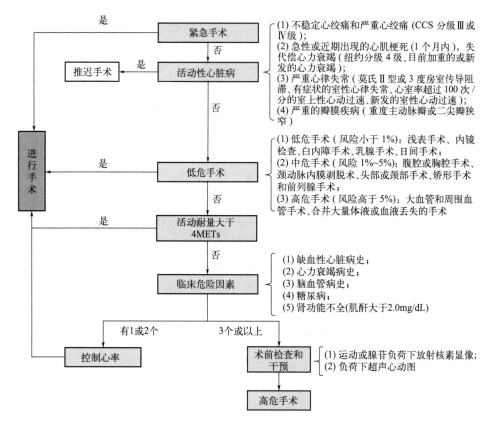

图 16-2　围术期脑卒中处理流程

关键点

- 高血压病的发病率在增加，但知晓率低。围术期管理有其特殊性，麻醉医师应熟知与高血压相关的麻醉和管理知识。
- 脑梗死是围术期严重而少见的神经系统并发症，其致死率、致残率均较高。随着高龄患者手术日益增加，脑梗死在围术期的发生率明显增加。诱发围术期脑梗死的确切原因尚不明确。最常见的原因是血栓、肿瘤碎块脱落形成癌栓（癌肿患者）。加之患者高龄、既往有脑梗死病史者、围术期护理缺陷等共同造成患者围术期脑梗死的发生。
- 围术期控制好血压是关键环节。使用降压药治疗时要明确靶控目标，勤测血压，避免高或低血压发生。
- 围术期要重视高血压并发症的预防，积极防治高血压危象等严重并发症。
- 全髋关节置换术三个危及生命的并发症：骨水泥植入综合征，术中、术后出血，静脉栓塞。

- 要重视矫形手术术后疼痛的问题。使用长效局麻药,行外周神经阻滞可达到完善的术后镇痛效果。区域麻醉可以减少围术期重要并发症如深静脉血栓形成、肺栓塞、呼吸系统等。且多项研究表明,区域麻醉技术能减少术中失血量。

参考文献

[1] 孙卓男,岳云. 非心脏非脑科手术围术期急性脑卒中 [J]. 医学研究杂志,2013, 42(4): 199-201.

[2] 孙卓男,孟秀丽,王军,等. 有麻醉科参与的卒中单元有效救治围术期脑卒中 1 例 [J]. 北京大学学报(医学版),2017, 49(6): 1090-1094.

(王晓冬　李晓燕)

案例十七

剖宫产患者术中突发呼吸、心搏骤停

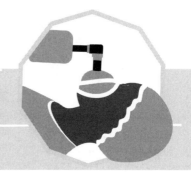

一般情况: 患者,女性,40岁,身高162cm,体重86kg。因"宫内妊娠37周,单胎,孕3产1"入院。

现病史: 患者1h前自觉阴道流液,无见红,偶觉腹胀,无头痛、眼花,急诊以"宫内妊娠37周,单胎"收入住院。

既往史: 甲状腺功能亢进症病史3年,未规律服药,自诉平素无不适症状。2016年剖宫产术中呼吸、心搏骤停3次,自诉未明确具体原因。

查体: BP 155/68mmHg,P 87次/分,T 37.2℃,R 20次/分。

专科情况: 患者处于被动体位(右侧卧,蜷缩体位)。

产检: 宫高42cm,腹围110cm,骨盆外测量正常。偶可触及宫缩,胎心144/138次/分,胎膜已破,羊水Ⅰ°。

阴道检查: 宫口指尖,先露头S-2。

实验室检查

(1) 血常规 (-)。

(2) 凝血功能 (-)。

(3) 生化检查 (-)。

辅助检查: 检查无异常。

入院诊断: 先兆临产、妊娠合并甲状腺功能亢进症、妊娠合并高血压。

拟行手术: 子宫下段剖宫产术。

问题1 产妇需要重点关注的生理改变有哪些?

麻醉主要关注的妊娠期生理变化有循环系统、呼吸系统、血液系统、消化系统以及体重上的改变。

（1）循环系统　主要是心血管系统的负荷明显增加，全身血容量增加。

（2）呼吸系统　增大的子宫使得腹压增高，膈肌抬高；胸腔总容积缩小，腹式呼吸受限，以胸式呼吸为主。孕期氧耗增加20%～50%，孕妇呼吸道黏膜的毛细血管都处于充血状态，更易引起出血和水肿，所以对于全麻产妇，其气管导管口径应比非妊娠妇女小。

（3）血液系统　孕后期血液处于高凝状态，妊娠期纤维蛋白溶解酶增加，优球蛋白溶解时间延长，提示其纤溶活性降低，分娩后纤溶活性迅速增高。由于血容量增加的原因，将出现相对性的贫血与血液稀释，白蛋白量相对减少。

（4）消化系统　由于机体内分泌改变，胃酸分泌增加，以及腹腔压力增高，食管下端括约肌松弛，容易发生呕吐。剖宫产择期手术，应严格要求禁食。急诊患者应当按照饱胃患者处理。

（5）妊娠期产妇后期多是体重增加明显，BMI值明显升高，这对我们后期麻醉操作和麻醉用药都存在一定的影响。

问题2　合并甲状腺功能亢进症的剖宫产患者需关注哪些问题？

（1）甲状腺功能亢进症的生理特点　甲状腺功能亢进症表现为血清中游离甲状腺素（T_4）和三碘甲状腺原氨酸（T_3）浓度异常升高，女性多发。甲亢最常见的病因是Graves病，属于自身免疫性疾病。研究表明甲状腺与女性内分泌之间存在相互影响。临床表现主要为机体代谢率增加，表现为易激惹、汗多、易烦躁、怕热、消瘦、易饥饿。可能出现的体征包括胫前黏液性水肿、眼球突出及甲床的改变。甲亢患者循环系统常表现为"高动力排出状态"，主要因为其高代谢引起心肌收缩力、心率、心排血量增加，外周血管阻力降低，以至于脉压差增大，长期严重者可有房颤。

（2）妊娠与甲亢的相互影响　妊娠期由于胎盘激素对甲状腺的影响，且妊娠期机体自身存在免疫抑制，甲亢的症状可能会被暂时缓解掩盖，从而增加甲亢的诊断难度。一旦产后自身激素免疫抑制减退，可加重甲亢症状。未经控制或控制不良的甲亢由于负反馈抑制腺垂体，引发流产。甲亢患者自身代谢增高，能量耗损增大，从而局限胎儿的生长，常会导致低体重儿的出生。妊娠期用于治疗甲亢的药物可能透过胎盘屏障导致胎儿甲减或致畸。

（3）甲亢患者的术前评估　①了解患者近期身体状况，甲状腺功能控制情况，是否服用药物及何种药物，近期有无病情恶化或者新的并发症出现。②评估气道：

通过 BMI 值、门齿距离、甲颏距离等评估甲状腺肿大程度、有无气道压迫症状、有无颈部神经累及。③手术情况：评估突发甲亢危象的可能性，和外科大夫确定手术方式。④麻醉评估：评估心功能、ASA 分级、拟定麻醉方式。

问题 3　甲状腺危象的诱发因素与临床表现是什么？怎样治疗？

（1）甲状腺素危象的诱发因素与临床表现　分娩及手术应激、疼痛刺激、精神心理因素、感染、低血糖、酸中毒及不适当的停药等都可以诱发甲状腺素危象的发生。突出表现为明显的高代谢症状和过量的肾上腺素能反应，如发热、心动过速、呼吸急促、大汗淋漓、精神症状等，进一步加重可致昏迷、多器官功能衰竭和死亡。

（2）甲状腺危象的治疗　关键是早发现、早治疗。①确诊之后首选药物为丙硫氧嘧啶，通过抑制外周及甲状腺内的 T_4 转化为 T_3，500～1000mg 首次口服或经胃管注入，以后每次 250mg，每 4h 一次。②复方碘溶液。每 6h 口服一次，每次 5 滴，抑制甲状腺素释放。③糖皮质激素。适用于有高热或休克者，氢化可的松 200～300mg/d 或者地塞米松 8mg/d。④β受体阻滞剂。普萘洛尔 60～80mg/d，每 4h 一次。阻断甲状腺激素对心脏的刺激作用及抑制外周 T_4 转化为 T_3。⑤其他手段。一般对症治疗以及对于药物无效者可选择使用血液透析与血浆置换的方法，但只能短暂维持。

问题 4　什么是妊娠期高血压？

（1）妊娠期高血压可分为以下四类。

① 妊娠期高血压：妊娠 20 周后血压升高（SBP ≥ 140mmHg 或 DBP ≥ 90mmHg）不伴有蛋白尿及任何子痫前期的不良情况，可进一步展为子痫前期或子痫。

② 子痫前期或子痫：妊娠 20 周以后血压升高，伴有蛋白尿或任何子痫前期的不良情况。根据血压增高的程度及症状表现可分为子痫前期和重度子痫前期，在发生惊厥、抽搐时则认定为子痫。HELLP 综合征属于重度子痫前期亚分型。

③ 任何原因导致的孕前高血压；妊娠合并慢性高血压。

④ 慢性高血压合并子痫前期。

（2）妊娠期高血压进展为重度子痫前期或子痫时的病理生理改变及临床表现：当该病快速恶化为重度子痫前期或者子痫时，主要表现出高血压脑病的病理生理改变，即患者血压急剧上升时，血脑屏障丧失，血压升高的范围超出了脑血管自身调节的限度，血液灌注增加，颅内静水压增高，毛细血管渗漏，可导致一系列的神经系统功能损害，包括颅内出血、脑卒中，严重者可导致死亡，或者累及心、肾等其他重要器官功能。其临床表现的预兆常是剧烈头痛、视觉改变、神志改变、癫痫发作、恶心呕吐等。治疗主要以预防、控制血压为主。

病例继续

患者当天 9:40 入室，开放静脉通路，连接血压、血氧及 ECG 监护。BP 122/62mmHg，HR 70 次 / 分，SpO_2 96%，给予 2L/min 氧流量辅助呼吸。9:50 左侧卧位选取 L2-L3 间隙行腰硬联合麻醉穿刺置管，蛛网膜下腔给予 0.5% 布比卡因 3mL，硬膜外置管备用。穿刺完成后辅助患者平卧位，测试麻醉平面 T8。9:53 消毒，BP 120/80mmHg，HR 100 次 / 分，随后 BP 110/70mmHg，HR 120 次 / 分，此时静脉给予麻黄碱 6mg，去甲肾上腺素 4μg，随即 BP 70/40mmHg，HR 40 次 / 分。9:55 突发呼吸、心搏骤停，立刻给予胸外按压及正压通气，4μg 去甲肾上腺素生命支持抢救，1min 左右恢复窦性心律，血压恢复正常。10:00 给予 20μg 去氧肾上腺素。10:10 分给予 40mg 甲泼尼龙琥珀酸钠。10:10 手术开始，10:35 娩出一女婴，11:26 手术完成。术中循环波动，给予钠钾镁葡萄糖液 250mL 及羟乙基淀粉（万汶）500mL 维持。手术结束后硬膜外单次给予 0.25% 罗哌卡因＋2mg 盐酸吗啡 6mL 用于术毕镇痛。11:30 拔除硬膜外管返回病房。

问题 5　剖宫产手术麻醉前评估需关注什么？

（1）病史采集　了解既往史、孕期保健、相关产史及用药情况，并重点关注产科合并症和并发症。

（2）体格检查　重点评估气道、心血管系统。椎管内麻醉时，还应检查腰背部和脊柱情况。

（3）实验室检查　血常规、凝血功能、血型交叉配血及心电图检查等。

（4）胎心检查　在麻醉前后由专人检测胎儿心率。

（5）预防反流误吸　对于择期无合并症患者，麻醉前禁饮清液体至少 2h，禁食固体食物至少 6～8h。对于急诊饱胃或拟行全麻者，麻醉前 30min 可服用非颗粒性抑酸药或静注 H_2 受体拮抗剂。

（6）对于高危产妇，建议麻醉前行多学科会诊评估麻醉手术风险。

问题 6　剖宫产手术可选择何种麻醉方式？

剖宫产手术麻醉的选择应该个体化，根据产妇和胎儿的状态选择合适的麻醉方式。在没有椎管内麻醉禁忌证时，最好选用椎管内麻醉。椎管内麻醉在剖宫产手术中的应用已是大趋势，与全麻相比，除了降低气管内插管失败率和胃内容物误吸的风险外，胎儿娩出后 1min 和 5min Apgar 评分较高。另外，目前研究表明，椎管内麻醉中局麻药作用在孕妇身上是增强的，可以显著减少局麻药的用量（仅针对腰麻）。椎管内麻醉又分为蛛网膜下腔阻滞（腰麻）和硬脊膜外腔阻滞，以及腰硬联合麻醉。蛛网膜下腔阻滞的优点包括：起效快，阻滞效果良好，局麻药物用量小，透过胎盘屏障的量也少，并且较少发生局麻药中毒事件。缺点：容易出现交感神经阻滞而引发低血压，其麻醉维持时间有限（除硬膜外麻醉外），以及可能出现镇痛不全或牵拉反射等。故腰硬联合麻醉充分结合了腰麻和硬膜外麻醉的优点，可提供快速且持久的手术麻醉需求，临床应用更多。

对于有椎管内麻醉禁忌证，如存在凝血功能异常、脊柱严重异常、严重感染、产科危重症（羊水栓塞、子宫破裂、胎盘早剥等）或拒绝该麻醉方式的患者，以及其他术中需要抢救和气道管理的患者应选用全身麻醉。考虑孕妇消化系统生理改变，应采取环状软骨压迫下快速顺序诱导直至插管顺利。目前大量文献主张，如果时间允许，全身麻醉产妇诱导前可口服非颗粒性抗酸药。同时术中避免过度通气，在胎儿娩出后给予阿片类药物。

问题 7　术中出现心搏骤停的原因有哪些？

各种严重影响患者心脏氧供需平衡或传导系统的因素处理不当时均可导致患者心搏骤停。主要有以下几个因素：

（1）患者因素　患者自身患有严重疾患，如急性大面积心肌梗死、肺栓塞、主动脉夹层等；严重的内环境紊乱、严重过敏体质。

（2）麻醉因素　术前准备不足加以不当的麻醉处理易引起心搏骤停。如低血容量时过快过深的麻醉处理、椎管内麻醉范围太广、麻醉药物过量或者选择错误、长时间低体温等因素均可导致患者术中出现心搏骤停。

（3）手术因素　手术操作的刺激，如眼球按压、胆囊牵拉、骨膜刺激均可因迷走神经反射过强而发生反射性心搏骤停，在麻醉深度不当、缺氧、二氧化碳蓄积时更容易发生。患者体位的急剧变化，尤其是在低血容量情况下；手术引起的起搏器异常；手术意外导致心脏压塞、大失血等均可导致患者心搏骤停，即临床所说的 6H 和 5T（表 17-1）。

表 17-1　术中心搏骤停原因 6H 和 5T

6H	5T
低血容量（hypovolemia）	张力性气胸（tension pneumothorax）
低氧血症（hypoxia）	冠状动脉或肺栓塞（thrombosis coronary/thrombosis pulmonary）

续表

6H	5T
低体温（hypothermia）	心脏压塞（tamponade）
高钾血症或低钾血症（hyperkalemia or hypokalemia）	药物过量或中毒（toxins）
低血糖（hypoglycemia）	创伤（trauma）
酸中毒（hydrogen）	

问题 8 产妇术中突发心搏骤停该如何处理？

产妇突发术中心搏骤停应在进行 BLS（基础生命支持）和 ACLS［高级（心脏）生命支持］的同时，立刻准备剖宫产方案。在母亲心搏骤停后 5min 内娩出胎儿，胎龄＞24～25 周，胎儿能很好存活。一般需要在心搏骤停后 4min 开始剖宫产。

成人复苏的基本原则和程序也适用于产妇，稍有以下几点区别：

（1）尽量减轻主动脉、腔静脉的受压程度，采取左倾体位。

（2）若胎龄≥20 周，尽早将胎儿取出。

（3）孕妇食管括约肌张力下降，应尽快在压迫环状软骨下完成气管内插管或按饱胃患者处理。

（4）机械通气时先应用小潮气量，之后再调整参数。

（5）产妇初级心肺复苏及高级生命支持流程图（图 17-1）：

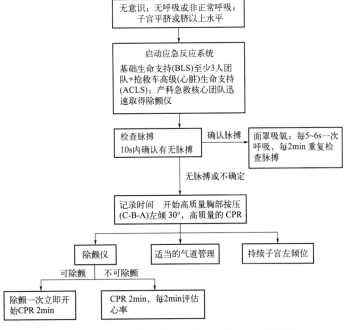

图 17-1 产妇初级心肺复苏及高级生命支持流程

应尽早考虑产妇发生心搏骤停的产科原因并及时处理。常见原因有：低血容量、羊水栓塞、脑出血、心肌梗死以及医源性事件，如高镁血症、全脊柱麻醉、局麻药引起心律失常等。

问题9 该病例产妇突发心搏骤停的原因可能是什么？应怎样防范？

该病例患者在2016年剖宫产手术过程中曾有3次心搏骤停，通过电除颤复律，病因未明，最终胎儿因宫内窘迫而夭折。患者自诉既往体健，本次妊娠后产检发现甲状腺功能亢进，症状较轻，并未规律服用药物治疗。妊娠期高血压控制良好，且该患者其他脏器检查并未发现明显异常，故暂不考虑甲状腺危象和甲状腺心脏病。患者在腰硬联合麻醉操作结束，改变体位后突发心脏骤停，仍考虑腰麻导致的交感神经阻滞，加之产妇变换体位，平卧时增大的子宫压迫主动脉、腔静脉，进而导致低血容量急剧降低，引起心脏骤停。患者曾有心搏骤停史，麻醉前应充分考虑可能因素，采用左倾体位，轻度预扩容，预防性给予缩血管药物麻黄碱。研究显示，去氧肾上腺素可以降低腰麻后低血压和恶心呕吐的发生率而没有胎儿不良反应，但因其属于肾上腺素能受体激动剂，对于甲亢产妇的使用还需仔细考量。

关键点

- 妊娠期患者是一类较大的社会群体，该类患者常因基础条件或者生理环境的改变而具有一系列的合并症状，麻醉医师应该熟悉掌握妊娠合并症的特点与处理方式，为妊娠母体和胎儿的顺利生产选择合适的麻醉及管理方式。
- 围术期对于甲亢产妇，应尽量维持生理状态和心理上的平稳，同时尽力维持产妇机体电解质平衡，控制心室率，避免产生高应激状态，以避免甲状腺危象的发生。
- 围术期对于妊娠高血压应主要关注子痫相关问题，必要时期应用硫酸镁给予针对性治疗。
- 心搏骤停的发生诱因非常多，麻醉医师对于病患的围术期管理应该尽量平稳，同时应掌握突发情况发生的诊断与处理能力，为患者提供更充足的安全保障。

参考文献

[1] 曲元，黄宇光，等．妇产科麻醉手册 [M].2版．北京：北京大学医学出版社，2019.
[2] 胡美珠，戴泽平．妊娠期合并甲亢的产妇剖宫产术围术期管理方法研究进展 [J]．山东医药，2015, 55(35):

94-96.

[3] 李师阳，李爱媛，张宗泽，等. 中国产科麻醉专家共识（2021）. 中华医学会麻醉学分会，2021.

[4] 姚尚龙，俞卫锋，李朝阳，等. Anesthesia Crisis Managment 麻醉危机管理 [M]. 北京：人民卫生出版社，2020.

[5] Maronge L, Bogod D. Complications in obstetric anaesthesia[J]. Anaesthesia, 2018,73 (Suppl 1): 61-66. doi:10.1111/anae.14141. PMID: 29313912.

[6] 曾因明，邓小明. 米勒麻醉学. 6 版. 北京：北京大学医学出版社，2006.

[7] 姚尚龙. 产科麻醉快速指南 [J]. 中国继续医学教育，2011 (10): 131-138.

（王彩霞　张末娇）

案例十八

小儿脊柱侧凸并发恶性高热

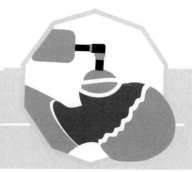

一般情况: 患者,女性,11岁,身高152cm,体重40kg。因"先天性脊柱侧弯畸形"入院。

现病史: 患儿父母于7年前无意间发现其脊柱不正,2019年就诊于北京积水潭医院行相关检查后诊断为"先天性脊柱侧凸",考虑当时年龄较小,风险较大,建议到儿童医院就诊,未予采纳。后患儿病情加重,现为进一步治疗,就诊于本院,患儿自发病以来,精神可、睡眠可、食欲可、二便正常,体重未明显减轻。

既往史: 平素体健,无手术史,无药物过敏史。

查体: BP 106/60mmHg,P 98次/分,T 36.4℃,R 19次/分。

专科查体: 站立位,头偏向右侧,右肩高于左肩,两侧胸廓不对称,中上胸段后凸畸形,弯腰时剃刀背明显,患者侧屈及体重悬吊下侧凸稍减轻,脊柱柔韧性较好。脊柱活动度:前屈90°,后伸10°,左侧屈15°,右侧屈15°,左旋20°,右旋20°。肢体测量:坐高71cm,站高152cm。

实验室检查

(1)血常规(-)。

(2)凝血功能(-)。

(3)生化检查(-)。

辅助检查: 心电图 窦性心动过速(109次/分)。

入院诊断: 先天性脊柱侧弯畸形。

拟行手术: 后路切开钉棒矫形内固定术。

问题 1　什么是脊柱侧凸？

脊柱侧凸（图 18-1）的定义为脊柱向侧方偏离正常的脊柱垂直线，可同时伴有椎体的旋转，导致脊柱和肋骨在冠状面、矢状面、额状面上呈现出三维畸形的一种疾病。

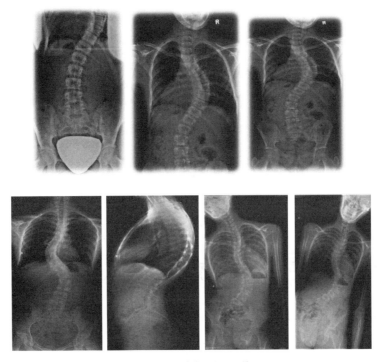

图 18-1　脊柱侧凸 X 线

问题 2　脊柱侧凸的类型有哪些？

脊柱侧凸可分为非结构性脊柱侧凸和结构性脊柱侧凸。

（1）非结构性脊柱侧凸是指某些原因引起的暂时性侧弯，一旦原因去除，即可恢复正常。

（2）结构性脊柱侧凸可分为特发性、先天性、神经肌肉性、后天获得性脊柱侧凸（强直性脊柱炎、脊柱骨折、脊柱结核、脓胸及胸廓成形术等胸部手术引起的脊柱侧凸）。其中特发性脊柱侧凸占临床 70%，特发性脊柱侧凸按发生年龄分为婴儿型（0～3 岁）、少年型（4～10 岁）、青少年型（11～20 岁）。

问题 3　如何评估脊柱侧凸的严重程度？

脊柱侧凸的严重程度通常采用 Cobb 角度来测量。Cobb 角的测量方法为：①选取弯曲段脊柱顶端最倾斜的椎体（上端椎），作一条经此椎体上终板的直线；②选取弯曲段脊柱下端最倾斜的椎体（下端椎），作一条经此椎体下终板的直线；③分别做此两直线的垂线，两条垂线的夹角即为 Cobb 角（图 18-2）。

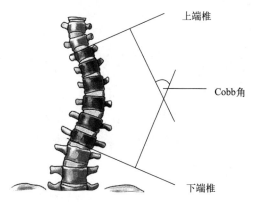

图 18-2　脊柱侧弯 Cobb 角的测量

问题 4　术前评估关注点有哪些？

患儿心肺储备功能的评估是术前评估的重要内容，是决定患儿麻醉耐受力的重要因素。术前访视时，麻醉医生需明确患儿脊柱侧凸的发病年龄、位置、方向、严重程度和病因。发病年龄越早对肺的发育影响就越大。有神经功能缺陷的患儿脊髓损伤的风险增加，术中需要进行脊髓功能的保护与监测。

问题 5　术前评估需要完善哪些检查？

常规检查包括胸部 X 线片、心电图、血常规、肝肾功能、凝血功能、动脉血气分析、体温、肺功能及心脏超声检查。

问题 6　术前需要和手术医生沟通吗？需要沟通哪些问题？

需要。关于手术方式、融合的节段数、侧凸的类型、预计手术时间及出血量、是否需要进行术中唤醒问题与手术医生沟通,做好麻醉前准备。

问题 7 患者术前需要准备什么?

术前准备包括心理准备和禁食、禁饮准备以及术前唤醒准备及训练。术前可与患儿多沟通,减少患儿恐慌。该患儿 11 岁,术前禁食固体食物 8h,禁饮清水 2h。

术前检查包括患儿身高、体重,注意牙齿有无松动,扁桃体有无肿大。手术当天再次确认有无小儿发热、咳嗽、流涕等上呼吸道感染的症状。

术前常用药包括镇静安定药,具有镇静、催眠、抗焦虑、抗惊厥的作用。抗胆碱药,目的是抑制呼吸道腺体分泌和抑制迷走神经反射。

病例继续

患者手术当日晨测体温 T 36.4℃,P 98 次/分,R 21 次/分,BP 90/60mmHg。8:50 患者入室,开放静脉,输注乳酸钠林格注射液,给予长托宁 0.5mg,常规连接无创监护仪。术前 HR 112 次/分,BP 118/78mmHg,SpO_2 96%。9:15 开始麻醉诱导,依次给予舒芬太尼 15μg、利多卡因 60mg、罗库溴铵 30mg、丙泊酚 80mg,经口腔可视下气管内插管,但张口轻微受限,喉镜不好置入(3 号镜片),后更换 2 号镜片,辅助下置入喉镜,插入 6.5 号气管导管,深度 17cm,插管顺利,听诊双肺呼吸音对称后,放入牙垫固定导管,行机械通气(f=14 次/分,VT=9mL/kg,I∶E=1∶2)。插管后 HR 108 次/分,BP 105/67 mmHg,SpO_2 100%,吸入七氟醚 1.2%,瑞芬太尼恒速输注 0.15μg/(kg·min),维持麻醉。导尿,9:35 翻身,俯卧位消毒,给予罗库溴铵 20mg、舒芬太尼 15μg。9:45 手术开始,进行顺利,术中 BP 90~100/45~60 mmHg,HR 80~90 次/分,SpO_2 99%。10:30 左右术者提醒患者出血颜色偏暗,询问患儿情况。10:45 患者 HR 升高(100~110 次/分)。

问题 8 脊柱侧凸手术中需要监测什么?

术中监测包括心电图、脉搏血氧饱和度、呼气末 CO_2 分压、中心静脉压、有创动脉血压、尿量、中心体温和脊髓功能监测,必要时检测血红蛋白和凝血功能。

问题 9 术中管理需要关注什么?

(1)气道管理 患儿术前可能存在限制性通气功能障碍,通气模式可采用压力控制模式,通常气道压不能超过 30cmH_2O,频率设为 12~15 次/分,主要通过增加呼吸频率代偿通气不足。气道压不宜过高，以免增加胸腔内压力，影响静脉回心血量。

（2）容量管理和血液保护　术中容量管理的宗旨是维持有效循环容量，保证重要脏器灌注和组织氧合。术中需密切关注手术过程、创面渗血情况、CVP、尿量等指标，间断测定血红蛋白、血细胞比容（HCT）、血乳酸等。术中维持血红蛋白不低于 80g/L，HCT 在 0.25 以上。行颈内静脉穿刺术监测中心静脉压。中心静脉压主要反映右心房和胸腔内大静脉的压力，对有效循环血容量和心血管功能状态的评估有重要意义。

用于减少失血的措施主要包括自体血回输、血液稀释技术和控制性降压。术中自体血回输操作简单、效果确切、费用经济，一般常规使用。其他减少术中失血的方法包括应用抗纤溶制剂（氨甲环酸）、摆放正确的体位、避免腹部受压、确保静脉回流通畅及维持正常体温等。

（3）体温监测　神经肌肉性侧凸患者是恶性高热的易感人群，此类手术易导致低体温。体温低于 34℃，会影响凝血功能，增加出血量。一般可根据体温监测采取积极的保温措施。围术期低温保护措施有：①围术期维持 22～24℃的室温；②输入加温的库血和液体，术中温盐水冲洗；③术前在手术床上铺设电热毯等；④全身麻醉中应用湿热交换器（人工鼻）保持呼吸道内恒定的温度和相对湿度；⑤运送及复苏过程中给予患儿覆盖棉毯等。

（4）脊髓功能监测　方法包括脊髓体感诱发电位（SSEPs）、运动诱发电位（MEPs）和术中唤醒试验。一旦出现脊髓功能异常，需迅速分析可能的原因。首先排除药物影响；适当提高血压，改善脊髓灌注压；维持水电解质和酸碱平衡；纠正贫血；充分供氧，避免过度通气；同时外科医生及时松解、调整内固定等。

（5）麻醉方案　选择气管内插管全身麻醉。因可能需术中唤醒，最好选择短效的麻醉药物如丙泊酚、瑞芬太尼、氧化亚氮、七氟烷。肌松药可选用短效的米库氯铵或中效的顺阿曲库铵、罗库溴铵。维持麻醉的静脉药最好是持续输注。

问题 10　侧凸矫形手术操作需要关注哪些问题？

（1）体位　俯卧位应注意眼睛受压、颈椎的牵拉、臂丛牵拉、外生殖器受压、尺神经压伤、俯卧位通气等问题。

（2）截骨　大量出血、神经损伤的风险。

（3）矫形　呼吸、循环、神经功能监测。

问题 11 根据患儿临床表现，考虑什么原因所致？

由于恶性高热在脊柱侧弯患者中的发生率较高，而儿童中尤以具有先天性疾病的患儿为易感人群，考虑患者出现恶性高热。

病例继续

考虑麻醉镇痛深度不够，调整瑞芬太尼 0.2～0.3μg/（kg·min），七氟烷 2%，结果 HR 未改善，BP 下降，最低为 80/45mmHg，此时术中输入晶体液 1000mL，胶体液 350mL，考虑失血过多，开始血液回收，配血，同时减浅麻醉，经处理后 BP 回升，但 HR 仍未改善（120～140 次/分）。

11:15 手摸发现患者体温高，取体温计并迅速采取物理降温（冰帽、冰袋腋下冷敷，酒精擦拭裸露皮肤）。给予地塞米松 10mg，测体温 39.4℃。急查血气，2min 后结果显示：pH 6.69，$PaCO_2$ 143mmHg，PaO_2 47mmHg，K^+ 6.1mmol/L，给予 $NaHCO_3$ 7.5g，此时触钠石灰罐烫手，高度怀疑恶性高热。立即停止吸入七氟醚，更换钠石灰罐，术者紧急处理切口。

问题 12 术中高热的可能原因有哪些？

包括应用挥发性吸入麻醉药，如氟烷、异氟烷、七氟烷、地氟烷和（或）去极化神经肌肉阻滞药琥珀酰胆碱之后。

病例继续

11:45 患者 HR 开始下降至 80 次/分，偶尔 60 次/分，分次给予阿托品 1mg，心率 100 次/分。11:50 翻身改仰卧位，测血糖 3.9mmol/L，给予胰岛素 10 单位，葡萄糖酸钙 2g。12:00 患者心搏骤停，立即行心肺复苏，给予肾上腺素、阿托品、异丙肾上腺素。再次测血气 pH 6.69，PCO_2 121mmHg，PO_2 28mmHg，BE -22.6 mmol/L，Na^+ 121 mmol/L，K^+ 6.5 mmol/L，Cl^- 91mmol/L，Hb 9.9g/dL。经积极抢救近 2h 心跳一直未复跳，后家属放弃治疗，宣布患儿死亡。

12:00 肝功能结果示：ALT 1053U/L，AST 1341U/L，肌酸激酶（CK）10071U/L，乳酸脱氢酶 LDH 2351U/L，K^+ 6.50 mmol/L，Na^+ 129.3 mmol/L，Cl^- 80.5 mmol/L，Ca^{2+} 1.32 mmol/L，Glu 20.47mmol/L，血常规示：WBC 11.07×10^9/L，RBC 3.45×10^{12}/L，HCT 0.33L/L，Hb 97g/dL，PLT 176×10^9/L，凝血检查示：PT 14.60s，APTT 79.60s，TNR 1.35s，血肌红蛋白 400μg/L。

问题 13　什么是恶性高热？

恶性高热（malignant hyperthermia，MH）是目前所知的唯一可由麻醉常规用药引起围术期死亡的遗传性疾病。通常发生在使用挥发性麻醉药或琥珀酰胆碱的过程中，它的特点是发病前无任何症状，只有在接触到诱发因素时才会发病。

问题 14　恶性高热的发病机制是什么？

恶性高热易感者的骨骼肌细胞膜发育缺陷，在诱发药物（主要是挥发性麻醉药和琥珀酰胆碱）作用下，肌细胞浆内钙离子浓度迅速增高，肌肉挛缩，产热急剧增加，体温迅速升高。同时产生大量乳酸和二氧化碳，出现酸中毒、低氧血症、高血钾、心律失常等一系列变化，严重者可致患者死亡。

问题 15　恶性高热有哪些临床表现？

（1）早期表现

① 注射琥珀酰胆碱后肌僵硬：最初见于咬肌呈挛缩状态，以致气管内插管发生困难，继而扩展到全身骨骼肌，使关节不能活动。

② 心律失常：以心动过速为最常见，其次为室性早搏。

③ 呼吸增快：也是最早出现的征象，有些患者表现为 $PetCO_2$ 的持续升高。

④ 皮肤改变：潮红，发热。

⑤ 血压波动：最初升高，以后下降。

（2）后期表现

① 全身骨骼肌僵硬。

② 高热。常超过 41℃，与所用麻醉药物有关。同时使用琥珀酰胆碱和氟烷，体温上升最快，每 5min 升高 1～2℃。

③ 皮肤表现。呈大理石样花纹状，发绀。

④ 凝血障碍。广泛渗血，发生 DIC。

⑤ 多器官功能衰竭。左心室衰竭表现为急性肺水肿，随后为肾功能衰竭，表现为少尿，甚至无尿，尿素氮和肌酐升高，最后导致多器官功能衰竭。

问题 16　如何进行恶性高热的诊断与鉴别诊断？

（1）诊断　临床评分量表（CGS）是目前最常用的 MH 临床诊断标准。CGS 将临床表现分为七大类，分别计分，每一大类仅计 1 个最高分。总计分在 50 分以上，临床可基本诊断为 MH，不同得分对应不同的 MH 可能性（表 18-1、表 18-2）。CGS 为"几乎肯定"，就可以临床诊断 MH；"较大可能"和"很可能"考虑为 MH 疑似。对临床诊断 MH 和 MH 疑似患者应进一步行基因检测。

表 18-1　恶性高热评分细则

项目	指标	记分/分
强直	全身肌强直（不包括由于体温降低和吸入麻醉苏醒期间及苏醒后即刻导致的寒战）	15
	咬肌痉挛（静脉注射琥珀酰胆碱后）	15
肌肉破坏后	CK＞20000U/L（在琥珀酰胆碱诱导后）	15
	CK＞10000U/L（未应用琥珀酰胆碱）	15
	围术期肌红蛋白尿（咖啡色尿）	10
	尿肌红蛋白＞60μg/L	5
	血清肌红蛋白＞170μg/L	5
	血/血浆/血清 K^+＞6mmol/L（排除肾衰竭）	3
呼吸性酸中毒	$PetCO_2$＞55mmHg（控制呼吸下）	15
	$PaCO_2$＞60mmHg（控制呼吸下）	15
	$PetCO_2$＞60mmHg（自主呼吸）	15
	$PaCO_2$＞65mmHg（自主呼吸）	15
	高碳酸血症	15
	呼吸急促	10
体温升高	体温快速升高	15
	围术期体温增高＞38.8℃	10
心律失常	窦性心动过速	3
	窦性心动过速或室颤	3
家族史（仅用于筛查 MHS）	直系亲属中有恶性高热家族史	15
	非直系亲属中有恶性高热家族史	5
其他指标	BE＜-8mmol/L	10
	pH＜7.25	10
	使用丹曲林后代谢或呼吸性酸中毒迅速好转	5
	阳性 MH 家族史（患者麻醉用药不同）	10
	静息血清 CK 升高（阳性 MH 家族史）	10

（2）鉴别诊断

① 神经阻滞剂恶性综合征（NMS）：NMS 是一种与使用抗精神病药相关的危及生命的临床综合征。相关代表药物包括氟哌啶醇和氟哌利多，临床表现包括肌肉强直、核心体温升高（＞38℃）、血压不稳、心动过速、呼吸急促和多汗等。

表 18-2　国际恶性高热诊断标准

得分范围 / 分	级别 / 级	发生 MH 的可能性
0	1	几乎绝对不可能
3～9	2	不可能
10～19	3	接近于可能
20～34	4	较大的可能性
35～49	5	很可能
50	6	几乎肯定

NMS 患者在发病后也有肌肉强直收缩，其临床表现与 MH 非常相似，但 2 种疾病发病原因与机制完全不同，NMS 患者的肌肉强直是中枢性原因导致的。术前详细了解抗精神病药的用药史有助于鉴别。

② 肌营养不良症：是一组以进行性加重的肌无力和支配运动的肌肉变性为特征的遗传性疾病。患者有骨骼肌损害的相关临床指标变化，因其有家族史和既往史，故可与 MH 区分。

③ 中央轴空肌病（CCD）：散发性，患者出生后即起病，多表现为"软婴儿"。此后运动发育迟缓，可伴有脊柱侧弯、先天性髋关节脱位、四肢关节挛缩等，肌张力低下，腱反射正常或减弱、消失，智力正常。重症患儿不能站立，坐立不稳，多数病例进展缓慢。重者常因呼吸困难和肺部感染而死亡。血清 CK 多正常或轻微升高，肌电图正常或呈肌源性损害。

④ 横纹肌溶解症：围术期引起横纹肌损害和溶解的因素很多。MH 与非麻醉用药所引起的横纹肌损害的区别在于：

a. MH 易感者骨骼肌细胞内的肌浆网膜存在先天缺陷，平常虽无异常表现，但在诱发药物的作用下可出现骨骼肌强直收缩，从而出现横纹肌溶解的表现。

b. 其他非麻醉用药诱发横纹肌溶解的可能机制多为药物（如降脂药）对骨骼肌细胞膜的直接损害或神经递质异常（如 NMS）等，骨骼肌本身并不存在先天异常。

⑤ 甲亢危象：甲亢危象是甲亢病情的急性极度加重，高热是甲亢危象的特征表现，体温急骤升高，高热常在 39℃以上，大汗淋漓，使用一般解热措施无效。心血管系统方面多表现为各种快速性心律失常，其中以期前收缩及心房颤动最为多见。鉴别要点是患者有甲亢病史，血 T_3、T_4 增加等。使用抗甲状腺药、碘剂、β_2-受体阻滞剂可缓解症状。

⑥ 嗜铬细胞瘤危象：亦称儿茶酚胺危象，是由于嗜铬细胞瘤突然释放大量儿茶酚胺入血，或儿茶酚胺分泌突然减少、停止而引起的严重血压和代谢紊乱。临床表现为血压急剧升高，高血压与低血压休克交替，血糖升高、糖耐量减退、尿

糖阳性，因散热障碍引发高热，严重者体温达 40℃。鉴别要点是患者有嗜铬细胞瘤病史或手术操作触碰引发，实验室检查血浆游离儿茶酚胺，24h 尿 VMA、儿茶酚胺升高，酚妥拉明阻滞试验阳性。

问题 17 恶性高热易感者麻醉前准备与评估如何做？如何选择麻醉药物和麻醉方式？

（1）麻醉前准备

① 术前除一般检查外，还必须测定 CPK、LDH、GOT、GPT 等酶的活性。麻醉前可给予阿片类和苯二氮䓬类药物，以减少应激反应。

② 麻醉机准备时应更换 CO_2 吸收罐和气体管道，取下蒸发器，使用新的或一次性呼吸环路，用纯氧以 10L/min 冲洗麻醉机 5min 以上。

③ 术中常规监测心电图、食管温度、血压、呼气末 CO_2 分压（$PetCO_2$）、SpO_2 并密切注意观察恶性高热的早期体征，必要时作血气分析，测定血清电解质和酶谱。

④ 准备好降温装置如冰块、冷盐水。若有条件可备好丹曲林，一旦发作时立即使用，但一般不主张预防性使用。

（2）术前评估

① 询问家族史：家族遗传因素和诱发因素相结合导致恶性高热的发生，半数患者的家族史中可发现曾有麻醉的意外死亡或麻醉期间体温的异常增高。

② 易感患者的筛选：恶性高热易感者（malignant hyperthermia susceptible，MHS）常伴发以下疾病或症状，如中央轴空病（central core disease，CCD）、肌营养不良、先天性骨关节畸形（先天性脊柱侧凸）以及肌肉痉挛、眼睑下垂、斜视等。对于高度可疑患者，应尽可能通过术前肌肉活检进行咖啡因氟烷收缩试验来明确诊断。

（3）麻醉选择

① 麻醉药物的选择

a. 全身麻醉药：易于诱发恶性高热的药物，最常见的是氟烷和琥珀酰胆碱。此外还有甲氧氟烷、恩氟醚、异氟醚、地氟醚、七氟醚、乙醚、环丙烷、三氯乙烯、三碘季铵酚、右旋筒箭毒碱等。

b. 局部麻醉药：利多卡因和甲哌卡因等也有诱发恶性高热的临床报道，尤其是利多卡因多见。

c. 其他药物：国外有报道认为抗胆碱酯酶剂、氯胺酮、地高辛、钾离子制剂、钙离子制剂、茶碱、阿托品、格隆溴铵等药物也可诱发恶性高热。

② 麻醉方式的选择：恶性高热易感患者拟在全身麻醉下行手术时，通常选择以静脉麻醉为主。全麻诱导和维持的安全用药包括巴比妥类药、丙泊酚、苯二氮䓬类药、麻醉性镇痛药和非去极化肌松药，禁用前述可诱发 MH 的麻醉药物。此外如果手术允许还可考虑应用局部麻醉、区域麻醉、椎管内麻醉，但应避免使用利多卡因，因其可诱发恶性高热。

问题 18　发生恶性高热如何处理？

恶性高热一经诊断，立即处理，具体处理措施如下：

（1）立即停用相关的麻醉药，更换钠石灰和呼吸管路。予以高流量（10L/min）纯氧过度通气，以洗脱挥发性麻醉药物并降低呼气末 CO_2 分压尽快完成手术，同时寻求帮助。

（2）尽早静脉注射丹曲林。丹曲林是治疗恶性高热的特效药，治疗的可能机制是通过抑制肌质网内钙离子释放，在骨骼肌兴奋-收缩耦联水平发挥作用，使骨骼肌松弛。在使用丹曲林时应尽早静脉注射，以免循环衰竭后，因骨骼肌血流灌注不足导致丹曲林不能到达作用部位而发挥作用。静脉注射丹曲林的首剂量 2.5mg/kg，每瓶丹曲林 20mg 以 60mL 灭菌注射用水溶解。禁用生理盐水或葡萄糖注射液溶解。根据病情发展，每 6h 追加 1～2.5mg/kg，用药时间不短于 24h，直至体温降低或 CK 下降，心血管系统稳定。用量一般为 10mg/（kg·d），但若病情需要可使用更大剂量。

（3）立即开始降低体温。具体措施包括变温水床、静脉输注大量冷平衡液、大动脉处放置冰袋、冰盐水灌胃和伤口冷盐水冲洗等。其中冰盐水灌胃是最有效的物理降温措施。近年也有文献报道使用体外循环降温，而解热剂对于恶性高热是无效的。核心体温降到 38℃时停止降温，防止体温过低。

（4）抗心律失常，使用胺碘酮，成人 300mg，儿童 3mg/kg，也可应用 β 受体阻滞剂、艾司洛尔、美托洛尔等，但不能用钙通道阻滞剂，因其与丹曲林合用会加重高钾血症，导致心搏骤停。

（5）尽早建立有创动静脉测压，监测动脉血气分析，抽取血样测 K^+、CK、血糖、肝功能、肾功能及凝血功能。维持酸碱平衡、水电解质平衡，包括纠正酸中毒（根据血气分析结果，行高容量通气，pH < 7.2 时输注 5% 碳酸氢钠纠正）、抗高钾血症（儿童意外的心搏骤停应首先考虑抗高血钾治疗）。应用葡萄糖和胰岛素治疗，成人应用葡萄糖 50g+ 胰岛素 10U，儿童使用葡萄糖 25g+ 胰岛素 5U，禁用钙剂避免加重病情。

（6）持续监测呼气末 CO_2 分压、每分通气量、电解质、血气分析、CK、核心体温、尿量和颜色、凝血功能等。如果 CK 和（或）钾离子短时间迅速升高或者尿量降至 0.5 mL/（kg·h）以下，应用利尿药物以维持尿量＞1mL/（kg·h）。

（7）应用肾上腺皮质激素。

（8）保护重要脏器功能，尤其在后期治疗中，防止多器官功能衰竭，正确补液和合理使用血管活性药物，保证循环稳定。在保护肾脏功能时特别重要的是碱化尿液，同时应反复使用呋塞米保持尿量。

（9）MH 患者尤其是发现较晚的患者，表现为核心体温已经严重升高。横纹肌已经发生溶解，这类患者可能需要使用小剂量肝素预防 DIC 发生，但需要进一步的临床证据支持。

（10）除了以上处理外，如条件允许，通过相关专科评估，积极进行血液净化治疗，主要考虑治疗酸碱失衡和电解质紊乱、肌红蛋白尿、高体温等问题。

临床上病情稳定的关键指标：呼气末二氧化碳分压（$PetCO_2$）逐步下降或恢复正常；心率平稳或下降，不再出现恶性心律失常；高热消退；全身肌肉僵直消失。25% 的患者度过开始的危险期后在数小时后会再次发生高热，通常患者需要严密监护至少 24h，以免病情再次反复，术后 24h 应继续使用丹曲林。

关键点

- 脊柱侧凸手术是骨科手术中手术时间最长、出血最多、麻醉管理最复杂的一类手术。术前应充分对患儿的心肺储备功能进行评估，是决定患儿麻醉耐受力的重要因素，围术期保证氧供需平衡。
- 围术期应做好容量管理和血液保护。容量管理的宗旨是维持有效循环容量，保证重要脏器灌注和组织氧合。术中密切监测手术过程、尿量、CVP、血红蛋白、血细胞比容、血乳酸等。
- 恶性高热易感者麻醉前做好术前评估和麻醉前准备。术中监测心电图、食管温度、血压、$PetCO_2$、SpO_2，并密切注意观察恶性高热的早期体征。
- 恶性高热一旦确诊，立即进行停止使用相关麻醉药物，静注丹曲林、降体温、维持酸碱平衡、水电解质平衡，纠正酸中毒、抗高钾血症、抗心律失常、监测 $PetCO_2$ 及保护重要脏器功能。

参考文献

[1] 邱贵兴，庄乾宇. 青少年特发性脊柱侧弯的流行病学研究进展 [J]. 中华医学杂志，2006, 86(11): 790-792.

[2] Mendiratta A, Emerson R G. Neurophysiologic intraoperative monitoring of scoliosis surgery[J]. Clin Neurophysiol, 2009, 26(2): 62-69.

[3] Pelosi L, Lamb J, Grevitt M, et al. Combined monitoring of motor and somatosensory evoked potentials in orthopaedic spinal surgery[J]. Clin Neurophysiol, 2002, 113(7): 1082-1091.

[4] 郭向阳，罗爱伦.恶性高热 [J].中华麻醉学杂志，2001, (21): 604-606.

[5] Schwartz L, Bockoff MA, Koka BV. Masseter spasm with anesthesia: incidence and implications[J]. Anesthesiology, 1984 (61): 772-775.

[6] 王颖林，郭向阳，罗爱伦.我国大陆恶性高热病例的分析 [J].中华临床麻醉学杂志, 2006 (26): 108-110.

[7] 黄如雷.我国恶性高热病例的特点及处理情况 [J].医学信息，2010 (23): 4683-4685.

[8] 魏敬松，张杰，梁志飞.全麻期间疑似恶性高热死亡一例 [J].临床麻醉学杂志, 2010 (26): 919-920.

[9] 车昊，张亚军，贾乃光，等.药源性恶性高热的临床表现与治疗 [J].中日友好医院学报, 2006, 20(2): 20-22.

（邱颐　杨旭）

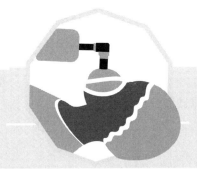

案例十九

早产儿（极低体重儿）行开腹探查术的麻醉管理

一般情况： 患儿，男，17天，体重1.4kg。因"呕吐、腹胀4h"入院。

现病史： 患儿4h前因频繁呕吐、腹胀，精神反应差入院。

既往史： 患儿在28周出生，出生时Apgar 4分，新生儿科行气管内插管术。

查体： BP 106/60mmHg，P 118次/分，T 37.4℃，R 23次/分。

专科查体： 患儿腹部膨隆、肠型、腹壁发红、肠鸣音减弱。

实验室检查

（1）血常规 （−）。

（2）凝血功能 （−）。

（3）生化检查 血钠125mmol/L。

辅助检查

心电图 窦律，心率过速（119次/分）。

腹部X片 肠管扩张，肠壁积气，门静脉积气。

腹部B超 肠壁增厚，黏膜及黏膜下水肿，肠壁血流信号增多。

入院诊断： 新生儿坏死性小肠结肠炎。

拟行手术： 开腹探查术。

问题1 什么是新生儿坏死性小肠结肠炎？

新生儿坏死性小肠结肠炎（necrotizing enterocolitis of newborn，NEC）是一种获得性疾病，好发于早产儿或患病的新生儿，是由于多种原因引起的肠黏膜损伤，从而使之缺血、缺氧，进而导致小肠、结肠发生弥漫性或局部坏死的一种疾病。NEC通常出现在小肠层面，但极少数情况下出现在结肠层面。结肠穿孔是罕见的，盲肠穿孔更是鲜有报道。

新生儿坏死性小肠结肠炎多见于早产儿和极低体重儿者，男婴多于女婴，无明显的季节性，多为散发性病例。临床上以腹胀、呕吐、便血为主要症状。腹部X线平片以部分肠壁囊样积气为特点，病理上为肠黏膜甚至肠深层的坏死，最常发生在回肠远端和结肠近端。

新生儿坏死性小肠结肠炎是新生儿最严重的消化道急症之一，其死亡率较高。临床资料显示，该病的发病率和死亡率随胎龄及体重的增加而减少。据不完全统计，目前我国本病的死亡率为10%～50%。

问题2 新生儿坏死性小肠结肠炎的病因包括哪些？

（1）早产 新生儿坏死性小肠结肠炎多发生于1500g以下的极低体重儿，因其免疫功能低下、胃肠功能不成熟、肠蠕动差、食物停留时间长，为细菌生长营造了良好环境。加之早产儿出生时又易发生窒息，造成肠壁缺氧损伤，使细菌有机会侵入。

（2）感染及炎症 产科并发症，包括宫内炎症和感染、生长受限、先兆子痫和产前药物治疗，与坏死性小肠结肠炎的风险增加有关。感染和肠壁炎症是新生儿坏死性小肠结肠炎最主要的病因，病原大多为克雷伯杆菌、大肠埃希氏菌、铜绿假单胞菌等肠道细菌。

（3）肠黏膜缺氧缺血 围术期窒息、呼吸骤停、严重心肺疾病、休克、红细胞增多症、母亲孕期滥用可卡因等都可能引起肠壁血管收缩，导致肠黏膜缺血缺氧、发生坏死。同时随着恢复供氧，血管扩张充血，扩张时的再灌注会增加组织损伤。

（4）肠道微生态环境的失调 早产儿或患病新生儿由于开奶延迟、长时间暴露于广谱抗生素等原因，肠道内正常菌群不能建立，病原菌在肠道内定植或优势菌种形成并大量繁殖，侵袭肠道，引起肠黏膜损伤。

（5）喂养因素 约90%的新生儿坏死性小肠结肠炎发生于肠道喂养后的新生儿。不合理喂养，如渗透压浓度太高、增量太快，被认为是重要原因。此外，新生儿坏死性小肠结肠炎患儿肠道喂养配方奶发病率远高于母乳喂养者。因此，对于极低体重儿来说，母乳被认为是预防新生儿坏死性小肠结肠炎最理想的食品。

（6）其他 临床发现，应用脐动脉或静脉插管、换血疗法、出现红细胞增多症、动脉导管开放、低体温等情况时，新生儿坏死性小肠结肠炎的发生率较高。

问题 3　新生儿坏死性小肠结肠炎的诊断标准是什么？

（1）存在引起本病相关危险因素　早产儿或体重极低新生儿出生时出现呼吸暂停、窒息、休克，以及有严重心肺疾病等症状患儿。

（2）有相关的临床表现　出现腹胀、腹痛、呕吐、腹泻及便血等症状。

（3）具有相关 X 线检查改变　腹部 X 线平片以部分肠壁囊样积气为特点。

问题 4　何为早产儿？

早产儿是指胎龄在 28～37 周的活产新生儿，又称为未成熟儿。其身体各器官构建和生理功能呈不同程度的不成熟。早产儿诊断标准主要依靠胎龄判断。胎龄超过 28 周但不满 37 周，出生体重小于 2500g，身长小于 45cm，头围在 33cm 以下者即可判断为早产儿。

问题 5　何为新生儿低体重？

正常足月新生儿出生体重在 2.5～4kg，出生体重低于 2500g 的婴儿称为低出生体重儿，其中小于 2500g 的低出生体重儿，又根据体重分为以下两类：①极低出生体重儿，是指出生体重＜1500g 的婴儿。②超低出生体重儿，是指出生体重＜1000g 的婴儿。

问题 6　新生儿每日液体需要量怎么计算？

新生儿每日液体需要量及液体量见表 19-1。应用时应注意相对湿度，该液体量仅是参考值。

表 19-1　新生儿每日液体需要量 [mL/(kg·d)]

出生体重 /g	＜750	750～1000	1000～1500	1500～2500	＞2500
第 1 天	100～150	80～100	70～80	60～80	60～80
第 2 天	120～180	100～140	80～100	80～100	80～100
3～7 天	150～200	120～150	100～150	100～150	100～150
2～4 周	120～180	120～180	120～180	120～180	120～160

注：一般是从最小的需要量开始，根据尿量、血钠和体重来调节。不同保暖方式需要的液体量可能有较大差异。

问题 7 新生儿围术期液体补充量怎么计算？

小儿的体表面积相对较大，代谢率高。而小儿每消耗 418.4kJ（100kcal）的热量需消耗 100mL 水。估算小儿的液体需要量时，需考虑代谢的因素（表 19-2）。基于体重的考虑，各年龄组每天液体维持量有所不同，维持量遵循 "4-2-1" 原则补液。

表 19-2 小儿液体维持量的估算

体重 /kg	每小时液体需要量 /mL	每天液体需要量 /mL
＜ 10	4mL/h	100mL/h
10 ～ 20	40mL ＋ 2 ×（体重 −10）	1000mL ＋ 50 ×（体重 −10）
＞ 20	60mL ＋ 1 ×（体重 −20）	1500mL ＋ 20 ×（体重 −20）

上述为小儿正常液体维持量。围术期间输液量应包括术前丧失量及术中损失量。术前丧失量主要由禁食所致，其估计量为：禁食时间 × 每小时液体维持量。术前丧失量的 50% 应在第 1h 内补充，第 2、3h 内各补充 25%。术中损失量包括麻醉及手术创伤引起的损失量。麻醉引起的损失量与麻醉装置有关。高流量麻醉、吸入气体无加温加湿，经呼吸道损失液体较多。手术引起的液体损失量与手术部位、手术时间及出血情况有关，从 1 ～ 15mL/（kg·h）不等。输入的液体种类也非常重要。由于发现缺氧性脑损伤的患儿血糖水平较高，对于术中葡萄糖的输入应慎重。所有的损失量应补充平衡盐溶液（如乳酸林格注射液），正常维持量为 5% 葡萄糖注射液加入 0.45% 氯化钠注射液中输入，这样可最低限度地减少血糖水平异常。

问题 8 新生儿允许的失血量及血液制品如何补充？

小儿最大允许失血量（Maximum Permissible Blood Loss，MABL）=［估计血容量（EBV）×（初始血细胞比容－可耐受的血细胞比容）］/ 初始血细胞比容。简单从临床估计，新生儿一次耐受的最大失血量为患儿血容量的 5%，一旦大于 5% 就会出现相应的临床表现。

在循环及呼吸功能正常的情况下，患儿能耐受的血细胞比容为 25% ～ 30%。但对于 3 个月以内的婴儿，其血细胞比容应保持在 35% 以上。根据 MABL 决定输液的选择，如失血量＜ 1/3MABL，输平衡液即可；失血量＞ 1/3MABL，需补充胶体液；失血量＞ 1MABL，需要进行输血。输注平衡液量与失血量之比应为

3 : 1，输注胶体液量与失血量之比为 1 : 1。

如患儿有先天性凝血因子缺乏或手术创面异常渗血，且 PT 超过 15s 或 APTT 超过 60s，需输注新鲜冰冻血浆来补充凝血因子。如患儿术前合并有特发性血小板减少性紫癜或化疗等原因使血小板计数降至 $15×10^9/L$ 以下，或由于术中血液稀释使血小板计数降至 $50×10^9/L$ 以下时，需外源性补充血小板。

新生儿红细胞输注指征：①出生 24h 内静脉血 Hb ＜ 130g/L；②急性失血量≥血容量的 10%；③医源性失血累计≥血容量的 5% ～ 10%；④严重新生儿溶血病患儿伴血脑屏障发育不完善者应进行换血治疗；⑤外科手术时，Hb 应维持在 100g/L（或 HCT ＞ 0.30）以上；⑥慢性贫血患儿，Hb ＜ 80 ～ 100g/L（或 HCT ＜ 0.25 ～ 0.3），并伴有贫血症状；⑦患有严重呼吸系统疾病的新生儿 Hb ＜ 130g/L。

极低出生体重儿红细胞输注指征：①出生时严重贫血和（或）低血容量性休克；②一次性失血量≥血容量的 10%；③第 1 周 HCT ＜ 0.40，第 2 周 HCT ＜ 0.35；④出生后第 2 周仍有严重肺部疾病或动脉导管未闭的患儿，HCT ＜ 0.40；⑤ 2 周以上慢性肺部疾病患儿 HCT ＜ 0.30 ～ 0.35。

一般来说，输注全血 6.57mL/kg，悬浮红细胞 3.5 ～ 4mL/kg 可将 Hb 提高约 10g/L。去白细胞悬浮红细胞及洗涤红细胞在制备过程中分别有最大不超过 15% 和 30% 的红细胞丢失，因此输注量可适当增加。红细胞输注量（mL）=［期望 Hb 值（g/L）－当前 Hb 值（g/L）］× 体重（kg）×0.3（输悬浮红细胞为 0.3，若输全血则为 0.6）。儿童输血量应按每次 10mL/kg 进行输注，必要时 8 ～ 12h 后重复输注。输血速度宜慢（特别是出生后 1 周内），以避免引起脑血流波动导致颅内出血。新生儿一般按每次 10 ～ 20mL/kg，采用输血泵缓慢静脉输注，一般不少于 2h。

问题 9　新生儿麻醉前评估应关注哪些问题？

（1）了解病史　通过 Apgar 评分和分娩史回顾，评估围生期窒息史和后遗并发症影响。家族史和孕妇用药史，查体结果和化验检查，了解是否存在其他器官系统病变。

（2）禁食　术前 6h 禁喂奶制品，术前 4h 禁食母乳，术前 2h 禁清饮。

（3）术前给药　低体重新生儿凝血因子不足，可以肌注维生素 K 10mg。

（4）术前准备

① 新生儿和低体重新生儿在麻醉期间易发生体温下降，术中注意持续监测体温，应准备各种保温措施。如使用适当转运设备（温箱）并在转运期间注意覆盖保暖，暖风机或照射加温，对皮肤消毒液进行加温，吸入经过加温湿化的麻

醉气体，保持手术室的温度，加温输注液体和血制品等。手术间的温度维持在 26～30℃。

② 新生儿体重低，体内总血容量少，术前应充分估计术中可能的出血情况，预先备血，以便术中及时补充失血。

③ 术前应尽量纠正患儿已存在的脱水、电解质紊乱、感染、内环境紊乱等。

④ 对于行消化道手术的患儿，术前常规放置胃管，麻醉前应抽吸胃管以减少反流误吸的发生率。

⑤ 在保证管径足够大的前提下，主张选择无套囊的气管导管。此外，还需要准备小儿呼吸机，并调整好呼吸参数。新生儿一般采用压力控制模式，患儿如无呼吸疾病则气道峰压（PIP）设定为 14～18cmH$_2$O，呼吸频率为 40 次/分，吸入氧浓度根据具体需求设置。

病例继续

患儿病房留置气管内插管、动态动脉血压监测（ABP）、经外周静脉穿刺中心静脉置管（PICC）。经辐射台转运入手术室，ABP 为 65/38mmHg，HR 170 次/分，呼吸机设置 FiO$_2$ 40%，PIP 14cmH$_2$O，呼吸为 40 次/分，SpO$_2$ 98%。吸入 1MAC 七氟醚镇静，静注 5μg 芬太尼镇痛、罗库溴铵 1mg 予以麻醉诱导。术中持续吸入七氟醚维持麻醉。术中血流动力学平稳，手术方式为开腹探查术、坏死小肠切除术、肠造瘘术。术毕经辐射台安全转运回新生儿病房。

问题 10　术中呼吸机通气应该关注哪些问题？

一般选择压力控制通气模式，调整通气压力、呼吸频率和氧浓度。建议采用肺保护通气策略，气道峰压（PIP）14～18cm H$_2$O，呼气末正压（PEEP）始于 4～5cmH$_2$O，吸呼比 1∶1.5。保持相对快的呼吸频率（RR），可获得满意的分钟通气量。维持较低水平的 PIP 和较高水平的 PaCO$_2$ 通气策略可使得术后支气管、肺发育不良和慢性肺疾病的发生率降低。严密监测呼气末二氧化碳分压（PetCO$_2$），使其维持在 35～40mmHg，以避免单位时间内气道压过高引起肺损伤，同时也可避免容量控制模式时因机器的压缩容积过大而使有效通气量不足。新生儿尤其早产儿由于潮气量很小，流量传感器测不出 PetCO$_2$，所以不一定准确，必要时查血气 PaCO$_2$ 进行对照。

问题 11　全身麻醉药物的选择需注意什么？

（1）麻醉诱导　选用可控性好、对患儿影响小的药物。如患儿已建立静脉通路，可采用静脉麻醉诱导。麻醉药可选用丙泊酚、氯胺酮等。可使用芬太尼、舒芬太尼（但新生儿科建议2岁以内不使用舒芬太尼）、瑞芬太尼或辅以吸入麻醉药以增强镇痛。肌松药可酌情使用。未建立静脉通路的患儿可采用吸入七氟醚诱导。

（2）麻醉维持　可以采用吸入麻醉或静吸复合麻醉维持，术中可连续输注瑞芬太尼。低体重新生儿对吸入麻醉药的需要量比正常新生儿低，且麻醉药物过量与药物不足之间的范围很窄。新生儿，尤其低体重儿药物半衰期比成熟儿长，药物清除率低，达到相同的麻醉深度比成熟儿需要更少的麻醉药，故要控制静脉及吸入麻醉用药量，芬太尼和肌松药的使用应慎重。新生儿尤其早产低体重儿视网膜病变发生率较高，围术期为避免发生早产儿视网膜病变可以使用氧气—空气混合吸入，不提倡纯氧吸入。建议术中维持SpO_2在93%～96%，PaO_2在50～80mmHg比较合适。

问题12　麻醉期间需监测哪些指标？

围术期常规监测应包括心肺听诊、血压、心电图、SpO_2、$PetCO_2$、体温、血糖和尿量，监护仪预调报警上下限。重症患儿要监测中心静脉压、有创动脉血压和血气分析等。有创动脉血压的监测避免了因患儿小、外周动脉搏动弱、袖带宽度不适合因素导致的无创血压不可靠或测不出的情况。麻醉期间结合血气分析及时调整呼吸机参数，维持水、电解质、酸碱平衡，确保围术期内环境的稳定。另外，早产儿深麻醉状态可致明显的血压下降，而血压下降往往不会引起心率增快，这是由于早产儿压力感受器反应较为迟钝所致。麻醉期间如脉搏慢于100次/分，应注意有无缺氧、迷走神经反射或深麻醉，应积极予以纠正缺氧，用阿托品治疗。血压低时要查找原因，补液，必要时使用血管活性药物治疗。

问题13　麻醉后常见并发症有哪些？如何处理？

术后第1个24h内进行监测是必需的，因为有窒息的风险。术后保留气管导管回新生儿监护室进行呼吸机支持治疗较为安全。为预防喉头水肿，可考虑拔除气管导管30min前静注地塞米松0.5mg/kg。当患儿完全清醒，吸入空气情况下SpO_2保持在正常水平，并且自主呼吸频率和深度及$PetCO_2$水平均达到或接近正常时，才考虑予以拔管。拔管前需充分吸痰和适度膨肺，以降低拔管后肺不张发生率。

由于新生儿和低体重新生儿的呼吸、心血管和代谢系统有其独特的发育特点，因此在麻醉恢复期危险性更高，常见的并发症有：

（1）术后呼吸暂停　新生儿尤其是低体重或有窒息史的新生儿，术后发生呼吸暂停的概率增加。术后呼吸暂停可持续 15～20s，伴心动过缓与氧饱和度降低、皮肤发绀或苍白、肌肉张力减低，多在术后 2h 内发生，但也可在术后 12h 发生。尤其是矫正胎龄不足 40 周的早产儿，以及贫血（血红蛋白< 10mg/dL）、脓毒血症、低温、中枢神经系统疾病、低血糖症或其他代谢紊乱的婴儿，全麻中发生呼吸停止和心动过缓的概率更高。术后呼吸暂停的常见原因包括患儿脑干发育不全导致对高碳酸血症与低氧血症的通气反应异常，还有肺不张、低温、吸入麻醉药或麻醉性镇痛药等因素。由于术后呼吸暂停的高发性与病情的严重性，应加强术后心肺功能的监测，直至术后 12～24h，协助患儿安全度过窒息的高风险期。

（2）低血压　新生儿心血管系统发育不全、代偿能力差，主要靠增加心率来满足心排出量的要求。麻醉药物对循环系统存在不同程度的抑制作用，易出现低血压、心动过缓。因此术中维持患儿心率十分重要。吸入麻醉药会削弱新生儿的压力感受器反射机制，并可持续至手术后期，致使新生儿对失血的反应能力差。维持血容量是术后的关键措施，应根据需要及时补充。

（3）代谢并发症

① 应激性高血糖症：常见于新生儿的手术恢复期。高血糖症显著或持续时间长可发生高渗血症，血浆渗透压增高，高渗性利尿，水和电解质大量丢失，引起脱水、烦渴、多尿等，甚至休克，严重者可致颅内出血。由于高血糖症新生儿的死亡率和颅内出血发生率比血糖正常者高，因此在术中应动态监测血糖。

② 低体温：低体温有很大的危险性，可间接导致代谢率和氧耗量增加而引起低氧血症、酸中毒和呼吸暂停。低体温会导致肌松药和麻醉药的作用时间明显延长，导致苏醒延迟。因此术中和术后应注意保温。

（4）反流误吸　由于新生儿的生理及解剖特点，在麻醉苏醒期发生反流误吸的概率并不低，尤其是某些腔镜和长时间的手术。如发生反流误吸，应充分吸引，吸氧，加用 PEEP，静脉注射糖皮质激素，必要时行支气管灌洗等。

关键点

- 随着新生儿外科的发展，越来越多的患儿实施手术，但该类患儿系统器官发育不全。术前应充分了解具体病史，麻醉医师应熟知其生理解剖特点，术前充分评估，围术期做好多方面的准备。
- 围术期液体管理是关键环节。围术期要加强监测，必要时使用有创压力监测，根据患儿情况应用血管活性药保证血流动力学稳定。
- 气管内插管患儿选用不带套囊的气管导管，通气模式一般选择压力控制通气模式，建议采用肺保护通气策略，设定 PIP 4～18cmH$_2$O，PEEP 4～5cmH$_2$O，吸呼比 1∶1.5，保持相对快的呼吸频率，吸入氧浓度建议在满足血氧的情况下尽量不高于 40%。
- 围术期体温监测和保护至关重要，应积极调整内环境、酸碱平衡。

参考文献

[1] 李国华. 小儿内科学 [M]. 北京：中国协和医科大学出版社，2016.

[2] 邵肖梅. 新生儿学 [M].4 版. 北京：人民卫生出版社，2011: 477-481.

[3] Seghesio E, Geyter CD, Vandenplas Y, et al. Probiotics in the prevention and treatment of necrotizing enterocolitis[J].Pediatric Gastroenterology Hepatology & Nutrition, 2021, 24(3): 245.

[4] Watson SN, Mcelroy SJ.Potential Prenatal origins of necrotizing enterocolitis[J]. Gastroenterology Clinics of North America, 2021, 50(2): 431-444.

[5] Co A, Cs B, St B, et al.Cecal perforation secondary to fungal necrotizing enterocolitis in a premature neonate[J]. International Journal of Surgery Case Reports, 2021, 45(2): 43-45.

[6] 王静. 新生儿坏死性小肠结肠炎发病机制研究进展 [J]. 安徽医药，2019, 23(6): 1074-1077.

[7] 王雪莲，陈超. 新生儿坏死性小肠结肠炎的病因及危险因素研究进展 [J]. 中华儿科杂志，2013, 51(5): 340-344.

[8] Hans Van Goudoever, 陈超，张蓉，等. 新生儿坏死性小肠结肠炎的热点问题 [J]. 中国循证儿科杂志，2011(5).

[9] 刘淼清，王永飚，李仲荣，等. 新生儿坏死性小肠结肠炎的外科处理 [C]. 中华医学会第八次全国小儿外科学术会.

[10] 汪健. 新生儿坏死性小肠结肠炎的预防和外科治疗 [J]. 中华实用儿科临床杂志，2013, 28(23): 1771-1772.

[11] 朱海涛. 新生儿坏死性小肠结肠炎外科手术治疗专家共识 [J]. 中华小儿外科杂志，2016, 37(10): 724-728.

[12] 刘斌，刘远梅. 新生儿坏死性小肠结肠炎外科诊疗进展 [J]. 中国普通外科杂志，2015, 24(10): 1463-1467.

[13] 中国医师协会新生儿科医师分会，循证专业委员会. 新生儿坏死性小肠结肠炎临床诊疗指南（2020）[J]. 临床医学研究与实践，2021, 6(2): 201.

[14] 赵德华，贾晨路，韩连书. 早产儿低体重儿及患病儿遗传代谢病筛查共识[J]. 中国实用儿科杂志，2020 (3).

[15] 左云霞，石翊飒，叶茂，等. 新生儿和低体重新生儿麻醉指南（2017 版）. 中华麻醉在线.

（石海霞　王晓冬）

案例二十

新生儿术中突发喉痉挛

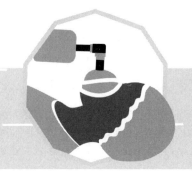

一般情况： 患儿，8个月，体重10kg，因"右手中指肿物"入院。

现病史： 家属无意间发现患儿右手中指肿胀，到本院小儿骨科就诊。家属自述近期无上呼吸道感染史，否认发热、咳嗽、咳痰。

既往史： 生于原籍，第一胎顺产，生后无窒息、高热、黄疸史，生长发育同正常儿童。预防接种按期进行。否认心脏病、肝炎、结核等病史，否认外伤、手术、输血史，否认药物及食物过敏史。

查体： BP 95/55mmHg，P 106次/分，T 36.2℃，R 22次/分。

专科查体： 右手中指末节肿胀，其余手指外观及活动正常。

实验室检查

（1）血常规　（−）。

（2）凝血功能　（−）。

（3）生化检查　（−）

辅助检查

（1）胸部X线片　（−）。

（2）心电图　（−）。

（3）右手B超　右手指屈肌腱周围低回声，腱鞘巨细胞瘤？

（4）X线　右手中指周围软组织肿胀，掌骨间关节未见异常。

入院诊断： 右手腱鞘囊肿。

拟行手术： 囊肿切除术。

问题1 小儿的生理特点有什么？

（1）呼吸系统 头大、颈短、总气管短，鼻孔小、舌体大、喉头位置高，会厌短、呈U型，气道较窄。环状软骨是小儿气道的最狭窄处。小儿扁桃体和腺样体在4~6岁时达最大形状，支气管较成人相对宽大，气道阻力大，潮气量较小，氧耗约为成人的两倍，氧储备能力低。面罩通气时易引起胃扩张，易反流误吸。肺顺应性低，随年龄增加而增加。呼吸频率与成人相比增加，约为成人的2~3倍。功能残气量较小，约为30mL/kg，必须增加呼吸次数以增加每分钟通气量。

（2）循环系统 心脏体积和重量相对比较成人大，由于卵圆孔和动脉导管闭合，心室做功增加，处于超负荷状态，对容量治疗敏感。心率快、代谢率高、心排血量大，呈心率依赖性。收缩压为60~80mmHg，心率为120~140/分。随年龄增加，心率逐渐下降，血压逐渐升高。血容量及血红蛋白较成人多，耐受失血量大。血红蛋白大部分为胎儿型，氧亲和力高，氧解离曲线左移。

（3）中枢系统 血脑屏障通透性强，药物易透过，使用阿片类药物时注意减量。中枢神经系统未成熟，吸入麻醉药的MAC增加。对疼痛性刺激存在生理及生化反应，故手术时应采取完善的麻醉镇痛措施。

（4）肝肾功能 肝功能发育不全，药物的诱导酶不足，随年龄的增加逐渐发育完全。糖原储备能力低，处理蛋白负荷的能力较差，易出现低血糖和酸中毒。肾脏功能未成熟，经肾排泄药物半衰期延长。液体占体重比例较大，细胞外液比细胞内液多，后逐渐降低。水转换率较大，易脱水。吸收钠的能力低，易丢失钠离子，产生低钠血症。

（5）体温调节中枢 体温调节机制发育不完全，皮下脂肪少，体表面积大，易散热。依赖非寒战性产热，受交感神经支配。全麻可影响棕色脂肪代谢，导致术中低体温。

问题2 小儿术前麻醉评估有哪些？重点关注有哪些？

尽管标准的成人病史和体格检查对儿童的术前评估同样适用，但小儿术前麻醉评估仍有一些问题需要进一步重视，重点关注如下：

（1）小儿患者术前需详细查询患儿的孕龄、生长发育、营养状况、气道、手术史、抢救史、插管史和全身各系统疾病（心脏、肺、内分泌、肾脏疾病等）。

（2）对患有遗传代谢性或各种畸形综合征的患儿应进行细致深入的评估，有些先天性疾病可能合并多种器官畸形缺陷，特别是对合并心血管和气道畸形的患儿术前应进行相关的检查。

（3）对早产儿（指出生时＜37周胎龄的新生儿）要重点评估。因为早产的后遗症会影响患儿的麻醉管理和出现一些可预期的并发症，比如合并支气管和肺部发育不良，术后发生支气管痉挛和缺氧的风险增加。

（4）对有特殊家族史（恶性高热、假性胆碱酯酶缺乏、术后恶心呕吐、先天性神经肌肉疾病、先天性凝血功能障碍等）的患儿也需要引起重视，尤其是有恶性高热家族史的患儿一定要引起重视。

（5）对有呼吸系统疾患的小儿，如有喘息、严重咳嗽咳痰、肺炎或哮喘急性发作者，择期手术应延期，必要时最好推迟4～6周再行择期手术。因为患儿呼吸道高反应性可维持到感染后6周。对于重度阻塞性睡眠呼吸暂停，$BMI > 40kg/m^2$的患儿术后建议重症监护。

问题3 小儿骨科手术的麻醉方法怎样选择？

小儿骨科手术种类包含以下四类：

（1）骨病类　先天性脊柱侧弯矫形术、先天性髋关节发育不良矫形术、先天性马蹄内翻足矫形术、先天性膝关节内外翻矫形术、先天性高肩胛症矫形术、先天性高弓足矫形术。

（2）先天性　手足多指畸形矫形术。

（3）肿瘤类　各种良恶性骨肿瘤治疗。

（4）骨伤类　四肢骨折、脊柱创伤。

目前，小儿骨科手术的麻醉方法原则上应尽量简单，最大可能地减少对患者生理的干扰，具体方式有三种：

（1）基础麻醉　是指麻醉前使患者意识消失进入类似睡眠状态。适用于小儿短小的骨科浅表手术；也可作为辅助麻醉，为其后的区域麻醉操作做基础，适用于不合作的小儿。

（2）区域麻醉　包括局麻、椎管内麻醉、神经阻滞。是指局麻药物暂时阻断某些周围神经的冲动传导，使所支配的区域产生麻醉作用。术后镇痛效果好、呼吸循环抑制轻，适用于合作配合的小儿四肢骨手术。

（3）全身麻醉　是指全麻药物进入人体，通过血液循环，作用于中枢而产生的麻醉方法。麻醉起效快、苏醒快、患儿依从性好，适用范围大的、多发的复杂小儿骨科手术。一般来说，麻醉医生会根据手术部位、范围和患儿情况进行评估，然后和外科医生进一步达成共识，从而选择最佳的麻醉方案。

问题 4 小儿麻醉术前如何准备?

(1)麻醉前病情评估 麻醉前评估是保证围术期安全的重要步骤。采取适合儿童的问诊和检查方式,通过麻醉前评估来制定应对措施,将围术期的不良事件发生率降到最低。尽管患儿的病史一般不复杂,但小儿生理储备功能低下,病情变化快,麻醉科医师既要了解外科手术相关疾病,还需全面了解各系统功能状况、并存疾病或多发畸形、既往疾病和麻醉手术史、出生状况、过敏史和家族麻醉手术史,同时着重检查重要系统,仔细听诊心肺,如两肺是否有干湿啰音,心脏是否有杂音等,患儿有无腹胀、胃排空障碍和胃食管反流等增加反流误吸的危险因素。此外,对于 ASA Ⅰ、Ⅱ级患儿,如行短小手术,不需特殊检查;如行较大手术或者合并有呼吸、循环、中枢神经系统、肝肾、内分泌等系统疾病的 ASA Ⅲ 级及以上患儿,应做相应的实验室及特殊检查。

(2)术前宣教 面对手术和未知的焦虑,患儿会拒绝说话或回答问题,拒绝进行眼神交流或者哭闹。减轻患儿及其父母或监护人围术期焦虑的关键是在手术前熟悉手术环境和手术过程。通过视频、参观手术室、允许患儿使用常用的医疗设备,如听诊器、面罩、氧饱和度探头、血压袖带等方式提高患儿对手术环境的熟悉感,进行术前宣教。

(3)麻醉前安全核查

① 核对基本情况。包括患儿姓名、性别、年龄、体重、外科手术名称和手术部位,手术、麻醉知情同意书是否已签署。确保在正确的小儿身上实施经监护人同意的正确手术或操作。

② 核查禁食时间。长时间禁食禁饮会引起患儿饥饿口渴,会出现哭闹、焦虑、脱水、低血糖和胰岛素抵抗等情况,加重应激反应。延长禁食时间并不能减少胃内容物和增加胃液 pH 值。小儿麻醉前禁食禁饮应按照 2-4-6-8 法则(表 20-1)执行。目前,各种因素使小儿术前禁食时间普遍过长,容易造成脱水、低血糖等,值得重视。同时,应评估小儿反流误吸的风险。

表 20-1 小儿麻醉前禁食禁饮情况(2-4-6-8 法则)

摄入液体种类	禁食时间 /h
清饮料	≥2
母乳	≥4
配方奶	≥6
牛奶	≥6
固体食物	≥8

③ 小儿呼吸道评估。评估是否有潜在通气困难和插管困难。

④ 预测手术出血量。根据预测出血量多少，准备建立合适的静脉通道并备血。

（4）麻醉诱导前准备　麻醉机、监护仪（适合小儿且功能状态完好的SpO_2探头的准备尤为重要）、吸引设备（合适的小儿吸痰管并检查其吸引力）、保暖设施（适当的室温，保证各种保温装置，如加热灯、电热毯、暖风机等处于良好的功能状态）、气道管理相关器具（无论计划采取何种麻醉方式，必须按气管内插管全身麻醉准备合适的面罩、口咽通气道或鼻咽通气道、喉镜、气管导管、喉罩、插管管芯等）、抢救药品和麻醉药品。

问题 5　术中管理应注意哪些问题？

小儿解剖情况不同于成人，其脏器功能尚未完全发育成熟，因此小儿麻醉不可简单定义为成人麻醉的缩影，术中管理应注意以下问题：

（1）麻醉深度监测　对于全身麻醉的患儿，应使用麻醉深度监测来调整麻醉药用量，维持合适麻醉深度，避免儿童深度麻醉下所产生的一系列并发症。脑电双频指数（BIS）是常用的麻醉深度监测指标，与许多麻醉药物，包括丙泊酚、咪达唑仑、七氟醚、右美托咪啶等的用量有良好的相关性。

（2）气道管理　术中可以使用保留自主呼吸的全身麻醉或气管内插管全身麻醉。非气管内插管麻醉无气道损伤，可缩短术后禁食时间、住院时间。气管内插管全身麻醉用药推荐使用半衰期短的丙泊酚、瑞芬太尼、舒芬太尼、阿芬太尼、七氟醚、地氟醚、顺阿曲库铵等新型短效麻醉药，有利于患儿术后较快清醒，拔除气管导管，缩短气管内导管放置时间。此外，临床医师可根据患儿气道并发症的风险选择拔管方法，推荐深麻醉下拔管，以最大限度减少除气道阻塞外的气道并发症。

（3）麻醉前用药管理　麻醉前 30min 给予阿托品 0.02mg/kg 肌注，以减少呼吸道分泌物。由于小儿对父母依赖、对陌生环境恐惧，麻醉前还可以给予适当镇静，如右美托咪定 1～2μg/kg 滴鼻或右美托咪定 2～3μg/kg 肌注。

（4）麻醉方式管理　对于上下肢单纯骨折的患儿，若患儿年龄小不合作可采用区域麻醉＋不插管全麻（喉罩/鼻咽导管）；对于 12 岁以上合作较好的患儿，给予区域麻醉＋基础麻醉（咪唑安定、右美托咪定）；对于严重创伤、手术时间长、失血多的患儿，如先天性髋关节脱位、骨巨细胞瘤及其他骨肿瘤、脊柱畸形矫正手术，应优先选择区域阻滞＋气管内插管全身麻醉（静吸复合/全凭静脉）。

（5）术中液体管理

① 液体种类：所有年龄组的补液均推荐使用平衡等渗电解质溶液，以避

免低钠血症和高氯血症性酸中毒。而新生儿或确诊有低血糖者可以酌情使用含 1%～2.5% 葡萄糖的平衡盐溶液。

② 补液原则：传统的液体管理基于 Holliday 和 Segar 公式的 "4-2-1 法则" 计算输液量，术中需补充生理需要量、术前禁食损失量、术中损失量（包括第三间隙的转移量）。

③ 生理需要量：根据患儿体重按小时计算禁食引起的缺失量（生理需要量 × 禁饮时间），在手术第 1 个小时补充 1/2，余下液体量在随后 2～3h 内输完。术中损失量，包括失血、消化液丢失（腹泻、呕吐、胃肠引流等）、手术创伤等导致的局部液体丢失。根据手术类型补充手术创伤引起的液体丢失（如体腔开放、浆膜下液体积聚等），一般小手术 2mL/(kg·h)，中等手术 4mL/(kg·h)，大手术 6 mL/(kg·h)，腹腔大手术和大面积创伤时失液量可高达 15mL/(kg·h)。

④ 术中是否输血取决于患儿术前血红蛋白水平、术中失血量和心血管反应情况。一般来说，全身状况良好的患儿当失血量达到 EBV 的 15% 以上时应给予输血。另外，术中测定 HCT 对指导输血有重要的临床意义。正常情况下，新生儿可接受的 HCT 为 35%，婴幼儿和伴有明显心肺疾病的患儿术中 HCT 应维持在 30% 以上，其他患儿通常将 HCT 为 25% 作为可接受的下限。

（6）体温管理　儿童围术期低体温（低于 36℃）的发生率为 4.2%～60.0%。患儿，尤其是新生儿自身体温调节系统发育不完善，受周围环境温度影响大。体温过低会导致手术并发症增加，包括手术部位感染、药物的药代动力学改变、凝血功能受损和心律失常。低温也可导致患儿苏醒期寒战，增加代谢率和氧耗，增加围术期心脏事件的发生。低体温还会引起患儿苏醒程度较低及意识状态较差，导致拔管时间延长，麻醉后苏醒时间延长。因此，麻醉开始前 1～2h 应测量核心温度，并且在手术过程中连续或每 15min 测量 1 次。患儿手术的手术室环境温度应至少为 24℃，同时手术台铺保温毯或暖吹风，对静脉输液和冲洗液使用加温器进行加热，使核心体温保持在 36℃ 以上。

病例继续

术前准备完毕，患儿 8:30 入室，SpO_2 99%，HR 120 次/分，患儿哭闹声音洪亮。东莨菪碱 0.08mg、地塞米松 0.08mg、氯胺酮 1mg/kg 静脉注射后入手术室。在 3% 七氟烷吸入下行腋路臂丛神经阻滞，给予 0.3% 罗哌卡因 8mL。吸入 2% 七氟烷，静脉泵注丙泊酚维持麻醉，保留自主呼吸。手术开始 30min 后，患儿出现喉部哮鸣音，胸廓起伏消失，SpO_2 进行性下降，面罩手控辅助无法通气。立即嘱术者停止手术，呼叫帮助，准备气管内插管。喉镜置入后发现声门紧闭，放弃气管内插管，改为手控面罩加压给氧，SpO_2 上升至 98%，给予甲泼尼龙 8mg。

问题 6　如何鉴别喉痉挛、支气管痉挛与痰栓导致的通气障碍？

三者导致的通气障碍均有呼吸困难及通气阻力大的表现，具体鉴别点如下：

（1）喉痉挛在自主呼吸下可见患者以吸气为主的呼吸困难，气管移位，胸骨上窝、锁骨上窝、肋间隙出现明显凹陷。严重时发生完全性梗阻，无呼吸运动，无呼吸音，连接呼吸机上的呼吸囊不动，吸气性哮鸣音不能听及，$PetCO_2$ 波形不规则、变低甚至消失。持续的梗阻不解除可能导致 SpO_2 下降、发绀及心动过缓。

（2）支气管痉挛在自主呼吸下可见患者以呼气为主的呼吸困难，严重时出现发绀。在气管内插管全麻下通气阻力明显增加，听诊可闻及两肺广泛哮鸣音，以呼气时更为明显。$PetCO_2$ 或 $PaCO_2$ 可稍下降，严重者哮鸣音反而减少，$PetCO_2$ 或 $PaCO_2$ 显著升高，SpO_2 或 PaO_2 显著降低。

（3）痰栓导致的通气障碍一般在通气的吸气相与呼气相均可听见声音。吸痰管不能通过气管导管，或者用纤支镜检查可提示该诊断。

病例继续

术者继续手术，5min 后患儿再次出现面罩通气困难，SpO_2 下降，加大七氟烷吸入浓度，给予艾司氯胺酮 10mg 后 SpO_2 恢复到 99%。10min 后手术结束，患儿腹部胀气，呃逆，调整侧卧位，腹部保温处理，送麻醉恢复室（PACU）。

问题 7　该例患儿是否同时合并支气管痉挛？

该患儿发病过程中未合并支气管痉挛。首先从临床表现来看，患儿声门紧闭，发生吸气性呼吸困难，与支气管痉挛表现的呼气性困难症状不符。其次，从诱发因素来看，患儿近期无呼吸道感染史，无哮喘发作史，未接触过敏原，没有诱发支气管痉挛的因素存在。此外，该患儿通过加压给氧，症状缓解，可证明发生了喉痉挛。

问题 8　患儿是否发生过敏反应？

该患儿未发生过敏反应，一般过敏反应发病迅速（在接触过敏原后几分钟至几小时发病），包括局部表现和全身表现。典型局部表现可以概括为："疹"（皮疹）、"肿"（荨麻疹，喉头水肿）、"痒"（皮肤瘙痒）、"湿"（分泌物增多）、"缩"（支气管痉挛）。全身表现则为较严重的心率增快或心律失常、血压下降、意识障碍等休克表现。然而本例患儿只出现了呼吸系统的表现，因此不能诊断为过敏反应。

问题 9　喉痉挛的诱因及处理措施是什么？

（1）喉痉挛的诱因
① 刺激因素：咽喉部异物、血液或分泌物。
② 上呼吸道的炎症感染。
③ 药物：刺激性挥发性麻醉药（如乙醚、异氟烷、地氟烷）以及某些静脉麻醉药如硫喷妥钠，盐酸氯胺酮等。
④ 浅麻醉下气道内操作：如吸痰，放置口咽或鼻咽通气道，喉罩、气管内插管或拔管对咽喉部产生的刺激。
⑤ 手术操作：浅麻醉下剥离骨膜、扩肛手术、扩张尿道、牵拉内脏等。
⑥ 其他：搬动患者、缺氧、二氧化碳蓄积等。

（2）处理措施
① 立即停止一切刺激和手术操作，寻求帮助。
② 调整面罩、托下颌。轻提下颌可缓解轻度喉痉挛，面罩加压纯氧呼吸。
③ 使用 Larson 手法，即按压位于下颌角和乳突之间的"喉痉挛切迹"。此法无创、简单、无不良作用。
④ 如严重喉痉挛引起声门完全关闭，面罩加压给氧往往无效，因为这样可能会扩张梨状隐窝，并使得杓状会厌裂更紧密地黏合在一起，此时应使用丙泊酚或其他静脉药加深麻醉，这样可以削弱刺激效应和喉上神经活性，中止喉痉挛发生。
⑤ 如喉痉挛持续存在并出现低氧，需使用快速起效的肌肉松弛药物如琥珀酰胆碱 0.25～0.5mg/kg 来松弛喉部肌肉，使喉部肌肉松弛获得呼吸控制。
⑥ 不能等到出现极度缺氧和低氧血症才缓解喉痉挛，紧急情况下采用 16 号以上粗针行环甲膜穿刺给氧或行高频通气。

问题 10　上呼吸道感染的患儿如何界定麻醉时机？

据统计，儿童平均每年会有 3～9 次上呼吸道感染，每次持续 7～10 天。上呼吸道感染患儿围术期呼吸系统并发症发生率（24%～30%）是无上呼吸道感染患儿（8%～17%）的 1.5～3.0 倍，这些并发症主要包括喉痉挛、支气管痉挛、肺不张、拔管后喉炎及术后肺炎等。此类患儿可以根据症状的严重程度决定是否进行手术。如果上呼吸道感染仅有轻微症状，可以按计划进行手术。在有呼吸道感染症状的患儿中，气管内插管会使呼吸道并发症的风险增加11倍。如果可以，使用喉罩代替气管内插管可将风险降至最低。如果是严重感染症状的患儿，如伴有疲乏无力、咳痰、脓涕、体温高于38℃及其他肺部感染征象，建议推迟手术至少2周，先行抗感染治疗。

转归

PACU 1h后患儿清醒良好并送回病房。术后回访，患儿无任何不适。

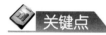

- 完善的麻醉前检查访视和术中关注手术进程对术后早期紧急并发症的发生有指导意义。
- 警惕每一位患者都可能出现严重通气障碍，并做好相应的药物及物品急救准备，特别是肌肉松弛药物的随取随用。随时做好寻求帮助的准备。
- 喉痉挛发生时除低氧血症外，应警惕负压性肺水肿的出现，积极处理喉痉挛。
- 虽然我们无法改变术前的风险因素，但慎重采取麻醉技术和保持高度的警惕性，可对喉痉挛进行早期识别和及时治疗。
- 积极地做好气道管理，及时使用阿托品、琥珀酸胆碱、异丙酚等药物，尽快重新建立通畅的气道。

参考文献

[1] 田玉科，连庆泉，黄文起，等. 小儿麻醉. 北京：人民卫生出版社，2016: 119-121.
[2] 邓小明，曾因明，黄宇光，等. 米勒麻醉学. 8版. 北京：北京大学医学出版社，2016：2467-2470.
[3] Shinjo Takeaki, Inoue Satoki, Egawa Junji, et al. Two cases in which the effectiveness of "laryngospasm notch" pressure against laryngospasm was confirmed by imaging examinations[J]. Journal of anesthesia, 2013: 275.
[4] Fregene Tajinere, Visram Anil. Should a child with an upper respiratory tract infection have elective surgery?[J]. British Journal of hospital medicine, 2014: 756.

（王晓冬　薛娇）

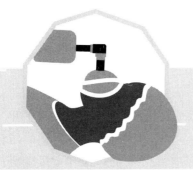

案例二十一

颈强直张口受限患者甲状腺手术的麻醉管理

一般情况： 患者，女性，54岁，158cm，60kg。因"发现颈部肿物1年余"入院。

现病史： 患者因体检发现颈部肿物1年余，于当地医院穿刺活检为甲状腺乳头状癌，为进一步诊治入住本院。精神尚可，近期体重无明显下降。

既往史： 平素体健，无严重疾病史。

查体： BP 120/75mmHg，P 82次/分，T 36.2℃，R 19次/分。

专科查体： 呼吸平顺，颈部活动自如，无抵抗感，甲状腺单侧叶近上极可触及单发小结节，约1.1cm×0.5cm，质硬，界清，表面光滑，无触痛，无波动感，无震颤，随吞咽活动，未闻及血管杂音，无明显淋巴结肿大。

实验室检查

（1）血常规（−）。

（2）凝血功能（−）。

（3）生化检查（−）。

辅助检查

（1）胸部X线片（−）。

（2）腹部及泌尿系超声（−）。

（3）心电图（−）。

（4）甲状腺超声提示结节实性、低回声、纵横比＞1、边缘不规则和微钙化。

入院诊断： 甲状腺癌。

拟行手术： 甲状腺单侧腺叶加峡部切除术。

问题1　行择期甲状腺手术的患者我们需要关注的问题有哪些？

需要做常规术前检查，检测甲状腺功能是否异常，是否存在甲减或甲亢。甲功三项（FT_4、FT_3、FSH）可作为筛查之用。当有其他指征时，可同时结合检查甲状腺相关抗体。如果存在甲状腺功能减退未经治疗时，围术期风险增加，且随甲状腺功能障碍程度而异。甲减患者的围术期并发症可累及每个器官系统，包括黏液水肿性昏迷和心脏、呼吸系统的损害。黏液水肿性昏迷是最严重的并发症之一，其特征是精神状态的改变、低血压、心动过缓、低体温和代谢紊乱。严重甲减患者发生多种心血管并发症的风险增加，包括心排量减少（减少幅度高达30%～50%）、术中低血压、冠状动脉事件、心动过缓、心律失常以及导致室性心动过速和尖端扭转型室性心动过速的QT间期延长。还易导致缺氧伴二氧化碳潴留（Ⅱ型呼吸衰竭）、呼吸肌无力和阻塞性睡眠呼吸暂停发病率增加。甲减使患者易患肠梗阻、神经精神并发症、凝血障碍和伤口愈合缓慢。在轻、中度甲状腺功能减退中，不良结局鲜有发生，急诊手术无需延迟，择期手术延迟虽是谨慎做法，但似乎没必要。严重甲状腺功能减退患者如需紧急或急诊手术，应立即开始左甲状腺激素的替代治疗，除急诊心脏血管重建术患者外。左旋甲状腺素的半衰期为7天，如手术影响口服给药，替代治疗暂停天数<5～7天是安全的，直至患者能够口服药物。

是否存在甲亢、全身血管阻力降低以及肾素-血管紧张素-醛固酮系统的改变导致钠和水潴留，从而导致心排血量增加50%～300%，并使患者易患高输出量性心力衰竭、心肌缺血症状，可累积或短期恶化，且房颤发生率高。与严重甲状腺功能亢进相关的高代谢状态有关的并发症包括厌食伴营养不良、低白蛋白血症、高热、低钠血症、高钙血症和肌病伴呼吸肌无力，可增加手术风险。关注甲状腺危象的发生，围术期建立有创动脉监测，合理使用β受体阻滞剂控制心室率，严重甲亢患者行急诊手术应给予应激剂量的糖皮质激素，以解决肾上腺储备低的问题，并有效阻断T_4向T_3转换。标准方案为氢化可的松100mg静脉注射，手术当天每8h 1次，每次维持静滴可适当延长时间，3天内逐渐减少。

问题2　拟行甲状腺手术的患者常规的检查包括哪些？

空腹状态，采血化验；心电图；胸部/头部CT平扫；甲状腺CT平扫；甲状腺增强 CT；耳鼻喉会诊。利用纤维喉镜检查患者的咽喉部，咽喉部无异常方可进行甲状腺手术。

病例继续

入手术室，评估患者气道，张口度 2 横指，Mallampati 分级 Ⅳ 级，颈部活动度受限，后仰不能。

考虑患者头不能后仰，上达寰椎关节，下达胸锁关节，颈椎曲度消失，且强直，故作了以下处理：

（1）首选清醒气管内插管。选取 6.0 号气管导管，备可视 UE、UE 软镜。入室后给予面罩吸氧 5L/min，静脉给予舒芬太尼 5μg，持续泵注右美托咪定 40μg 充分镇静，艾司洛尔 30 mg 静滴减少插管时的心率变化，地塞米松 10mg 静滴预防喉水肿。

（2）清醒插管时，行表面麻醉。首先让患者口服达克罗宁，然后进行气管内表面麻醉。

在 B 超引导下，用一个 5mL 的针管（抽取 2% 利多卡因）行环甲膜穿刺，有突破感后喷 3mL 左右。采用可视喉镜尝试进行第一次插管，仅可以看到悬雍垂，由于张口度小无法进行有效操作，放弃插管，给予面罩吸氧 2min。第二次换软镜尝试插管。呼气末二氧化碳波形好，确认插管成功，嘱助手开始静脉注射全麻药。给予咪达唑仑 2mg、苯磺酸顺阿曲库铵 10mg、丙泊酚 2mg/kg、舒芬太尼 25μg。术中持续吸入七氟醚，静脉泵注瑞芬太尼维持麻醉。术中输乳酸钠林格注射液 1500mL，羟乙基淀粉 500mL，出血量 50mL。术中生命体征平稳。术中行血气分析，结果基本正常。手术用时 2h 30min。手术结束后患者生命体征平稳，清醒良好，予拔管。手术间观察 30min，送回普通病房，7 天后患者出院。

问题 3　此患者气道评估时需要重点关注哪些指标？

（1）术前气道的评估非常重要。应进行张口度、甲颏间距、头后仰程度、义齿情况、Mallampati 分级、是否存在小下颌等评估。若术前评估为困难气道，该患者在充分的气道表面麻醉下普通喉镜或可视喉镜不能完成清醒气管内插管，反复进行气管内插管有可能导致喉头水肿。此时，纤支镜的使用对于该患者的重要性不言而喻，利用纤支镜进行气管内插管会提高清醒下插管的成功率。纤支镜的优势在于能够边进边观察气道的情况，同时也能完成气道的表面麻醉。

（2）根据该患者术前的 CT 提示，颈部曲度变直。是否有气管狭窄尚不清楚，必要时请放射科会诊测量出狭窄气道的管径，为麻醉医师选择合适的气管导管型号做出指导。

（3）充分的气道表面麻醉是该患者进行清醒下气管内插管非常重要的前提，插管前的适当镇静镇痛和患者的配合度极其重要。选择用超声引导进行环甲膜穿刺气道表面麻醉更安全可靠。

问题 4　本例患者气道管理的重点和难点是什么？

术后最难的一关就是气管拔管。患者本身插管困难，拔管时需排除拔管后引起呼吸道梗阻的一切可能因素，常规拮抗肌松，术后放置引流管进行充分引流，同时准备好再次插管用具，以便在出现危急情况时也能再次迅速进行气管内插管。

问题 5　何为困难气道？术前的气道管理方案是什么？

困难气道是指经过规范培训的从业医生遇到预料或未预料的困难或失败的临床情况，这些临床情况包括但不限于以下一种或多种：面罩通气、喉罩暴露、声门上通气、气管内插管、气管拔管或有创气道。对已预料与未预料的困难气道处理思路不同，前者是早有准备，后者是突如其来。已预料与未预料的困难气道的实际发生率不同，临床上实际发生的困难气道更多的是未预料的困难气道，已预料的困难气道由于事先准备及计划充分，只有 1/4 的患者发生了困难气道。面对患者时，首先是进行术前气道评估，再进行麻醉方案制定。因此，根据术前评估的结果，决定选择清醒气道管理还是麻醉诱导后气道管理。

随着可视化气道工具的发展和普及，对于术前评估预测喉镜暴露困难或插管困难的患者，即所谓明确的困难气道，是否一定要选择清醒气道管理，存在一定的争议。例如，对于单纯的张口受限、颈椎活动受限、肥胖等患者，大家很多时候选择常规麻醉诱导，采用视频喉镜、可视软镜或可视硬镜均可成功完成气管内插管。

因此，对于疑似直接喉镜/可视喉镜暴露或插管困难的患者，要考虑是否合并有面罩或声门上气道通气困难、误吸风险、氧合快速下降风险（多指危重患者，又称"生理性"困难气道）、有创气道建立困难，若没有合并这 4 种情形，可采用麻醉诱导后气道管理；若合并其中一种或多种以上的困难，建议采用清醒气道管理。该决策更为科学合理，一方面避免了很多患者难以接受的清醒气道管理，另一方面考虑到了麻醉诱导后常规气道管理计划失败的退路，使患者更为安全。

清醒气道管理方案主要用于已预料的困难气道患者，包括无创方法和有创方法。

（1）无创方法建立气道主要包括直接喉镜/可视喉镜＋管芯探条、经气管导管内的硬镜系列（光棒、视可尼、可视硬镜）、经气管导管内的软镜系列（纤支镜、电子软镜)、声门上气道等。目前气道工具种类繁多，尚没有足够的循证医学依据支持优先选择哪种工具，可根据经验确定使用无创设备的优先顺序。若单一方法遇到困难，可采用多种方法组合，常用的组合方法有视频喉镜＋可视软镜、声门上气道＋可视软镜。

当首选气管内插管方案失败时，可考虑寻求帮助。由于患者处于清醒、非紧急情形，可考虑推迟手术或权衡下述方法的利弊，如替代插管技术、清醒有创气道、更换麻醉方式（如椎管内麻醉、神经阻滞）。极端情况如患者不稳定、不能配合、手术不能推迟，可在准备好紧急有创气道的情况下，进行麻醉诱导。关于清醒无创方法，可以参考英国困难气道协会（DAS）2019年发布的《成人清醒气管内插管指南》的具体操作。

（2）有创方法建立气道主要包括逆行插管、外科气管切开、经皮环甲膜穿刺、环甲膜切开、体外膜肺氧合（ECMO）。确定首选的有创操作方法，确保由接受过有创操作培训的人员尽快完成。如果选择的方法失败或不可行，应确定替代的有创气道方法，条件允许可考虑使用 ECMO。

不论无创方法，还是有创方法，操作过程中都应注意给氧、优化氧合。

问题6 如何进行麻醉后的气道管理？

麻醉诱导后气道管理主要用于未预料的困难气道患者，当然对于已预料的困难气道选择麻醉诱导方案时同样适用。未预料的困难气道往往由于隐匿性原因，术前评估认为正常，但诱导后突然遇到困难，这种情况对麻醉医生挑战更大，特别是未预料的困难气道合并紧急气道，处理更为棘手。由于紧急情况下操作者可能出现思维受限，不能做出正确决策时，对未预料的紧急气道处理更为重要。

麻醉诱导后，若原定的气道计划失败，首要考虑的是通气是否充分。根据通气是否充分将困难气道分为非紧急气道和紧急气道。有无充分的呼气末二氧化碳波形可作为判断通气的指标，可以更早地判断是否为紧急气道，为处理赢得更多时间。

对于非紧急气道，通气充分的患者，主要目的是建立安全的气道。首选替代工具/优化方法，也可以选择唤醒患者或者建立有创气道。替代工具主要包括声门上气道、可视喉镜、纤支镜（或可视软镜），单一方法失败可采用组合技术。采用无创方法时应注意操作的时间、尝试的次数和脉搏血氧饱和度。避免固化思维，即同一种方法反复尝试。若采用同一技术，需优化条件，如体位、人员。应限制气管内插管或声门上气道置入的尝试次数，因为这两者均可引起潜在的气道损伤与并发症。

对于紧急气道、通气不足，应分秒必争，立即寻求帮助，最重要的是建立有效的通气。改善通气的方法包括面罩、声门上气道、尝试气管内插管。同样要注意操作的时间、尝试的次数和脉搏血氧饱和度的变化。若通气仍然不足，则要尽早启动紧急有创气道，条件允许可考虑硬质支气管镜或者 ECMO。

需要注意的是，非紧急气道与紧急气道可以相互转化。例如，非紧急气道患者由于反复尝试插管可能引起气道出血、水肿，导致通气困难。面罩通气困难的患者，置入口咽通气道或声门上气道后，可能通气改善。因此在每次尝试后都应该进行通气检查。在整个气道管理期间，应始终注意给氧、优化氧合。

问题 7 困难气道的评估方法有哪些？

2013 年美国麻醉医师协会（ASA）工作组成员对困难气道管理的实践指南做出进一步的完善和更新，定义困难气道是受过正规培训的有资历的临床麻醉医师，在面罩通气和（或）气管内插管时遇到困难的一种临床情况。气道评估的 6 种常用方法如下：

（1）咽部结构分级　即改良的 Mallampati 分级（表 21-1），咽部结构分级愈高预示喉镜显露愈困难，Ⅲ～Ⅳ级提示困难气道。

表 21-1　改良 Mallampati 分级

分级	观察到的结构
Ⅰ级	可见软腭、咽腔、悬雍垂、腭咽弓
Ⅱ级	可见软腭、咽腔、悬雍垂
Ⅲ级	仅见软腭、悬雍垂基底部
Ⅳ级	看不见软腭

（2）张口度　即最大张口时上下门齿间距离。张口度小于 3cm 或检查者的两横指时，置入喉镜困难，导致喉镜显露困难。

（3）甲颏距离　头在完全伸展位时甲状软骨切迹上缘至下颌尖端的距离。甲颏距离小于 6cm 或小于检查者三横指的宽度，提示气管内插管可能存在困难。

（4）颞颌关节活动度　如果患者不能使上下门齿对齐，插管可能存在困难。亦有研究者提出以"上唇咬合试验"作为颞颌关节移动度的改良方法。

新的上唇咬合标准：Ⅰ级，下切牙可咬至上唇的唇红缘以上；Ⅱ级，下切牙可咬至上唇的唇红缘以下；Ⅲ级，下切牙不能咬到上唇。

（5）头颈部活动度　下巴不能接触胸骨或不能伸颈，提示气管内插管困难。

（6）喉镜显露分级　Cormack 和 Lehane 把喉镜显露声门的难易程度分为四级。该喉镜显露分级为直接喉镜显露下的声门分级，Ⅲ～Ⅳ级提示插管困难（表 21-2）。

表 21-2 喉镜显露分级

分级	观察到的结构
Ⅰ级	可见大部分声门
Ⅱ级	只见声门的后缘
Ⅲ级	只见会厌
Ⅳ级	会厌也看不见

此外，还可通过以下方法进行评估：

（1）颈部活动度 颈部正常活动范围是 90°～110°，＜80°时容易发生困难气道。

（2）身高-甲颏间距比例（ratio of height to thyromental distance，RHTMD） 计算身高与甲颏间距的比例，＜25 时可能出现困难气道。

（3）Wilson 评分 以体重、颈部活动度、下颌活动度、下颌退缩和门牙前突 5 个危险因子评估气道。总分 0～10 分，正常＜2 分，≥2 分会出现困难气道（表 21-3）。

表 21-3 Wilson 评分

评分	0 分	1 分	2 分
体重 /kg	＜ 90	90～110	＞ 110
头颈屈伸最大活动度	＞ 90°	约 90°	＜ 90°
下颌活动度 /cm	IG* ≥ 5	＜ 5	＜ 5
	Slux** ＞ 0	=0	＜ 0
下颌退缩，上门齿增长程度	正常	中度	重度

* 最大齿间距；** 下门齿超越上门齿最大向前移动。

（4）LEMON 法 包括颌面解剖学异常（Look）、气道测量指标（Examine）、Mallampati 分级、呼吸道通畅（Obstructions）和颈活动情况（Neck）五个方面。虽作为急救插管时对气道评估而设计，但其作为气道风险评估的综合方法，能够满足临床麻醉对国人一般气道评估需求，尤其适合气道风险筛选。此法不需任何设备，1min 左右就可完成。评估标准见表 21-4。

（5）超声的应用 成人探头最常用 4～10MHz 高频线阵探头，将探头置于颌下扫查口咽部及舌根时，也可用 2～5MHz 低频凸阵探头。小儿除前两种外，还可使用 4～15MHz 高频线阵"曲棍球棒"探头，提供小的线形声窗，适用于颈部及皮下脂肪较多的低龄儿童。此外，多平面 3D 超声成像，可以评估上呼吸道的解剖结构，并测量成人的声门下和气管直径。使用超声对舌骨的可见性来预测困难气道，见图 21-1。

表 21-4　LEMON 气道风险评估法

指标	内容	评分
Look	肥胖、颌面部畸形、长须、牙齿残缺、畸形、前咬合、后咬合、尖下颌、小口、感染、短颈、瘢痕、外伤、假牙。具有其中 1 项以上，下同	1
Examine	评估 3-3-2 规则： 张口容不下 3 指，下颌至舌骨距离＜3 指，口底至甲状软骨距离＜2 指	1
Mallampati 分级	Class Ⅲ 或 Ⅳ 级	1
Obstructions	梗阻症状：打鼾、血肿、脓肿、扁桃体炎、喉炎、肿瘤、异物、包扎	1
Neck	颈活动受限、颈椎骨折、颈椎强直、固定、手术、烧伤	1

注：LEMON＜2 分，为无或低风险；≥2 分，通常认为有困难插管。

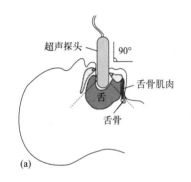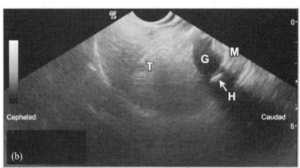

图 21-1　上呼吸道多平面 3D 超声成像

T：舌；H：舌骨；G、M：舌骨肌肉

（6）MRI 的应用

① 横向 MRI 图像见图 21-2。

② 冠状气道 MRI 见图 21-3。

③ 声门下空间前后直径测量和横向直径测量（横向超声波和 MRI）见图 21-4。

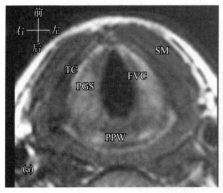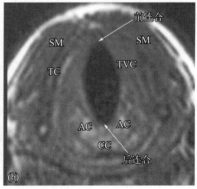

案例二十一 颈强直张口受限患者甲状腺手术的麻醉管理

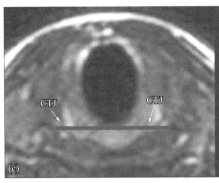
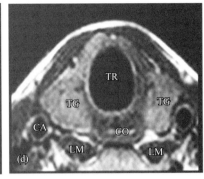

图 21-2 上呼吸道横向 MRI 图像

SM：胸锁乳突肌；AC：杓状软骨；FVC：假声带；TVC：真声带；TC：甲状软骨；CC：环状软骨；TR：气管；
TG：甲状腺；PGS：声门下空间；PPW：咽喉壁；CTJ：环甲膜连接处；LM：颈长肌；CA：颈动脉；CO：颈部食管

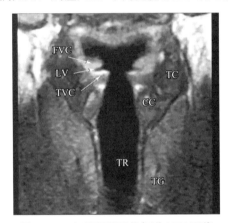

图 21-3 上呼吸道冠状气道 MRI 图像

FVC：假声带；LV：喉室；TVC：真声带；TC：甲状软骨；CC：环状软骨；TR：气管；TG：甲状腺

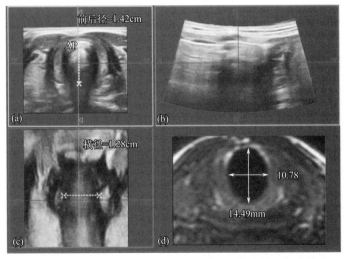

图 21-4 声门下空间前后直径测量和横向直径测量（横向超声波和 MRI）

在横向超声波图中连接环甲膜连接处（CTJ）的水平线用于定位环状软骨的后壁（CC，a）的位置以进行 AP 直径测量（a）；横向直径测量为冠状超声波图（c）中 CC 上部内壁之间的距离；MR 图像中进行相应的测量（d）。

关键点

- 困难气道患者精细的麻醉前评估及可能会遇到的问题及处理。
- 困难气道的评估方法。
- 不同情形的困难气道通气策略。

参考文献

[1] Apfelbaum J L, Hagberg C A, Caplan R A, et al. Practice guidelines for management of thedifficult airway: an updated report by the American Society of Anesthesiologists Task Force on Management of the Difficult Airway. Anesthesiology. 2013, 118(2): 251-270.

[2] 中华医学会麻醉学分会.2013 困难气道管理指南.临床麻醉学杂志，2013, 29(1): 93-98.

[3] Khan Z H, Arbabi S. The reliability and validity of the Upper Lip Bite Test compared with the Mallampati classification to predict difficult laryngoscopy. Anesth Analg. 2006, 103(2): 497.

[4] Hagiwara Y, Watase H, Okamoto H, et al. Prospective validation of the modified LEMON criteria to predict difficult intubation in the ED. Am J Emerg Med. 2015, 33(10): 1492-1496.

[5] 徐德朋，杨磊，王超，等. LEMON 法预测困难气道的有效性.临床麻醉学杂志，2016, 12: 1215-1217.

[6] Hui C M, Tsui B C.Sublingual ultrasound as an assessment method for predicting difficult intubation: a pilot study.Anaesthesia.2014, 69(4): 314-319.

[7] Stafrace S, Engelhardt T, Teoh W H, et al. Essential ultrasound techniques of the pediatric airway. Paediatr Anaesth. 2016, 26(2): 122-131.

[8] Or D Y, Karmakar M K, Lam G C, et al. Multiplanar 3D ultrasound imaging to assess the anatomy of the upper airway and measure the subglottic and tracheal diameters in adults. Br J Radiol. 2013, 86(1): 25-30.

（张垚　王春杰）

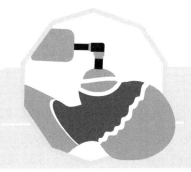

案例二十二

耳鼻喉科手术麻醉管理

一般情况: 患者,男性,49岁,身高176cm,体重87kg。因"车祸致颈部下方损伤、颈部疼痛5h"入院。

现病史: 患者于5h前因车祸致颈部下方损伤后颈部疼痛,经现场急救人员简单包扎处理后转运至本院急诊,具体受伤机制不清。自述受伤前1h用过晚餐。

既往史: 既往体健,无严重疾病史。

查体: 神志清楚,BP 116/72mmHg,P 126次/分,T 36.2℃,R 20次/分。

专科查体: 患者平车推入病房,颈椎生理曲度存在,腰椎生理性前凸变直,胸腰段脊柱无明显侧弯。经检查,发现患者颈部有一个6cm左右宽的开放伤口,伤口中嵌入了形状不规则铁片,伤口内有少量出血。

实验室检查

(1) 血常规   Hb 112g/L,PLT 200×10^9/L。

(2) 凝血功能   PT 12.3s,APTT 35.7s,FIB 1.56g/L。

(3) 生化检查(-)。

辅助检查

(1) 胸部X线片(-)。

(2) 心电图   窦性心动过速,心室率120次/分。

(3) 颈椎正侧位X线   颈部软组织肿胀,颈6椎体轻度楔形变,颈4椎体稍前移动,椎体前后径加大,椎管稍狭窄。

入院诊断: 颈部开放伤。

拟行手术: 颈部伤口探查修复异物取出术。

问题1 患者可能合并哪些其他损伤？气道损伤的分类有哪些？

车祸伤大多为多发伤，可能引起任何组织器官或身体其他部位的损伤，医生要对患者进行全身检查和全面评估，以明确诊断，确定创伤的严重程度。车祸伤大多合并骨折、颅脑损伤、软组织挫伤、异物贯穿伤等。气道损伤多数来自钝性创伤，一般分为开放性和闭合性损伤。因外伤的部位不同，以气管隆嵴为界，又可分为上气道损伤和下气道损伤。咽、喉、气管的损伤属于上气道损伤。下气道损伤一般合并有胸部外伤。需要注意的是，一些气道损伤的症状是迟发性的，包括喘鸣、咳嗽、咯血、声音改变或吞咽困难等。如果气管或喉部撕裂，会出现捻发音和喉结消失。此时，如果患者用力或给予正压通气，气体就会漏到气管旁，造成气胸。

问题2 怎样对头颈部外伤患者进行初步评估？

外伤多发生于院外，受到环境与各种条件的限制，头颈部外伤常常很难进行准确有效的快速评估。按照美国创伤外科医师协会制定的高级创伤生命支持（advanced trauma life support，ATLS），创伤患者的评估应按照ABCDE的急救原则进行快速、简单的初步处理。

呼吸道和呼吸的评估方法可以通过尝试和患者进行语言沟通并观察、判断患者的神志、气道问题、循环是否正常等。有条件的情况下尽可能连续监测指脉搏血氧饱和度。循环的评估可以通过患者的生命体征以及查体进行简单初期评估。关注患者的心率、血压、血氧饱和度、皮肤的颜色、是否伴有出血等。当患者出现烦躁、嗜睡时，应警惕是否伴有失血性休克。年轻患者有着较强的代偿性，即使失血很多，血压也可能处于正常范围，但代之以心率增快、皮肤苍白等表现。

这例患者因异物嵌入伤口，患者失血较少。心率增快的原因可能是疼痛及恐惧引起。神经功能评估主要通过问诊查体进行，其中常用格拉斯哥昏迷评分（Glasgow coma scale score，GCS）（表22-1）和瞳孔的评估方法。GCS评分应由经过培训的医务人员完成，通常在建立了有效呼吸和循环复苏后才进行。评估应在应用镇静剂或麻醉剂之前进行，在整个评估过程中尽量全面。对于昏迷的患者应注意保护颈椎，避免二次损伤。

表 22-1　Glasgow 昏迷评分（GCS）

睁眼反应	言语反应	运动反应
4：正常睁眼	5：可说出名字	6：服从指令
3：呼唤睁眼	4：言语混乱	5：对疼痛刺激服从
2：刺痛睁眼	3：不当的词	4：疼痛刺激下回撤
1：无反应	2：不完整的声音	3：异常屈曲（去皮质姿势）
	1：无反应	2：异常伸直（去大脑姿势）
		1：无反应

GCS 是三大项中最佳评分的总和：3～8 分，严重脑损伤；9～13 分，中度脑损伤；14～15 分，轻度脑损伤。

问题 3　头颈部外伤患者，应进行哪些诊断性检查？

根据患者病史，有明确的外伤史和临床症状，所以该类患者须从头到脚进行全面评估。应用超声进行 FAST 检查，评估患者腹部、胸部、心脏是否存在损伤。胸部、骨盆、四肢平片可显示骨折、气胸和血胸。CT 扫描应该包括头、颈、胸、腹部和骨盆，必要时进行特殊部位 MRI 的检查。影像学的诊断可以为我们提供气道损伤的详细情况，为麻醉医师提供参考，使建立气道的方法更加有效快速，减少盲目操作带来的并发症。该患者的损伤部位在颈部，需要重点评估气道、大血管、食管和双侧胸膜腔，通过平片检查、血管造影术、支气管镜和食管镜来完成。诊断的顺序由患者的状态和损伤部位存在的潜在风险因素决定。该患者异物仍残存体内，存在潜在的风险，必须快速、安全地进行检查后再手术治疗。

问题 4　如何确定患者体内异物取出的时机？取出的条件是什么？

该患者的异物存在于颈部，毗邻血管、神经较丰富，必须有效控制气道，做好充足准备的情况下，在全身麻醉下进行手术。必要时紧急进行开胸、大血管和气管修复的手术。

问题 5　耳鼻咽喉部手术应该怎样进行术前评估与准备？

术前仔细、快速地评估，能给麻醉医师提供有效的参考，以制定安全可靠的麻醉方案。该类患者应做一套完备的实验室检查，来明确异常情况及作为以后变化的基础值。了解患者的血型、血红蛋白水平、血细胞比容、凝血功能等是非常有必要的。X线检查可以快速提供异物的大体位置、异物的大小、是否存在气胸等信息。术前进行心电图检查的标准同其他外科手术相同，指年龄≥45的男性患者（或停经后的女性患者），或有冠心病症状和病史的患者。对于病史不详的患者也应进行心电图检查。心律失常或心前区可见的损伤是心电图检查以及心肌酶谱检测的适应证。若考虑可能合并有血管损伤，有条件的情况下行DAS血管造影检查。

做检查时是否进行气道管理，需要根据患者的病情决定。如果患者比较配合，生命体征平稳，可在有气道管理经验医师陪同下进行相关检查。如果患者病情随时可能恶化，配合程度差，尤其是像CT、MRI检查，患者需要长时间远离医务人员时，应该在有效管理气道的条件下进行。

对于病情随时有恶化的患者，实施气管内插管前，应将患者转运至手术室进行。首先判断气道损伤的严重程度。在插管前，手术团队应集合在场，并准备好支气管镜、紧急气管切开器械、控制大出血的器械及开胸器械等设备。

病例继续

入室后继续进行液体补充，监测生命体征平稳，选择全身麻醉，气管内插管。同时备好紧急气管切开器械。术前经纤支镜检查患者气管没有受累，对患者进行全面的术中监测后，按照饱胃患者麻醉诱导方案，对患者进行气管内插管。诱导平稳，插管顺利。继续实施手术。

问题6 该患者是否需要进行清醒气管内插管？

术前检查确定该患者气道没有受累，按照饱胃患者麻醉诱导流程进行麻醉诱导处理，不必须进行清醒气管内插管。根据麻醉医师的经验，以及当时医疗条件，选择正确的诱导及插管方式。如果麻醉医师缺乏饱胃患者麻醉诱导的相关经验，建议行清醒气管内插管。快速顺序诱导（rapid sequence induction，RSI）是目前临床上为解决饱胃或有反流误吸风险的患者全身麻醉气管内插管问题而采取的一种诱导技术，其最主要目的是缩短从保护性气道反射到气管内插管成功的间隔时间。使用快速顺序诱导可以降低患者反流误吸的风险。诱导时压迫环状软骨阻断食管上端防止被动反流也是一种有效的措施。

问题7 如何对气道外伤患者进行处理？

呼吸道外伤的患者，无明显症状、无咽喉部软骨移位者可以进行保守治疗，严密观察患者病情变化。开放性或闭合性损伤者，均需在全身麻醉下进行手术修复。无论气管完全离断还是不完全离断，均需对破裂处或断裂处进行缝合。如果喉部软骨损伤，还要进行修补重建，同时进行气管周围组织的探查、止血。麻醉医师必须建立有效的气道以保证通气，气管内插管时气管导管套囊要越过受伤部位。建立有效气道时，需要麻醉医师和耳鼻科医师密切配合，由于两个科室需要共用一个气道，需从患者的安全和风险多方面进行综合评估与处理。如果气管内插管无法完成，或有可能造成进一步损伤威胁患者生命的，则必须先行气管切开，保证气道后再行全身麻醉下的手术。如果气管内插管可以在纤维支气管镜的引导下顺利完成，则可先行清醒气管内插管。

问题 8　纤维支气管镜引导清醒气管内插管的风险有哪些？

清醒气管内插管分为经鼻清醒气管内插管和经口清醒气管内插管。在患者清醒时应用局部麻醉药阻断三叉神经的上颌支，鼻内使用收缩血管的药物，气管导管涂润滑剂，以减少鼻黏膜的出血，减轻患者在气管内插管期间的不适，降低应激反应。在纤维支气管镜辅助下插入气管导管。

清醒气管内插管过程中最大的风险就是插管过程中出血。气道内的血和分泌物可引起咳嗽、喉痉挛或误吸。局麻药无效可导致患者烦躁和易动，会增加镇静药的应用。而过度镇静会引起呼吸抑制，导致血氧饱和度降低，增加患者发生意外的风险。

问题 9　经检查确认气道有损伤的患者，如果气管内插管失败需要怎么处理？喉罩、口咽通气道和喉管能起到作用吗？

此类患者若清醒下径纤维支气管镜插管失败，应该采用快速顺序诱导插管，如果插管还不能成功，应该选择紧急气管切开。患者通过面罩、喉罩等声门上装置进行通气的效率较低。也可建立临时紧急通气装置，用针头穿刺环甲膜后放置14号导管，拔掉针头使用导管通气，该方法可为紧急气管切开前提供暂时性通气保证。对于已预料的困难气道，做好充分术前准备的同时，要确保至少有一个对困难气道有经验的高年资麻醉医师主持气道管理工作，麻醉前确定首选方案和至少一个备选方案。密切监测患者 SpO_2 的变化，保证患者处于安全环境。

问题 10 手术过程中可能出现的并发症有哪些？怎样预防、处理？

在手术过程中，患者最大的风险来自气道损伤、血管损伤以及胸部的损伤。麻醉医师应在手术期做好充足的准备，对患者各项生命体征的基本状态做出评估，开放动静脉、维持麻醉深度、维持内环境、循环稳定，配合外科医生将异物取出。手术过程中如遇严重失血事件，应尽快输血，选择对循环影响小的麻醉药物，维持患者各项生命体征平稳，直至手术结束。

病例继续

患者手术进行顺利，异物未伤及大血管，术毕清醒后拔除气管导管，复苏后转运回病房。

问题 11 头颈外科手术患者术后拔管的标准是什么？

如果患者手术顺利，损伤的器官、组织成功修复，满足以下标准时可以考虑拔除气管导管：

（1）血流动力学稳定，出血完全停止，凝血正常。

（2）呼吸驱动和储备能力充分。包括神经肌肉功能完全恢复，对机械通气需求达最小。

（3）精神状态可以接受。患者平静、合作、舒适，能遵循指令活动，未过度镇静，已从急性中毒中恢复。

（4）气道通畅。进行气管导管气囊放气，如有气体从导管周边溢出，可以进行气管拔管。

拔管是风险较高的一个环节，拔管前应对患者进行吸痰。如果分泌物较多，应该延迟拔管。在充分吸痰后，待患者安静平稳后，对咽喉部进行吸引，要求患者深吸气，松开气囊后，在患者呼气作时拔除气管导管。

关键点

- 头颈外伤的患者大多为开放伤，且合并有并发症，麻醉医师应熟知 ATLS 教程中的急救评估相关知识。
- 超声 EFAST、CT 检查是全面评估患者全身情况及损伤程度的有效手段。
- 完善的术前准备、麻醉前准备至关重要。
- 围术期重视头颈部外伤和气道损伤并发症的发生。

- 术前确定气管内插管方法，要由有经验的麻醉医师主持气管内插管，至少有一套备选方案，并准备紧急通气装置。
- 完善的术中监测不仅能及时反映患者的状态，同时能够减少术中意外的发生。
- 根据术中具体情况，维持患者生命体征平稳，包括体温，有利于患者的苏醒及预后。
- 术后拔管应该进行准确评估，满足拔管条件时，谨慎拔除气管导管。

参考文献

[1] 王天龙，李民，冯艺，等．麻醉学：问题为中心病例讨论．北京：北京大学医学出版社，2014, 507-512.
[2] 吴隆延．右颈胸部钢筋贯通伤麻醉处理1例．临床麻醉学杂志，2012, 28(7): 723-724.
[3] 王英伟，李天佐．临床麻醉学病例分析．北京：人民卫生出版社，2018, 81-86.
[4] 邓小明，姚尚龙，于布为，等．现代麻醉学．5版 北京：人民卫生出版社，2021.

（付学强　杨旭）

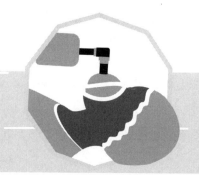

案例二十三

病理性肥胖与阻塞性睡眠呼吸暂停的麻醉管理

一般情况: 患者,女性,46岁,身高162cm,体重176kg,BMI 66.6kg/m²,因"病理性肥胖"入院。

现病史: 患者因体重过大,严重影响生活质量及健康,诊断为"病理性肥胖",为进一步治疗入院。

既往史: 自诉有打鼾史。风湿性关节炎3年,未规律用药,治疗不详。高血压5年,每日早晨口服硝苯地平缓释片,血压控制良好。

查体: BP 142/71mmHg,P 86次/分,T 36.2℃,R 20次/分。颈椎活动度尚可,张口度3指,甲颏距离4cm。

专科查体: 体型肥胖,自主体位,全身皮肤巩膜无黄染。双肺呼吸音粗,心脏听诊心率80次/分,节律整齐,心脏各瓣膜听诊区未闻及心脏杂音。腹部膨隆,腹肌软,腹部皮下脂肪堆积,腰围150cm,臀围145cm,胸围155cm。全腹部未触及包块,无压痛及反跳痛,肝脾肋下未触及,Murphy征(−),肝肾区无叩击痛,移动性浊音(−),肠鸣音4次/分,无亢进。

实验室检查

(1)血常规 Hb 142g/L,PLT $220×10^9$/L,WBC $4.06×10^9$/L。

(2)凝血功能(−)。

(3)生化检查 总胆固醇4.48mmol/L,甘油三酯1.17mmol/L。

辅助检查

(1)胸部X线片 双肺渗出性改变,心影增大,纵隔增宽。

(2)胸部CT 右侧肺门增大,心脏增大。

（3）腹部超声　轻度脂肪肝。
（4）心电图　窦性心律，左室壁高电压。
（5）双下肢彩超　股总、股深、股浅、胫前、胫后静脉管腔结构显示清晰，壁不厚，管腔内回声清晰，未见明显异常。

入院诊断： 病理性肥胖、风湿性关节炎、高血压。
拟行手术： 腹腔镜下胃袖套状切除术。

问题1　肥胖与阻塞性呼吸暂停有何关联？严重肥胖患者咽部结构病理变化的原因是什么？

肥胖与阻塞性睡眠呼吸暂停及呼吸减弱综合征都是常见的、易共存的疾病。在有阻塞性睡眠呼吸暂停及呼吸减弱综合征的患者中，60%～90%为肥胖患者。由于人口老龄化及更多肥胖人群的出现，这一比例必将继续上升。很多这样的患者在接受手术时还未对该综合征进行诊断，这样更加增加了围术期并发症的风险。

严重肥胖患者会出现或加重阻塞性睡眠呼吸暂停及呼吸减弱综合征的原因主要有两方面。首先，肥胖与咽腔容积成反比。咽后壁脂肪组织的多少与呼吸道梗阻的临床严重程度相关联。其次，咽部是否开放是由跨壁压和咽壁顺应性决定的。肥胖患者上呼吸道由外向内压缩，导致腔外压力升高，气道张力增加，顺应性下降。

问题2　阻塞性睡眠呼吸暂停与麻醉有什么关联？

有阻塞性睡眠呼吸暂停及呼吸减弱综合征的患者的麻醉管理风险明显增加，这些患者对极小剂量的中枢神经性镇静药物都有很高的敏感性，例如麻醉药、镇静药、镇痛药等，并有可能表现为镇静作用延长、清醒后再镇静或因上呼吸道梗阻而出现窒息，甚至在极少情况下，会出现大面积的咽部塌陷。基于这些原因，苯二氮䓬类及镇痛药基本不用在术前给药，而镇静药主要用于患者伴有疼痛或是不适感觉的情况下（例如在置管操作时）。同时，患者还必须直接由经过训练的临床医师看护。

13%～24%有阻塞性睡眠呼吸暂停及呼吸减弱综合征的肥胖患者会出现困难插管。在该案例中，患者将要进行的是腹腔镜下的肥胖外科手术治疗。麻醉气体应该选择地氟烷。镇静或清醒状态下利用纤维支气管镜进行气管内插管，氯胺酮及右美托咪定是最佳的药物选择。全身麻醉诱导时所有的药物均可应用。麻醉维持采用空气氧气混合、地氟烷、顺式阿曲库铵，以及瑞芬太尼。

问题3 此类患者术前评估与准备关注点有哪些？

（1）此类患者术前评估要点 术前评估应该包括详细的既往史、系统回顾、体格检查以及实验室检测结果等。对循环系统、呼吸系统以及肝功能的结果应格外重视。循环系统的评估，包括心力衰竭的体征及症状、高血压病史、心电图的异常结果等。呼吸系统的评估，包括吸烟史、活动耐受量、肺换气不足及嗜睡史、肺功能测试及胸部X线片结果等。肝功能测试包括血清中白蛋白、球蛋白、天冬氨酸转氨酶、丙氨酸转氨酶、直接胆红素、间接胆红素、碱性磷酸酶、凝血酶原时间以及胆固醇水平。

体格检查主要集中在心血管系统、肺部及上呼吸道。特别是上呼吸道的检测评估，除常规的检查指标外，寰枕关节的活动外围、Mallampati 分型、颞下颌关节的评估、气管前脂肪厚度、颈围以及肥大的扁桃体及腺体也需检查。对导致面罩通气困难的因素应该予以关注，包括年龄 > 55 岁、BMI > $26kg/m^2$、打鼾、蓄胡子、缺牙。过多的脂肪堆积可隐藏相应提示气管内插管困难（例如下颌角增大）的体征。有严重打鼾史的患者应在术前进行正规的睡眠测试或多导睡眠图测试。严重的阻塞性睡眠呼吸暂停及呼吸减弱综合征、窒息-呼吸减弱指数、持续正压通气或双向正压通气的家庭氧疗情况以及氧疗的结果及并发症等问题都应在报告中进行记录。

（2）此类患者麻醉前用药选择 对于肥胖且患有皮克威克综合征者，不应给予镇静药或是镇痛药作为术前用药。对于仅有肥胖而无其他疾病的相对健康的患者，在适当的仪器及专人监护下，可少量应用镇静药。一旦出现呼吸抑制，则对患者进行吸氧等措施，避免低氧血症发生。本例患者术前未应用镇静药物。

（3）此类患者根据体重决定用药剂量 高亲脂性药物在肥胖个体中分布容积较正常体重个体的分布容积有所增加。药物剂量是根据患者总体重计算出来的。低亲脂性药物的分布容积保持不变，药物剂量是根据患者去脂体重计算出来的。去脂体重等于理想体重再加20%～40%的理想体重。

该患者身高162cm，体重176kg，BMI $66.6kg/m^2$。患者理想体重为60.9～68.6kg。去脂体重或120%～140%的理想体重，为79.2～89.2kg。

高亲脂性药物（应用总体重）：①咪达唑仑在纤维支气管镜检查时应用2～6mg作为背景量镇静。②右美托咪定开始10min应用1μg/kg接着改为0.2～0.7μg/(kg·h)，即176μg/10min，进行纤维支气管镜检查时应用35.2～123.2μg/(kg·h)。③丙泊酚诱导时应用1～2mg/kg，单次注射。④芬太尼诱导后应用1～2g/kg，单次注射。⑤琥珀酰胆碱诱导时应用1～5mg/kg。

低亲脂性或疏脂性药物（应用去脂体重或 120%～140% 理想体重）：①氯胺酮在纤维支气管镜检查时应用 10mg。②顺式阿曲库铵 1.5～2μg/（kg·min），静脉滴注。③瑞芬太尼 2μg/（kg·min）。

问题 4　如何对该患者进行合理的术中管理？

（1）此类患者术中监测方法　除了常规的重要的监测，包括心电图、无创血压、脉搏血氧饱和度、呼气末二氧化碳、体温外，还进行了动脉置管，以便随时进行血气分析及术中持续的血压监控。记录每小时尿量，评估摄入液体总量。监测肌肉松弛效果。监测 BIS，评估麻醉深度。

（2）此类患者的气管内插管前准备　ASA 困难气道处理规则提出的困难气道管理指南中，在重度肥胖患者人群中（包括已诊断或可疑的 OSA 患者）应考虑以下问题：①可能饱胃；②呼吸暂停，易出现严重低氧血症；③经气道评估可能不充分；④面罩通气困难和困难插管发生率增高；⑤多余的脂肪组织可能妨碍喉镜的可视范围。

在该患者群体中，困难气道处理规则倾向于选择清醒气管内插管，认为传统的预充氧法优于快速充氧法（四次最大肺活量给氧法）。并且应在麻醉诱导前做好各种预防措施，包括诱导时请其他有经验的麻醉医生帮忙，准备随手可取的充足的无创和有创气道管理设备，包括气管切开包（先不必打开）。

（3）麻醉诱导及插管方式的选择　当患者进入手术室后，连接各种监测装置，并预先给氧，应用小剂量的咪达唑仑 4mg 进行镇静，给予常规剂量的右美托咪定。开始 10min 应用 1μ/kg，接着改为 0.2～0.7μg/（kg·h），依据总体重给药，使患者保持清醒、镇静、合作状态。

医师决定对患者进行经口的纤支镜引导下气管内插管。应用 2% 利多卡因对口咽部进行局部麻醉，在气管内插管末端涂抹利多卡因凝胶。当患者能耐受气管内插管刺激时进行插管，完成后连接呼气末二氧化碳检测，肺部听诊。七氟烷麻醉维持，后给予顺式阿曲库铵，行机械通气。

强效吸入性麻醉气体（地氟烷，七氟烷）及瑞芬太尼是进行术中维持药物的最佳选择。

当选择清醒插管建立气道并确认后，可以使用非去极化肌松药诱导。麻醉维持中，倾向于选择顺式阿曲库铵，其剂量的计算基于 120%～125% 的理想体重或去脂体重，有特定的量-效曲线，主要经过 Hoffman 清除而不依赖于肝肾功能，恢复时间不会延长。

病例继续

术中患者动脉血气显示：pH 7.35，PaO_2 67mmHg，$PaCO_2$ 52mmHg，FiO_2 0.6。机械通气潮气量1L，呼吸频率15次/分。遂进行了以下通气指标的调整：呼气末正压（positive end expiratory pressure，PEEP）10cmH_2O，潮气量调整至1.2L。20min之后，动脉血气显示：pH 7.32，PaO_2 55mmHg，$PaCO_2$ 55mmHg。

问题5　如何解释上述变化？

（1）两次血气分析结果均提示呼吸性酸中毒以及低氧血症。此时，需要查看外科操作范围，检查患者，进行肺部听诊，确认气管内插管的位置是否过深，若位于支气管内应向外移，解除可能的插管压迫或黏液阻塞。进行原因诊断的同时，应增加吸入氧流量，确认气腹压力保持20mmHg，注意气道压力的峰值，手动通气，可以考虑给予支气管扩张药物。必要时使用纤支镜。

（2）导致这种结果的原因有以下几点：①高气道压可能会在吸气峰值时中断肺尖部的毛细血管血流，由于这些部位本身已经存在较高的通气/血流比，进一步的灌注降低会导致生理性无效腔的增加以及$PaCO_2$升高。②高气道压力会导致静脉回流及心排出量降低，这样也会使PaO_2降低，$PaCO_2$升高。③高潮气量以及高气道压力可能导致容量性及压力性损伤，而引起肺水肿。④过度通气可能引起胸壁过度扩张并产生湍流，这会导致敏感性患者，如哮喘患者，特别是在浅麻醉的状态下，出现支气管痉挛的现象。⑤过高的气道压力可能导致原本存在的肺大疱破裂，从而可能需要放置胸腔闭式引流。

问题6　此类患者术后管理需要关注的要点有哪些？

（1）严格掌握拔管指征　神经系统恢复，完全清醒并有警觉性，可以抬头且保持5s以上，血流动力学稳定，体温正常，中心体温在36℃以上。利用周围神经刺激器进行四个成串刺激试验（T4/T1＞0.9），显示患者完全从神经肌肉阻滞药物作用中恢复。呼吸频率每分钟＞10次且＜30次。通过脉搏血氧仪测得外周血氧饱和度达到基础值（吸入氧流量0.4时SpO_2＞95%）。如果有动脉置管，可以检测血气分析情况。可接受的血气分析指标为：吸入氧流量0.4时，pH值7.35～7.45，PaO_2＞80mmHg，$PaCO_2$＜50mmHg。可接受的呼吸系统情况：负力吸气大于25～30cmH_2O，肺活量大于10mL/kg，潮气量大于5mL/kg，无实验室检查异常。

在拔管时，需要有一位熟练掌握气道控制技术的麻醉主治医师在场。紧急情况下可能需要重新进行气管内插管。有困难插管史的患者，要预先进行计划，有时需要在床上应用监测仪进一步观察。

（2）防止术后肺不张　术后尽早下地活动、有意进行胸腹呼吸运动以及有效的咳嗽都有助于术后肺功能的恢复。避免长时间半卧位，因为这种体位会影响通气/血流比。术后镇痛药物的剂量应格外控制，要确保既能免除疼痛，又不会因过度镇静而导致换气不足。

（3）术后辅助给氧策略　对于单纯肥胖的健康患者，常规手术后在麻醉恢复室进行给氧就足够了。而对于大多数有其他合并症的病理性肥胖患者，术后给氧的时间应持续 24~72h。患有严重的梗阻性睡眠呼吸暂停及呼吸减弱综合征的病理性肥胖患者，术后恢复时通常采用半坐体位（头及上半身抬 30°~45°），并进行持续正压通气治疗（CPAP）或双向正压通气治疗（BiPAP）。患者应进行特别护理，使用持续的脉搏血氧仪以及其他呼吸监测设备进行监测。

（4）自控式术后镇痛　90% 以上的肥胖手术患者术后都通过患者自控式镇痛方式（PCA），应用非口服镇痛药进行术后镇痛。对于病理性肥胖患者，自控式镇痛方式是安全且有效的。这种镇痛方式有很多优点。患者自控式镇痛方法简单易用，节省护理时间，使患者从感到痛觉到实施镇痛所用时间最小化。伤口裂开情况减少，肺功能测试结果能较早恢复正常。患者自控式镇痛方式还能使患者尽早下地活动，并可以缩短住院时间、吗啡的剂量。氢吗啡酮也是经常使用的，其剂量选择也应遵循个体化原则，以确保减轻疼痛及副作用之间的平衡。有些患有阻塞性睡眠呼吸暂停及呼吸减弱综合征的病理性肥胖患者曾出现过呼吸系统并发症，因此这类人群的镇痛剂量需要特别注意。对于病理性肥胖患者，阿片类药物在患者自控式镇痛方式中的用量是依据理想体重进行计算的。

所有基础的设置均为间隔 10min，无持续背景量，剂量为计算最大值的 80%。对患者实施滴定法个体用药，为药量的调整保留了空间。

关键点

- 随着病理性肥胖患者的增多，术前此类患者多合并阻塞性睡眠呼吸暂停综合征。术前应充分了解阻塞性睡眠呼吸暂停综合征严重程度并做好围术期风险评估，保障患者围术期安全。
- 对于此类患者均应考虑存在困难气道的情况，气道管理是围术期管理的重要环节，应准备常规和紧急气道管理器械，并制定备用气道管理计划，掌握困难气道处理方案，明确拔管时机。

参考文献

[1] Miler R D. Anesthesia[M]. 9thEd.Beijing：Science Press, 2001, 2271-2301.
[2] 庄心良，曾因明，陈伯銮. 现代麻醉学 [M]. 5 版. 北京：人民卫生出版社，2003, 1671-1685.

[3] 马俊, 廖刃, 倪忠, 等. 骨科择期手术加速康复围术期并存呼吸系统疾病华西医院多学科评估与处理专家共识 [J]. 中华骨与关节外科杂志, 2020, 13(12): 969-975.

[4] 呼吸困难诊断、评估与处理的专家共识组. 呼吸困难诊断、评估与处理的专家共识 [J]. 中华内科杂志, 2014, 53(4): 337-341.

[5] 中华医学会, 中华医学会杂志社, 中华医学会全科医学分会, 等. 常规肺功能检查基层指南（2018年）[J]. 中华全科医师杂志, 2019, 18(6): 511-518.

[6] 中华医学会麻醉学分会五官科麻醉学组. 阻塞性睡眠呼吸暂停患者围术期麻醉管理专家共识（2020修订版）快捷版 [J]. 临床麻醉学杂志, 2021, 37(2): 196-199.

[7] 中华医学会呼吸病学分会睡眠呼吸障碍学组, 李庆云. 阻塞性睡眠呼吸暂停低通气综合征患者持续气道正压通气临床应用专家共识（草案）[J]. 中华结核和呼吸杂志, 2012, 35(1): 13-18.

[8] 张凤群, 林颖, 林细妹. 肺功能检查在诊断阻塞性睡眠呼吸暂停低通气综合征中的价值 [J]. 系统医学, 2020, 5(20): 20-22, 37.

[9] 穆雪鹊, 李亚珍, 魏永莉, 等. 《2014美国医师协会成人阻塞性睡眠呼吸暂停诊断临床实践指南》解读 [J]. 中国急救医学, 2015, 35(1): 1-4.

[10] 陈宝元, 何权瀛. 规范睡眠呼吸暂停相关性高血压的诊断和治疗 [J]. 中国呼吸与危重监护杂志, 2013, 12(5): 433-434.

[11] 包卫亮, 唐世雄, 王耀文, 等. 阻塞性睡眠呼吸暂停低通气综合征术后延迟拔管并发症分析 [J]. 中国耳鼻咽喉头颈外科, 2017, 24(10): 536-539.

[12] 王海珠, 谭显春, 谢宇平, 等. OSAHS对关节置换术后并发症的影响 [J]. 重庆医学, 2019, 48(7): 1204-1206.

[13] 李树华, 暴继敏, 石洪金, 等. 阻塞性睡眠呼吸暂停低通气综合征围术期严重并发症的处理及预防 [J]. 中华耳鼻咽喉头颈外科杂志, 2010, 45(5): 359-363.

[14] 单希征, 孙悍军, 高云, 等. 阻塞性睡眠呼吸暂停低通气综合征围术期关键环节和安全措施的研究 [J]. 中华耳鼻咽喉头颈外科杂志, 2010, 45(5): 369-372.

[15] 陈璟莉, 严虹. 多模式超前镇痛在腭咽成形术中的应用 [J]. 临床耳鼻咽喉头颈外科杂志, 2010, 24(20): 948-949.

[16] 刘进, 李文忠. 麻醉学临床病案分析 [M]. 北京, 人民卫生出版社, 2014: 141-145.

（马鹏垒　王莹）

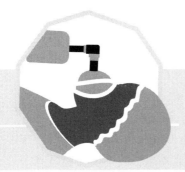

案例二十四

肾移植手术的麻醉管理

一般情况: 患者,男性,60岁,因"慢性肾功能不全尿毒症期"入院。

现病史: 患者自述8年前发现无尿、血肌酐升高,诊断为"尿毒症",每周透析治疗2~3次。

既往史: 无其他病史。

查体: BP 142/71mmHg,P 86次/分,T 36.2℃,R 15次/分。

专科查体: 面色苍白,贫血貌,无眼睑水肿,甲状腺无肿大,肺部听诊呼吸音清,无湿啰音,下肢无水肿。

实验室检查

(1)血常规 Hb 70g/L。

(2)凝血功能(−)。

(3)生化检查 血肌酐810μmol/L,血尿素氮27.35mmol/L,钙2.8mmol/L,磷1.63mmol/L。

(4)甲状旁腺激素 342.4pmol/L。

辅助检查

(1)胸部X线片(−)。

(2)心电图(−)。

(3)甲状腺彩超 甲状旁腺增生。

入院诊断: 慢性肾功能不全(尿毒症期)、肾性贫血、继发性甲状旁腺功能亢进症。

拟行手术: 肾移植手术。

问题 1　肾移植患者的病理生理学改变有哪些？麻醉方式及药物选择需要注意什么？

（1）病理生理改变

① 心血管系统。由于高容量负荷、高压力负荷和高浓度的肾素-血管紧张素，患者最终出现高血压和心肌病，它是肾功能衰竭患者的重要死亡原因。

② 血液系统。由于促红细胞生成素合成和释放减少、血液透析致血细胞反复丢失，尿毒症引起骨髓造血功能抑制以及铁、叶酸、维生素 B_6 和维生素 B_{12} 缺乏等，肾功能衰竭患者都会出现肾性贫血，通常 Hb $50\sim80g/L$，HCT $15\%\sim25\%$。血小板黏附功能下降，出血时间延长，但凝血酶原时间（PT）和部分凝血酶原时间（APTT）可以正常。

③ 呼吸系统。高容量负荷会使患者出现肺充血，引起低氧血症和低碳酸血症。

④ 水和电解质紊乱。由于肾排出水、电解质和游离酸的能力下降，患者会出现代谢性酸中毒、低钠血症、高氯血症和高钾血症。

（2）麻醉方式及药物选择　针对病情稳定的患者，可给予连续硬膜外麻醉，然而高危患者例如肺水肿、心力衰竭等患者，则需选取气管内插管全身麻醉。高危患者的肾功能受损情况比较严重，药物排泄功能不佳，接受手术后，移植肾也不能够完全发挥其作用。因此，在麻醉时，不可使用对患者肾脏具有损害性的药物。钙通道阻滞剂不依赖肾脏排泄，肾衰竭患者无需减量。此外，钙通道阻滞剂硝苯吡啶的应用，还可能有利于防止移植肾血管收缩，也有助于减轻移植肾的再灌注损伤。血管紧张素转换酶抑制药对肾性高血压有良好的针对性，并有助于改善左心室肥厚患者左心室舒张功能。术前已用其他类型抗高血压药的患者，最好在术前 $1\sim2$ 周逐渐停用、换药，以避免造成麻醉后血压剧烈波动及处理上的困难。

伴严重贫血、低血容量、凝血机制障碍及出血倾向者、心肺功能差的高危患者或未经透析治疗的急症肾移植术患者，均应选用全身麻醉。应选择对肾功能影响较小的麻醉药、肌松药，如芬太尼、异丙酚、咪唑安定、N_2O、维库溴铵等，并酌情减量。一般情况下，常用剂量芬太尼不会明显影响血压及肾血流量。但反复多次给药后可于体内蓄积，药物作用时间明显延长，且可出现迟发性呼吸抑制。异丙酚用于该类患者时药代动力学变化小且蓄积少，但临床应用时要顾及个体差异并缓慢给药，以免诱发血流动力学变化和苏醒时间延长。非去极化肌松药中阿曲库铵和顺式阿曲库铵均经 Hofmann 途径清除，不依赖肾脏功能，可安全用于终末肾功能衰竭患者。

问题 2　肾移植手术的常见并发症有哪些?

（1）代谢性酸中毒　当移植肾血管开放后，下肢酸性代谢产物和内源性血管活性物质进入全身循环，以及尿毒症患者本身肾脏泌尿功能严重受损，可引起代谢性酸中毒，影响移植肾的灌注压，不利于移植肾的成活及术后肾功能的恢复。在强心升压的同时，应适当补充碱性药物，纠正代谢性酸中毒，血压多会很快升至正常。小剂量多巴胺静脉持续泵入，既可强心维持平均动脉压，又可扩张肾动脉，改善移植肾的血流灌注，保证供体肾的有效滤过压。

（2）术中、术后出血　肾功能衰竭患者凝血功能障碍，出血时间延长。

（3）水钠潴留　肾素-血管紧张素系统障碍所致。

问题 3　肾移植手术采用区域麻醉有什么优势和潜在风险?

（1）区域麻醉优点

① 硬膜外麻醉具有经济、简便、可控性较强的特点，避免应用需经肾脏排泄的静脉药物，如肌松剂和阿片类药物。

② 可减少呼吸道的感染机会。

③ 硬膜外阻滞麻醉不会对患者的生理功能产生太大影响，这种麻醉方式能够使前负荷减轻，麻醉范围容易被控制，可取得较为理想的麻醉效果。

（2）区域麻醉的潜在风险

① 硬膜外穿刺、置管可能导致硬膜外血肿，有压迫脊髓引起截瘫的危险。如发现出血，应等待出血倾向矫正后再拔管。

② 椎管内阻滞可导致低血压，特别是移植肾脏血管重新开放期间，此时维持移植肾一定的灌注压极为重要。椎管内阻滞下的补液应以维持血流动力学稳定，而必须保持血管扩张下所需的血容量为原则。应注意阻滞消失后血管床的减少，心脏负荷增加及水、钠滞留，严重时可导致心力衰竭和肺水肿。

③ 升压药或局麻药中加用肾上腺素应慎重，对肾衰竭患者应禁忌。

④ 肾衰竭患者的局麻药时效较肾功能正常的人缩短，需用较高浓度，但又要警惕发生过量、中毒。不宜在局麻药中加入肾上腺素，避免出现高血压危象。

病例继续

入室常规接HP多功能监护仪监测心电图、有创血压、血氧饱和度。以咪唑安定 2mg、顺阿曲库铵 6mg、舒芬太尼 4μg/kg、丙泊酚 2mg/kg 依次静推。术中以瑞芬太尼 0.15～0.2μg/(kg·min) 以及丙泊酚 0.1～0.15mg/(kg·min) 维持，术中平顺。

问题 4　慢性肾衰竭的诊断标准是什么？

（1）根据美国肾脏基金会制订的《慢性肾衰竭分期诊断指南》（表 24-1）。

表 24-1　美国肾脏基金会制订的慢性肾衰竭分期诊断指南

分期	
1 期	肾小球滤过率（GFR）≥ 90mL/min
2 期	肾小球滤过率（GFR）60～89mL/min
3a 期	肾小球滤过率（GFR）45～59mL/min
3b 期	肾小球滤过率（GFR）30～44mL/min
4 期	肾小球滤过率（GFR）15～29mL/min
5 期	肾小球滤过率（GFR）< 15mL/min

（2）按照肌酐值诊断慢性肾衰竭的分期（表 24-2）。

表 24-2　肌酐值诊断慢性肾衰竭的分期

分期	肌酐值
慢性肾功能不全代偿期	133～177μmol/L
慢性肾功能不全失代偿期	177～442μmol/L
肾功能衰竭期	442～707μmol/L
尿毒症期	> 707μmol/L

问题 5　肾衰竭的并发症有哪些？

① 水、电解质代谢紊乱。表现为代谢性酸中毒，水、钠代谢紊乱（水、钠潴留），钾代谢紊乱（高钾血症），钙、磷代谢紊乱（低钙血症、高磷血症），镁代谢紊乱（高镁血症）。

② 蛋白质、糖类、脂类和维生素代谢紊乱。表现为蛋白质代谢产物堆积（氮质血症），低白蛋白血症，糖耐量降低和低血糖，高脂血症（中度高甘油三酯血症），维生素 A 增高，维生素 B_6 和叶酸缺乏。

③ 心血管系统表现为高血压和左心室肥厚、心力衰竭、尿毒症性心肌病、心包疾病、血管钙化和动脉粥样硬化。

④ 呼吸系统症状表现为尿毒症肺水肿。

⑤ 血液系统表现为肾性贫血（促红细胞生成素分泌减少）、出血倾向（血小板功能降低）。

⑥ 神经肌肉系统症状表现为肢端袜套样分布的感觉丧失。

⑦ 骨骼改变表现为高转化性骨病、骨再生不良、骨软化症。

⑧ 内分泌功能紊乱表现为 1,25-$(OH)_2D_3$、促红细胞生成素不足，肾素-血管紧张素Ⅱ过多，糖耐量异常和胰岛素抵抗，泌乳素、促黑色素激素、促黄体生成素、促卵泡激素增高。

问题6　肾移植手术中的麻醉管理关键是什么？

（1）术中血流动力学管理　术中血压的维持与手术操作环节如术中髂内、外动脉的分离、髂总血管的阻断、移植肾与受体血管的吻合和开放有关。一般阻断髂总动脉后外周循环阻力增加，心脏后负荷加重，心肌耗氧增加。另外，如阻断髂总静脉可减少静脉回流，反射性引起交感神经兴奋而引起心率加快、血压升高。因此，肾血管的阻断前宜适当加深麻醉以抵消因髂总血管的阻断引起的病理生理改变。另一方面，植入肾血管开放后外周循环阻力骤然减小，血压下降。还应密切注意移植肾血管开放后血液渗漏情况。因此，移植肾血管开放前宜加快输液和减浅麻醉，辅以适当的血管活性药物，以防因移植肾血管开放后引起的血流动力学改变。在移植肾血流复通前，使收缩压达130mmHg，必要时用多巴胺升压，中心静脉压保持在11.5～13.05mmHg。但有时移植肾血流恢复后，供肾素释放，可引起血压升高。

（2）高钾血症　终末期肾功能衰竭患者常患有高钾血症，术中应注意尽量减少含钾溶液的使用。围术期应进行血气分析以指导纠正酸中毒和电解质紊乱。即使血清钾正常仍有可能发生心律失常，低钠可加重酸中毒和钾的毒性。严重的代谢性酸中毒会降低外周血管对血管活性药物的敏感性，使血压难以提升，同时也会导致肌松药作用时间延长。

问题7　如何对肾衰竭患者进行术前病情评估？

（1）了解患者的心、肺、肝、肾功能，以及电解质、凝血机制的情况并尽可能纠正。长期透析的慢性肾功能衰竭患者，其患有心血管疾病的风险是正常人的10～30倍，超过50%的透析患者死于心血管疾病。

（2）合并高血压、水钠潴留及心功能不全患者，术前进行饮食、药物控制。高血压患者术前应给予ACEI或血管紧张素Ⅱ受体拮抗剂等药物，使血压控制在

140/90mmHg 水平以下。

（3）糖尿病患者手术当日必须停用口服降糖药，以免术中发生低血糖，美国糖尿病协会推荐糖化血红蛋白（HbA1c）目标值< 7%。

（4）术前 24h 进行血液透析，使血钾降到正常范围（3.5～5.5mmol/L），若血钾浓度> 6mmol/L 应推迟手术。

（5）有严重贫血、低蛋白血症、出血倾向。术前纠正贫血，给予促红细胞生成素以纠正贫血，使 Hb 达到 120g/L 左右。必要时输血，应输注去白细胞的血制品。

（6）自主神经病变导致胃排空延迟（糖尿病性胃轻瘫）。

（7）合并有不同程度感染者，应注意控制和预防感染。除非紧急情况，通常都要在充分准备后才能考虑手术和麻醉。

病例继续

开放静脉后血压下降，用多巴胺升压并加快输血输液。75min 输入去白悬浮红细胞 2～3U，输液 1000～1500mL。术毕 10min 拔管，SpO_2 下降至 90% 以下，间断辅助呼吸 45min 后无好转，听诊双侧肺底少许湿啰音。

问题 8　应当如何处理当前的局面？

赶快和患者交流，观察其意识和面色，评估患者潮气量及呼吸频率。面罩吸氧，予以西地兰 0.4mg、呋塞米 40mg 入壶，无好转再次气管内插管后送 ICU 治疗。接呼吸机辅助呼吸，SIMV 模式，PEEP 5cmH_2O，测血压 110/65mmHg，偏低，予多巴胺 5～15μg/(kg·min) 维持血压在 140～150mmHg/90mmHg，尿量 200mL/h。手术结束后 7h 听诊肺部湿啰音消失，呼吸平稳，多巴胺已停用，血压稳定，遂拔除气管导管。

问题 9　导致该患者肺水肿的原因是什么？

（1）**患者自身因素**　肾移植患者大多有较长病史，病情比较复杂，存在不同程度器官损害、电解质代谢紊乱和酸碱平衡失调、高血压、低蛋白血症、贫血、凝血机制障碍及心电图异常。术前即可能有肺间质水肿，特别是术前心功能不全伴胸腔积液、心包积液者，可导致肺弥散功能下降，使拔管延迟。

（2）**液体因素**　肾移植患者在吻合血管后、开放血流前要将血压和 CVP 值维持在正常偏高水平，以保证移植肾有一个足够的灌注压，但短时间快速增加血容量，易使处于临界状态的心脏出现衰竭,出现肺水肿而导致术毕呼吸机辅助呼吸,拔管延迟。

(3)药物的影响　应注意肌松药的代谢途径、血钾的影响、肌松药残留作用对呼吸的再抑制。吸入麻醉药能显著延长肌松药的时效,在肾功能严重受损的情况下,大量、重复使用会出现药物蓄积,使呼吸恢复延迟。

(4)麻醉期间正压通气,掩盖了肺水肿的存在,恢复正常负压呼吸后肺水肿再次出现。

问题 10　怎样防范及处理围术期肺水肿?

(1)术前访视时应仔细询问患者肾衰竭病史及既往有无心力衰竭症状,术中容量管理要仔细,维持中心静脉压在 8～9mmHg,移植术后观察患者肾功能恢复情况,及时观察尿量。

(2)肾衰竭患者椎管内麻醉应特别注意控制麻醉平面,硬膜外追加药物后一定要测试麻醉平面,待麻醉平面固定后再安置手术体位,避免引起血压骤降,麻醉过程要充分给氧,术中给予适当镇静,减少氧耗。

(3)全身麻醉术中应注意呼气末正压通气掩盖患者术中的肺部渗出;长时间手术应间断听诊肺部呼吸音情况,及时对呼吸参数进行调整。

总之,肾衰竭患者围术期的主要风险与患者终末期肾脏病理改变密切相关,对于麻醉医师来说,应注意术前评估和对症治疗。关注电解质、血气分析、血尿素氮、肌酐和心电图等,以保证术前患者处于最佳状态。

关键点

- 围术期应重视肾衰竭并发症的发生,积极防治代谢性酸中毒、高钾血症等严重并发症。
- 肾衰竭患者病理生理改变使患者的心血管系统不稳定。
- 重视肾衰竭手术后免疫排斥的问题。肾移植术后患者再次手术时应重视长期服用的免疫抑制剂及其他药物。
- 注重肾移植术中容量管理,在手术离断血管以及吻合血管时,注重平均动脉压的维持,适当减浅或加深麻醉。

参考文献

[1] Parker C J, Jones J E, Hunter J M. Disposition of infusions of atracurium and its metabolite, laudanosine, in patients in renal and respiratory failure in an ITU[J]. Br. J. Anaesth, 1988, 61: 531-540.

[2] 宋琳琳，王东信. 肾移植手术麻醉的进展 [J]. 中华临床医师杂志（电子版），2013, 7(1): 19-26.
[3] 中华医学会器官移植学分会. 中国肾移植麻醉技术操作规范（2019 版）[J]. 中华移植杂志（电子版），2020, 14(1): 17-20.
[4] 林秀真，陈国忠，窦元元，等. 肾移植术 809 例麻醉经验 [J]. 第四军医大学学报，2004, 25(7): 640-640.
[5] 庄心良，曾因明，陈伯銮. 现代麻醉学 [M]. 3 版. 北京：人民卫生出版社，2003, 1384-1389.

（王彩霞　李宵　王莹）

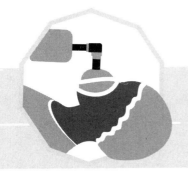

案例二十五

重症肌无力患者的麻醉管理

一般情况： 患者，男性，38岁，172cm，70kg，因"咀嚼无力，夜间憋气两个月"入院。

现病史： 患者近两个月自觉无明显诱因出现咀嚼无力，夜间憋气，且逐步加重，就诊于本院，行肺部CT示"纵隔2cm×3cm占位性病变，考虑胸腺瘤"，为进一步治疗收入住院。

既往史： 既往体健，无其他疾病史。

查体： BP 122/71mmHg，P 86次/分，T 36.2℃，R 20次/分。

专科查体： 四肢感觉功能正常，双眼睑下垂，伸舌居中，咀嚼无力，胸式呼吸减弱，腹式呼吸正常，上肢肌力3～5级，下肢肌力4级。

实验室检查

（1）血常规（－）。

（2）凝血功能（－）。

（3）生化检查 基本正常。

辅助检查

（1）心电图 窦性心律，正常心电图。

（2）胸部X线片 双肺纹理增粗，纵隔阴影增宽变形，纵隔胸膜向肺野呈弓形移位。

（3）心脏彩超 左心室收缩功能正常，舒张功能减退，EF 55%。

（4）肺功能 肺活量（VC）2100mL，最大自主通气量（MVV）78L，呼吸肌耐力减小，周边气道阻力与中心气道阻力增高。

入院诊断： 胸腺瘤。

拟行手术： 胸腺瘤切除术。

问题1 重症肌无力的病因有哪些？

重症肌无力（myasthenia gravis，MG）是一种神经-肌肉接头传递功能障碍的获得性自身免疫性疾病。主要是由于神经-肌肉接头突触后膜上乙酰胆碱受体受损引起。

病因与自身免疫抗体介导的突触后膜乙酰胆碱受体损害有关。

① 重症肌无力的实验性自身免疫动物模型血清中可检测到乙酰胆碱受体抗体，可与突触后膜的乙酰胆碱受体结合。

② 将重症肌无力患者的血清输入小鼠，可产生类似重症肌无力的症状和电生理改变。

③ 80%～90%的重症肌无力患者血清中可以检测到乙酰胆碱受体抗体。

④ 重症肌无力患者胸腺有与其他自身免疫性疾病相似的改变。

⑤ 重症肌无力患者常合并甲亢、甲状腺炎、系统性红斑狼疮、类风湿关节炎等其他自身免疫性疾病。

问题2 重症肌无力的临床表现有哪些？

① 好发年龄：任何年龄均可发病，发病年龄有两个高峰。20～40岁发病者女性多于男性，约为3∶2；40～60岁发病者男性多于女性，多合并胸腺瘤。少数患者有家族史。

② 受累骨骼肌病态疲劳：骨骼肌连续收缩后出现严重无力，休息后症状可减轻。症状波动呈晨轻暮重。

③ 受累骨骼肌的分布和表现（表25-1）：全身骨骼肌均可受累，但以脑神经支配的肌肉最先受累。

表25-1 重症肌无力患者受累骨骼肌的分布和表现

受累肌肉	临床表现
首发一侧或双侧眼外肌	上睑下垂、斜视、复视、眼球运动受限，但瞳孔括约肌不受累
面部肌	表情淡漠、苦笑面容
口咽肌	连续咀嚼无力、饮水呛咳、吞咽困难、说话带鼻音、发音障碍
胸锁乳突肌和斜方肌	颈软、抬头困难、转颈无力、耸肩无力
四肢肌	抬臂、梳头、上楼梯困难。四肢肌受累以近端为重
腱反射	一般正常
感觉障碍	无明显感觉障碍

④ 病程特点：起病隐匿，整个病程有波动，缓解与复发交替。晚期患者休息后不能完全恢复。多数病例迁延数年至数十年，靠药物维持。少数病例可自然缓解。

⑤ 胆碱酯酶抑制剂治疗有效：这是重症肌无力的一个重要临床特征。

⑥ 重症肌无力危象：是指呼吸肌受累时出现咳嗽无力，甚至呼吸困难，需用呼吸机辅助通气，是致死的主要原因。口咽肌无力和呼吸肌乏力者易发生危象。诱发因素包括呼吸道感染、手术（胸腺切除）、精神紧张、全身疾病等。大约10%的重症肌无力患者出现危象。

问题3　重症肌无力如何分型？

（1）成年型（Osserman 分型）　见表 25-2。

表 25-2　重症肌无力 Osserman 分型

分型	发生率	分型依据
Ⅰ 眼肌型	15%～20%	病变仅限于眼外肌，出现上睑下垂和复视
ⅡA 轻度全身型	30%	可累及眼、面、四肢肌肉，生活可自理，无明显咽喉肌受累
ⅡB 中度全身型	25%	四肢肌群受累明显，眼外肌麻痹，咽喉肌无力明显，但呼吸肌受累不明显
Ⅲ 急性重症型	15%	急性起病在数周内累及延髓肌、肢带肌、呼吸肌，肌无力严重时需气管切开
Ⅳ 迟发重症型	10%	病程 2 年以上，常由Ⅰ、ⅡA、ⅡB 型发展而来，症状同Ⅲ型常合并胸腺瘤
Ⅴ 肌萎缩型	少见	少数患者肌无力伴肌萎缩

（2）儿童型　约占重症肌无力患者的10%。大多数患者仅限于眼外肌麻痹，双眼睑下垂可交替出现。可再分为新生儿型、先天性肌无力综合征、少年型三种类型。

（3）少年型　多于10岁后发病，多为单纯眼外肌麻痹，部分伴吞咽困难及四肢无力。

问题4　如何诊断重症肌无力？

根据受累骨骼肌活动后出现疲劳无力，经休息或胆碱酯酶抑制剂治疗可以缓解，肌无力呈晨轻暮重的波动现象，神经系统无其他阳性体征，可以确诊。

（1）一般辅助检查　血常规、尿常规、脑脊液检查正常，常规肌电图基本正常，神经传导速度正常。

（2）重复神经电刺激　为常用的具有确诊价值的检查方法。

（3）单纤维肌电图　表现为间隔时间延长。

（4）乙酰胆碱受体抗体滴度检测　对重症肌无力的诊断有特征性意义。

（5）胸腺 CT 和 MRI 检查示　有胸腺肿物的存在。

（6）疲劳试验　嘱患者持续上视出现上睑下垂，或两臂持续平举后出现上臂下垂，休息后恢复为阳性。

（7）新斯的明试验　成人和青少年最常用，肌内注射新斯的明 1.0mg，20min 后肌无力明显减轻者为阳性。

（8）滕喜龙试验　依酚氯铵 2mg 静脉注射，观察 20s，如无出汗、唾液增多等不良反应，再给药 8mg，1min 内症状好转为阳性，持续 10min 又恢复原状。

问题 5　如何治疗重症肌无力？

① 药物治疗：包括胆碱酯酶抑制剂（主要治疗）、糖皮质激素、免疫抑制剂治疗。

② 胸腺治疗：a. 胸腺切除，适用于伴胸腺瘤的各型重症肌无力患者、伴胸腺肥大和高 AchR 抗体效价者、对抗胆碱酯酶药治疗反应不满意者、年轻女性全身型重症肌无力者。b. 胸腺放疗。

③ 血浆置换。

④ 大剂量丙种球蛋白静脉注射［以 0.4g/（kg·d）冲击治疗］。

⑤ 危象的处理：临床上可分为以下 3 型（表 25-3），无论何种危象，抢救时均应保持呼吸道通畅。当经早期处理后病情无明显好转时，应立即行气管内插管或气管切开，应用人工呼吸器辅助呼吸；停用抗胆碱酯酶药物以减少气管内分泌物。

表 25-3　重症肌无力患者常见危象及其表现与治疗

鉴别点	肌无力危象	胆碱能危象	反拗危象
临床特点	疾病本身发展所致，抗胆碱酯酶药物用量不足	抗胆碱酯酶药物使用过量	抗胆碱酯酶药物突然失效，滕喜龙试验无反应
发生率	最常见	非常少见	少见
病因	感染、分娩、氨基糖苷类	抗胆碱酯酶药物过量	不明
出汗	少	多	不定
流涎	无	多	不定
腹痛、腹泻	无	明显	无
肌束颤动	无	明显	无
瞳孔大小	大	小	正常

续表

鉴别点	肌无力危象	胆碱能危象	反拗危象
抗胆碱酯酶药物	改善	加重	无反应
阿托品	无效	改善	无效
治疗	注射依氯酚铵，新斯的明	静脉注射依氯酚铵，若症状加重则停用抗胆碱酯酶药，待药物排出后重新调整剂量	停用抗胆碱酯酶，气管切开者给予类固醇激素，待运动终板功能恢复后重新调整剂量

问题6 重症肌无力患者麻醉术前评估该注意什么？

（1）麻醉前应对重症肌无力患者的病情进行仔细评估，包括性别、年龄、发病时间、病程、营养情况、治疗情况、肌无力的程度以及对呼吸的影响等，以及常规的心电图、胸部X线片、心脏超声、肺功能检查等。术前评估的重点是病情最近的进展、受累的肌肉群、治疗药物和伴随疾病。

（2）有呼吸肌或延髓支配的肌肉受累的重症肌无力的患者发生肺误吸的风险性增高，应视为术后易发生呼吸功能不全的高危患者，术前应用甲氧氯普胺（胃复安）或H_2受体阻滞剂可以降低这种风险。

（3）Ⅰ型及Ⅱ型患者的麻醉与非重症肌无力患者差别不大，一般比较平顺；对于Ⅲ～Ⅴ型患者，应严密观察病情变化，以便尽早发现，及时治疗MG危象；尤其对于Ⅳ型有憋气或呼吸费力症状但全身症状不典型者更应该给予足够重视。

（4）MG患者胸腺切除后需要呼吸支持的危险因素包括：MG病程大于6年；术前48h内，溴吡斯的明用量大于750mg/d；合并有慢性呼吸系统疾病；年龄大于60岁；肺活量小于2L；有延髓性麻痹和呼吸肌麻痹。术前可借助肌肉松弛检测仪测试神经-肌肉传递功能，亦有助于了解肌无力的程度，为合理选用肌肉松弛药提供依据。

（5）重症肌无力患者术前常用治疗药物主要有激素、胆碱酯酶抑制剂、免疫抑制剂和血浆置换。

① 激素能有效地减轻重症肌无力患者的症状，减少胆碱酯酶抑制药的用量，并不会增加术后肺部并发症。术前6～12个月中连续使用激素超过1个月的患者，麻醉诱导后应给予补充适量激素。

② 术前不停用胆碱酯酶抑制药的主要缺点是：副交感神经系统兴奋，需用阿托品拮抗；抑制血浆胆碱酯酶活性，影响酯类局部麻醉药和某些肌肉松弛药的降解；增加重症肌无力患者对非去极化肌肉松弛药的耐量。而停用胆碱酯酶抑制药则有

可能导致肌肉乏力，突发呼吸衰竭的潜在危险，故对术前未行血浆置换的患者或术后不具备呼吸支持条件时，胆碱酯酶抑制药应用至手术当天早晨。

③ 免疫抑制剂：适用于对肾上腺糖皮质激素疗效不佳或不能耐受。大剂量静脉注射免疫球蛋白外源性 IgG 可以干扰 AChR 抗体与 AChR 的结合。大剂量静脉注射免疫球蛋白作为辅助治疗，以缓解病情。

④ 血浆置换对严重重症肌无力患者而言，不失为一个安全有效的治疗方法，术前给予一个疗程的血浆置换，以新鲜冰冻血浆或人体蛋白替代患者的血浆，可使 45% 患者症状明显改善，并可减少或停用胆碱酯酶抑制药。一般而言，一个疗程的血浆置换其作用可维持 4～12 天。

病例继续

9:00 入室：常规监护，完成右侧颈内静脉穿刺置管，左侧桡动脉穿刺置管测压。

9:15 麻醉：

诱导前用药：地塞米松 10mg，阿托品 0.5mg。

诱导用药：芬太尼 0.2mg，丙泊酚 140mg，顺式阿曲库铵 5mg。

术中维持：丙泊酚 + 瑞芬太尼，劈胸骨时追加芬太尼 0.2mg，术中未追加肌松药。

9:55 手术开始：

依据 CO、SVV、CI 输注液体，维持术中尿量 > 1mL/（kg·h）。

血管活性药物：麻黄碱、阿托品、去甲肾上腺素按需给予，保证 MAP 波动于基础值的 20% 范围以内。

10:10 动脉血气分析：

pH 7.40，$PaCO_2$ 42mmHg，PaO_2 247mmHg，BE 1.0，SpO_2 94%，K^+ 3.7，Na^+ 3.7，Glu 5.9mmol/L，Hb 9.5g/dL，HCO_3^- 27.0mmol/L。

问题 7　重症肌无力患者麻醉前用药该注意什么？

（1）术前镇静剂的使用应以既能镇静，又不抑制呼吸为原则，保持患者情绪稳定。

（2）为减轻应用抗胆碱酯酶药物所致的毒蕈碱样反应，麻醉前常规给予足量阿托品拮抗，防止术中迷走神经张力过高导致心率减慢甚至心搏骤停。

（3）术前 6～12 个月中连续使用激素超过 1 个月的患者，麻醉诱导后应给予补充适量激素。

问题8 重症肌无力患者麻醉方法的选择有哪些？

麻醉选择要求：对呼吸循环影响小，术后清醒快，肌力及呼吸功能恢复快。（重症肌无力患者多体质较差，呼吸和循环功能的储备能力较低，易致术中循环功能不稳定，术后易发生呼吸功能的延迟恢复，处理不当者甚至可发生肌无力危象或胆碱能危象。）

（1）对于胸腺瘤的重症肌无力患者的选择目前多以全身麻醉或硬膜外麻醉复合全身麻醉为多，硬膜外麻醉复合全身麻醉具有较完善的局部镇痛和肌松作用，并能降低患者应激反应，另外，硬膜外阻滞复合静脉全麻有利于术后腰硬联合麻醉的开展，用低浓度的局麻药就能减轻术后刀口疼痛，有利于患者深呼吸、咳嗽及排痰，可起到预防肺部感染，促进呼吸功能恢复的作用。

（2）对于四肢或下腹部开放性手术，一般局部麻醉、神经阻滞或脊髓麻醉优于全麻。

（3）最常用的是"平衡麻醉"技术，以吸入麻醉药为主诱导和维持麻醉，术中不使用肌肉松弛药。常用的有氟烷、异氟醚、七氟醚和地氟醚。

问题9 重症肌无力患者麻醉药物如何选择？

（1）对非去极化肌松药琥珀胆碱诱导期表现为拮抗效应，常需要较大剂量的琥珀胆碱才能满足插管需求。重复使用去极化肌松药维持又会出现"二相阻滞"，致使阻滞程度和时间明显延长。近年来国内多数麻醉学者已不选用去极化肌肉松弛药。

（2）目前对于重症肌无力患者的非去极化肌松药主要推荐阿曲库铵，现文献认为阿曲库铵常用诱导剂量为正常的诱导剂量的 $1/5 \sim 1/4$。

（3）少量的氯胺酮可兴奋交感神经，并使血液中的儿茶酚胺浓度升高，故有兴奋心血管系统的作用。且氯胺酮无肌松作用，镇痛效果好。麻醉诱导选用可使麻醉诱导期循环功能更加平稳，麻醉维持亦可应用。

（4）吸入麻醉药的神经肌肉接头阻滞强度依次为异氟烷＞七氟烷＞恩氟烷＞地氟烷＞氟烷＞氧化亚氮，高浓度吸入可加重肌无力的程度，若与静脉麻醉复合应用，浓度可明显降低。

问题10 重症肌无力患者麻醉管理需注意什么？

（1）所有患者术中均维持满意的麻醉深度，术后也无不良记忆的痛感。

（2）应用硬膜外麻醉时，应控制好麻醉平面，避免对呼吸循环造成不良影响。

（3）重症肌无力患者手术中由于术前使用了抗胆碱酯酶类药物后呼吸道分泌物增加，术中应定时吸痰。有痰及时吸出，保持呼吸道通畅是预防危象发生的关键之一。

（4）麻醉中禁用肌松剂如箭毒，β受体阻滞剂如普萘洛尔（心得安），去极化剂如氨酰胆碱，膜稳定剂如普鲁卡因安、利多卡因、奎宁等。

（5）禁用吗啡等具有呼吸抑制作用的镇痛药，以及某些具有突触阻滞作用的抗生素如庆大霉素、链霉素等。

（6）血气分析，关注血钾水平。因为低血钾会加重重症肌无力症状。肺功能检查，可提示是否有呼吸肌受累，以及预测术后是否需要呼吸支持。

（7）麻醉中使用肌松药，应常规监测神经-肌肉传递功能，鉴于重症肌无力患者头面部肌群对肌肉松弛药的敏感性与外周肌群有差异，使用刺激面神经，监测眼轮匝肌力的方法更有利于重症肌无力患者。

病例继续

手术历时 1h40min，术后予新斯的明 1mg+ 阿托品 0.5mg 拮抗。术后 30min 患者清醒，握手有力，拔管。拔管后 20min 患者血氧饱和度进行性下降，呼吸困难，TOF 100%，追加新斯的明 1mg 略好转但仍呼吸困难，遂再次插管送 ICU，甲泼尼龙 500mg 冲击治疗 2 次，次日脱机拔管安返病房。

问题 11　重症肌无力患者麻醉恢复期如何处理？

（1）恢复期特点　由于机体各种肌群的神经肌肉阻滞恢复速率不同，常可出现在外周神经刺激下，神经肌肉阻滞恢复良好，而与维持呼吸道通畅直接有关的颈部、舌咽、喉肌仍软弱无力，这种现象在重症肌无力患者更为常见。

（2）拔管指征　患者完全清醒；抬头坚持 5s；吸气负压峰值大于 $-20cmH_2O$；潮气量大于 10mL/kg；术后呼吸频率 < 30 次 / 分；脱开呼吸肌后呼吸空气 5～15min，血氧饱和度稳定在 95% 以上；T4/T1 > 75%。

（3）术毕使用非去极化肌松药肌力恢复不满意时，可静脉注射新斯的明 0.02～0.04mg/kg（同时静脉注射阿托品 0.01～0.02mg/kg）。如果无肌肉收缩反应，不应用药物拮抗，否则会加重神经肌肉阻滞，出现自主呼吸时拮抗为佳。

（4）在麻醉恢复期，重症肌无力患者呼吸系统并发症的发生率较一般患者显著增高。呼吸衰竭多发生于术后早期 24h。有报告称，胸腺切除术后，50% 以上的重症肌无力患者需要再次进行机械通气支持。

问题 12　重症肌无力患者麻醉术后镇痛如何处理？

① 局麻药浸润手术切口。

② 硬膜外镇痛：芬太尼、吗啡等。

③ 静脉小剂量的快速、短效阿片类药物，静脉自控镇痛。

④ NSAIDs 类药物。

关键点

- 重症肌无力患者神经-肌肉传递功能异常，是术后发生呼吸衰竭的高危群体。
- 了解重症肌无力的发病机制及治疗对围术期麻醉管理十分重要。
- 重症肌无力患者麻醉方式的选择、麻醉药物的选择，尤其是肌松药的选择；术前用药及术后镇痛；用药的禁忌。
- 重症肌无力术后苏醒拔管要点，防止 MG 危象。

参考文献

[1] 贾建平，陈生弟，等. 神经病学.8 版. 北京：人民卫生出版社，2018.

[2] 岳云，等主译. 摩根临床麻醉学.4 版. 北京：人民卫生出版社，2007.

[3] 邓小明，曾因明，黄宇光，等主译. 米勒麻醉学.8 版. 北京：北京大学医学出版社，2017.

[4] 江文坛，杨建胜，林良安，等. 剑突下胸腔镜胸腺切除术的安全性和可行性研究 [J]. 福建医科大学学报，2020, 54(1): 40-43.

[5] 闫春伶，左明章. 重症肌无力与麻醉 [J]. 中国医药导报，2010, 7(10): 130-132.

[6] 贾瑞芳，孟小燕，周淑珍，等. 不同麻醉方法对重症肌无力患者胸腔镜下胸腺切除术后急性疼痛的影响 [J]. 中华麻醉学杂志，2018, 38(6): 676-679.

[7] 李琪英，闵苏. 重症肌无力胸腺切除术的麻醉探讨 [J]. 重庆医科大学学报，2004, 29(6): 811-813.

[8] 陈群，鲁卫华，秦雪梅，等. 重症肌无力 63 例麻醉管理分析 [J]. 中华临床医师杂志（电子版），2015(6): 1064-1066.

[9] 詹银周，张兴安，刘礼胜，等. 重症肌无力患者胸腔镜下胸腺瘤切除的麻醉 [J]. 中国药物与临床，2011, 11(11): 1338-1339.

（王彩霞　师文静）

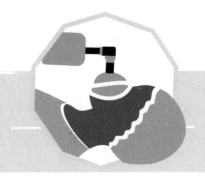

案例二十六

嗜铬细胞瘤手术的麻醉管理

一般情况： 患者，女，16岁，身高155cm，体重50kg。因"发现血压升高1年，肾上腺占位3个月"入院。

现病史： 2年前患者夜间自觉头痛，医院检查头颅CT无异常。1年前体检发现血压升高至180/100mmHg，无胸闷心悸，无头痛，无大汗，未重视，未就诊。3个月前B超发现肾上腺占位。肾上腺CT示"腹主动脉旁多发淋巴结，腹腔脏器转位"。为进一步治疗，遂来本院就诊。

既往史： 否认其他疾病史。

查体： 左侧上臂 BP 167/71mmHg，右侧上臂 BP 157/81mmHg，P 66次/分，T 36.2℃，R 20次/分。

专科查体： 发育正常，营养中等，神清语明，睑结膜无苍白，皮肤巩膜无黄色，心肺查体未见异常，腹部软，无压痛，双下肢无水肿。患者无向心性肥胖，未见满月脸、水牛背、紫纹。

实验室检查

（1）血常规（-）。

（2）凝血功能（-）。

（3）生化检查（-）。

（4）高血压四项（肾素-血管紧张素-醛固酮） 卧位：肾素1.26ng/（mL·h）（正常），醛固酮97.19pg/mL（正常）。立位：肾素1.51ng/（mL·h）（正常），醛固酮94.67pg/mL（正常）。醛固酮和肾素比值均正常。

（5）皮质醇-促肾上腺皮质激素 8点：皮质醇181.0nmol/L（正常），促肾上腺皮质激素3.48pmol/L（正常）。15点：皮质醇100.2nmol/L（正常），促肾上腺皮质激素2.45pmol/L（正常）。24h尿游离皮质醇（UFC）：正常。其他测定正常。

辅助检查

（1）胸部 X 线片（−）。

（2）心电图（−）。

（3）肾上腺增强 CT　右侧肾上腺占位性病变，腺瘤？不排除嗜铬细胞瘤。

入院诊断： 嗜铬细胞瘤。

拟行手术： 嗜铬细胞瘤切除术。

问题 1　嗜铬细胞瘤手术需要关注的问题有哪些？

（1）嗜铬细胞瘤分泌大量儿茶酚胺入血，作用于肾上腺素受体，引起心血管、内分泌和代谢等一系列病理生理变化。大部分嗜铬细胞瘤以分泌去甲肾上腺素为主，表现为持续性或阵发性高血压。

（2）手术中的精神紧张、创伤刺激、肿瘤部位的挤压等均可诱发儿茶酚胺的释放，出现严重高血压危象，甚至心力衰竭、脑出血等。而一旦肿瘤血流完全阻断后又会出现完全相反的结果，这是由于儿茶酚胺急剧下降的原因，表现为严重低血压等循环紊乱。循环功能表现的这种急剧变化是麻醉与手术危险性的根本原因。

（3）周围血管强烈收缩使血容量减少 20%～50%。胰岛素分泌抑制、肝糖原输出增加使血糖升高，可出现心悸、多汗、震颤、发热等代谢亢进表现。

问题 2　嗜铬细胞瘤手术的术前准备有哪些？

术前用药主要针对儿茶酚胺的不良作用，主要目的是控制血压、心率和心律，使血容量恢复正常。所有患者需在术前每日行 2 次卧立位血压和心率监测。虽然对血压、心率目标值的限定目前尚存在争议，但多数情况下认为，坐位血压应低于 120/80mmHg，立位收缩压应高于 90mmHg；坐位心率为 60～70 次/分，立位心率为 70～80 次/分；以上目标值可结合患者年龄和基础疾病做适当调整。

目前药物准备尚无公认的标准方案，但联合应用 α 及 β 肾上腺素受体阻滞剂是最常用的方法。推荐至少术前 14 日开始使用 α-肾上腺素受体阻滞剂；对于近期发生心肌梗死、儿茶酚胺心肌病、难治性高血压及儿茶酚胺诱导性血管炎的患者，可适当延长术前用药时间。首选药物为酚苄明。该药为不可逆的、长效、非特异性 α-肾上腺素受体阻滞剂。初始剂量为 10mg/次，1～2 次/d；随后根据需要，可每 2～3 日增加 10～20mg/d，最终剂量控制在 20～100mg/d。虽然半衰期为 24h，但术前 24～48h 停药后的 α-受体阻滞作用可延续到术后，导致肿瘤切除后的持续性低血压。

在 α-肾上腺素受体未被完全抑制的情况下给予 β-肾上腺素受体阻滞剂，可导致血压进一步升高，诱发急性肺水肿和左心衰竭；故推荐使用 α-肾上腺素受体阻滞剂至少 3～4 天后再开始使用 β-肾上腺素受体阻滞剂，通常在术前 2～3 天开始。β-肾上腺素受体阻滞剂应由短效、小剂量起始（如普萘洛尔 10 mg，1 次 /6 h），后可调整为每日一次的长效制剂，并逐渐增加剂量至达到目标心率。

在血压控制和心脏功能改善之后，可给予患者高钠饮食，有助于减轻 α-肾上腺素受体阻滞相关的体位性低血压，恢复血管内容量。推荐在使用 α-肾上腺素受体阻滞剂的第 2～3 日开始高钠饮食（> 5000mg/d），但慎用于充血性心力衰竭或肾功能不全者。术前 1 晚持续性输注 1～2L 生理盐水也是一种选择，但目前缺乏高级别证据。

问题 3　嗜铬细胞瘤患者术前访视应注意哪些问题？

（1）肿瘤相关评估　需关注患者阵发性头痛、出汗、心动过速病史，同时关注其他不常见症状，如体位性低血压、视物模糊、视乳头水肿、体重减轻、多尿、多饮、便秘、惊恐发作等。需根据实验室检查结果，关注肿瘤主要分泌的激素类型，有助于指导围术期调控血流动力学药物的选择。需关注术前影像学检查结果，了解肿瘤的位置、大小、数量及与周围血管及其他脏器的关系，以便提前做出相应准备以更好地配合手术进程进行麻醉管理。

（2）靶器官受累情况的评估

① 心血管系统：心肌酶可反映近期心肌缺血情况；心电图可反映心肌缺血和梗死情况；胸部 X 线片检查可评估心脏扩大和肺水肿情况；必要时可进一步完善冠脉 CT 血管成像；超声心动图、BNP 和肌钙蛋白的检查有利于儿茶酚胺心肌病的评估；对可疑主动脉夹层患者需完善主动脉 CT 血管成像。

② 肾脏：肾功能、24h 尿蛋白定量、双肾血流图均有助于评估。

③ 脑：对有可疑脑血管病、癫痫病史者，需完善头颅核磁检查。

（3）术前准备充分的标准

① 血压和心率达标，有体位性低血压；一般认为，坐位血压应低于 120/80mmHg，立位收缩压高于 90mmHg；坐位心率为 60～70 次 / 分，立位心率为 70～80 次 / 分；可根据患者的年龄及合并的基础疾病做出适当调整。

② 术前 1 周心电图无 ST-T 段改变，室性期前收缩 < 1 次 /5min。

③ 血管扩张，血容量恢复：血细胞比容降低，体重增加，肢端皮肤温暖，出汗减少，有鼻塞症状，微循环改善。

④ 高代谢综合征及糖代谢异常得到改善。

问题 4　手术麻醉方式及麻醉药物应怎样选择？

硬膜外阻滞是将局部麻醉药注入硬膜外隙，阻滞脊神经根，使其所支配的感觉和（或）运动功能消失的麻醉与镇痛方法。然而在手术操作过程中，由嗜铬细胞瘤释放的儿茶酚胺仍能结合并激活全身的肾上腺素受体。对于行腹腔镜嗜铬细胞瘤切除的患者，应用全身麻醉复合硬膜外麻醉可使患者术中血流动力学更加平稳、儿茶酚胺释放量更小。同时硬膜外置管可以作为患者术后硬膜外镇痛药物的给药通路，改善术后镇痛效果，减少围术期阿片类药物使用量，促进肠蠕动恢复，有助于患者术后早期活动、快速康复，可考虑全麻复合硬膜外阻滞，但其缺点是肿瘤切除后的低血压发生率高，需要增加去甲肾上腺素的用量。

（1）吸入麻醉药物中，七氟烷导致心律失常的风险更低，且对心血管抑制更轻，因此建议选择吸入麻醉维持时，应优先考虑应用七氟烷。

（2）静脉麻醉药物中，应用丙泊酚进行嗜铬细胞瘤手术相对安全。丙泊酚也是目前嗜铬细胞瘤手术麻醉中最常用的静脉麻醉药物。研究显示，可以应用丙泊酚靶控输注模式进行嗜铬细胞瘤手术全麻维持。

（3）阿片类药物中，可选择瑞芬太尼、芬太尼、舒芬太尼、二氢吗啡酮。

（4）肌肉松弛剂中，维库溴铵、罗库溴铵、顺式阿曲库铵在嗜铬细胞瘤手术麻醉中应用较多，他们对于自主神经的影响较小，导致组胺释放的概率低于其他肌肉松弛药。

问题 5　嗜铬细胞瘤手术中应注意避免使用哪些麻醉药？

（1）琥珀酰胆碱引起的腹部肌肉收缩可增加腹腔内压力，这可能会引起肿瘤细胞释放儿茶酚胺。

（2）氯胺酮是一种拟交感神经药物，可以增加肾上腺素激动剂的作用。

（3）氟烷使心肌对肾上腺素的促心律失常作用更为敏感。

（4）松弛迷走神经的药物（例如抗胆碱能药和泮库溴铵）将加重自主神经张力的失衡。

（5）由于组胺能刺激肿瘤分泌儿茶酚胺，因此最好避免使用可引起组胺释放的药物（如筒箭毒碱、阿曲库铵、硫酸吗啡和哌替啶）。

（6）尽管氟哌利多是一种α受体拮抗剂，但它被认为与某些嗜铬细胞瘤患者的高血压危象有关。

病例继续

患者术前两个月持续应用选择性 $α_1$ 受体竞争性阻滞剂酚苄明，使术前各项指标均已达到以上要求。入手术室评估：患者张口度＞3指，Mallampati 分级Ⅰ级，头颈活动度好，甲颏间距 6.5cm。无缺齿、义齿或松动牙齿。心功能Ⅰ级，屏气试验大于 30s。进行心电图、无创血压及尿量监测，体温 37.1℃，心率 88 次/分，呼吸 21 次/分，血压 153/74mmHg，SpO_2 99%。术前 8h 内未进食进水。开放外周静脉通路、中心静脉通路及有创动脉血压监测。全身麻醉诱导开始，给予咪达唑仑 1mg、地塞米松 10mg、利多卡因 60mg、舒芬太尼 15μg、丙泊酚 80mg 及罗库溴铵 50mg，气管内插管顺利。心率 79 次/分，血压 138/80mmHg，SpO_2 100%。麻醉维持用丙泊酚和瑞芬太尼，CVP 4cmH_2O。

术中情况：9:00 手术开始，气腹压力 13mmHg，术中辅助硝酸甘油控制血压 140/85mmHg 左右。10:05 探查肿瘤时，出现血压升高达 230/110mmHg，HR 110～120 次/分。$PetCO_2$ 显示超过 30mmHg，给予艾司洛尔、美托洛尔、酚妥拉明降压，逐渐将血压控制在 140/80mmHg，HR 100 次/分。10:08 查血气：pH 7.28，PCO_2 46.4mmol/L，BE −5，HCO_3 21.9mmol/L，Na^+ 149mmol/L，K^+ 2.6mmol/L，Ca^{2+} 1.18mmol/L。给予 10%KCl 10mL 加入 500mL 乳酸林格液静脉滴注，调整呼吸机 Vt 650mL，f 14 次/分。气腹压力降为 11 mmHg，继续腹腔镜手术。11:10 转为开腹手术，11:15 复查血气：pH 7.31，PCO_2 39.3mmol/L，BE −6，HCO_3 20.1mmol/L，Na^+ 146mmol/L，K^+ 2.7mmol/L，Ca^{2+} 1.17 mmol/L。追加 10% KCl^- 10mL 加入上述 500mL 乳酸林格液静脉滴注。关腹时给予芬太尼 0.05mg 静脉注射。12:15 手术结束，术中共计输羟乙基淀粉注射液 1000mL，乳酸林格液 1000mL，尿量 500mL。

手术结束：给予新斯的明 2mg、阿托品 1mg、氟马西尼 0.5mg，患者自主呼吸恢复，呼之睁眼，TV 400mL，R 28～30 次/分，SpO_2 100%。患者表现烦躁不安，考虑由疼痛引起，给予芬太尼 0.05mg 静脉注射，烦躁好转。

自主呼吸潮气量（TV）400mL，R 20 次/分，SpO_2 100%，拔除气管导管后观察，吸氧情况下脉搏氧降至 93% 左右，辅助呼吸时 SpO_2 100%。放置口咽通气道吸氧脉搏氧为 99%，脱氧后降至 90%，出于安全考虑，与主治医师商量后决定带管送 ICU，遂给予丙泊酚 50mg、维库溴铵 4mg 静脉注射，气管内插管后于 12:55 送 ICU，给予呼吸机支持治疗，监护示 BP 151/72mmHg，SpO_2 100%，HR 61 次/分，与当班医师护士交接。

问题 6　患者苏醒后烦躁的原因是什么？

患者麻醉时间将近 4.5h，长时间大量麻醉药引起苏醒后烦躁；术后疼痛也可引起苏醒后烦躁；观察到患者 SpO_2 不能维持，也可能是 CO_2 潴留导致烦躁。

问题 7　术中影响血流动力学的调控因素有哪些？

（1）麻醉诱导
① 必须保证足够的麻醉深度才能进行气道操作。
② 气管内插管操作前肌肉松弛药充分起效极为重要。
③ 使用阿片类药物抑制插管反射是麻醉诱导中很重要的一方面。
④ 在有足够麻醉深度的前提下，此类患者仍可能因为正压通气、挤压肿瘤导致儿茶酚胺释放等原因在诱导期间发生血流动力学波动，可选择短效的血管活性药物控制血压和心率。

（2）手术相关因素
① 手术体位：此类患者在体位改变时会挤压肿瘤，导致儿茶酚胺释放，引起血流动力学波动，可选择短效的血管活性药物控制血压和心率。
② 手术切皮：切皮前需确保患者具备足够的麻醉深度。
③ 气腹：如行腹腔镜手术，气腹导致的腹压增高可压迫肿瘤，引起儿茶酚胺释放，从而发生血流动力学改变，需给予血管活性药物纠正。
④ 肿瘤探查：手术医师对肿瘤的操作等机械刺激会导致血浆中去甲肾上腺素和肾上腺素的急剧升高，引起血流动力学的极度不稳定，如高血压、严重心动过速或心动过缓、快速型心律失常、心排出量的急剧下降，左心室收缩和舒张功能失代偿等。如进行术中 TEE 监测，还可以发现因心肌缺血而导致的室壁运动异常，此时需使用血管活性药物维持血流动力学稳定。
⑤ 肿瘤切除后：肿瘤静脉结扎后，血浆中的儿茶酚胺释放突然中止，术前血容量欠缺、手术出血以及麻醉药引起的血管扩张均会引起持续的低血压状态。麻醉医师需密切关注手术进程，在此之前需尽可能保证患者有足够的循环血容量，并及时减少或停止使用扩血管药物。如果患者术中持续低血压，可以使用血管活性药，以维持血流动力学稳定。

问题 8　术后需要哪些监护？

（1）对持续血流动力学不稳定的患者，应实时监测动脉血压及血糖。

（2）对于术后苏醒较差的患者，需要监测电解质和相关激素水平。

（3）对于高龄、术前准备不充分、术中循环波动大的患者，特别是术前未发现的嗜铬细胞瘤患者，若患者术后苏醒质量不佳，应注意是否存在脑血管意外，可先通过体格检查排除，必要时行头颅 CT 或 MRI 等影像学检查。

问题 9　术后并发症有哪些？如何防治？

（1）血流动力学不稳定　患者术后血液儿茶酚胺水平迅速降低；术前残余 α-受体阻断效应的存在；外周血管收缩功能的减退；甚至术后低血容量等；都可能导致严重的低血压甚至休克。患者常需持续泵注去甲肾上腺素或血管升压素维持血压，以保证重要脏器供血。此类药物不可突然停用，以防血压再次下降。50%的患者可能发生术后持续高血压，若患者高血压持续超过一周，可能由容量负荷过大、肿瘤未切除干净、原发性或肾性高血压、医源性等原因（例如意外结扎肾动脉）所致。

（2）反射性低血糖　发生率约 4%，且主要发生在术后早期。其可能原因为胰高血糖素反射性升高，增加外周葡萄糖的吸收。当患者麻醉苏醒延迟或术后出现嗜睡时，应怀疑患者发生了低血糖。建议在术后 48h 内应密切监测患者血糖水平。出现低血糖时应及时补充葡萄糖；对有 2 型糖尿病的患者，应及时根据血糖情况调整胰岛素或口服降糖药的用量。

（3）肾上腺功能减退　双侧肾上腺嗜铬细胞瘤切除术或单独一个有功能的肾上腺嗜铬细胞瘤切除术后，肾上腺皮质可能出现不同程度的缺血或损伤，导致肾上腺激素分泌不足而发生肾上腺危象。患者常表现为不同程度的心悸、胸闷、呼吸急促、血压下降、四肢酸痛，甚至嗜睡等症状。肾上腺危象是嗜铬细胞瘤较为危险的并发症，一般发生于术后 24h。糖皮质激素的使用可有效预防肾上腺危象的发生。目前，对预防肾上腺功能减退的糖皮质激素替代治疗，建议遵照下述方案：在麻醉诱导的同时，静脉给予氢化可的松 100mg；术后静脉给予氢化可的松 100mg，每 8h 1 次，持续 24h；氢化可的松可维持 3d，逐渐减量至维持剂量（例如，氢化可的松 25mg，静脉给药或口服，一日 2 次；或泼尼松 10mg，口服，一日 1 次）。此外，双侧肾上腺切除的患者需终身接受糖皮质激素替代治疗。

问题 10　如何进行术后镇痛?

随着嗜铬细胞瘤腔镜手术开展的增多，区域麻醉技术联合术后多模式镇痛的应用，患者术后疼痛严重程度较传统开放手术大为减轻，这为患者术后快速康复奠定了基础。嗜铬细胞瘤手术常用的区域麻醉方法包括腹横肌平面阻滞和腹直肌鞘阻滞。椎管内阻滞也可用于嗜铬细胞瘤的术后镇痛，但应注意阻滞平面及药物用量，建议选择中长效局麻药物。多模式镇痛方案包括 PCA 泵的使用及静脉镇痛药物应用。对术后轻中度疼痛，可以使用 PCA 泵（阿片类药物或曲马多与非甾体抗炎药联合）；对于爆发性疼痛，可以持续静脉输注阿片类药物，以达到迅速缓解疼痛的目的。

嗜铬细胞瘤手术对胃肠功能无明显影响，应鼓励患者尽早进食以促进肠功能恢复。可通过早期肠内营养支持，为患者提供全面充足的营养，增强患者对手术创伤的耐受力，并促进早日康复。应在充分术后镇痛的基础上，积极鼓励患者早期下床活动并完成每日制定的活动目标。

关键点

- 手术中精神紧张、创伤刺激、肿瘤部位的挤压等均可诱发儿茶酚胺的释放，引起心血管、内分泌和代谢一系列病理生理变化。术中儿茶酚胺的变化表现为严重循环功能紊乱，是麻醉与手术危险性的根本原因。
- 术前用药主要针对儿茶酚胺的不良反应，主要目的是控制血压、心率和心律，使血容量恢复正常。术前对肿瘤相关情况及靶器官受累情况进行评估，充分做好术前准备。
- 应用全身麻醉复合硬膜外麻醉可使患者术中血流动力学更加平稳、儿茶酚胺释放量更小。
- 术中必须保证足够的麻醉深度，避免在诱导期间和肿瘤探查切除期间发生血流动力学波动，如高血压、严重心动过速或心动过缓、快速性心律失常、心排出量的急剧下降，左心室收缩和舒张功能失代偿等。麻醉医师需密切关注手术进程，需尽可能保证患者有足够的循环血容量。
- 术后并发症主要包括血流动力学不稳定、反射性低血糖及肾上腺功能减退等。做好术后镇痛，积极鼓励患者早期下床活动，并完成每日制定的活动目标，促进患者早日康复。

参考文献

[1] 张宇冠，汪一，徐宵寒，等．嗜铬细胞瘤切除术全身麻醉围术期血流动力学管理[J]．临床麻醉学杂志，2019 (8): 818-820.

[2] Bajwa S J S, Bajwa S K. Implications and considerations during pheochromocytoma resection: A challenge to the anesthesiologist[J]. Indian journal of endocrinology and metabolism, 2011, 15(Suppl 4): S337-344.

[3] Domi R, Laho H. Management of pheochromocytoma: old ideas and new drugs[J]. Nigerian journal of clinical practice, 2012, 15(3): 253-257.

[4] 中华医学会内分泌学分会．嗜铬细胞瘤和副神经节瘤诊断治疗专家共识（2020版）[J]．中华内分泌代谢杂志，2020, 36(9): 737-750.

[5] Bruynzeel H, Feelders R A, Groenland T H N, et al. Risk factors for hemodynamic instability during surgery for pheochromocytoma[J]. The Journal of Clinical Endocrinology & Metabolism, 2010, 95(2): 678-685.

[6] 郭向阳，罗爱伦，阎景波，等．含嗜铬细胞瘤的多发性内分泌腺瘤的临床特征及围术期麻醉管理[J]．中华麻醉学杂志，2003, 23(2): 101-104.

[7] 祝宇，王卫庆，沈永倩，等．嗜铬细胞瘤术前的高血压控制与术中高容量血液稀释[J]．临床泌尿外科杂志，2006, 21(8): 571-573.

[8] 齐茂辉．全麻复合硬膜外麻醉在老年嗜铬细胞瘤手术中的麻醉效果研究[J]．临床研究，2021, 29(9): 60-61.

（付学强　杨旭）

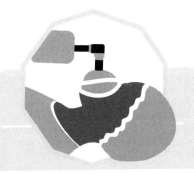

案例二十七

强直性肌营养不良患者的麻醉管理

一般情况：患者，男性，39岁，身高173cm，体重60kg。因"车祸致右股骨粗隆间骨折"入院。

现病史：患者于5h前被一辆车从侧面撞倒，右侧肢体着地，随即感到剧烈疼痛，伴局部肿胀，无法自行站立及行走，家属立即将其送至本院急诊，经X线检查确诊为右股骨粗隆间骨折，为进一步治疗收入住院。

既往史：既往有强直性肌营养不良15年，未规律治疗，具体治疗不详。糖尿病史3年，长期未规律口服二甲双胍，血糖控制不佳。2020年8月因"活动后胸闷"诊断为扩张型心肌病；20年前因甲状腺结节行左侧甲状腺切除术。

查体：BP 142/71mmHg，P 86次/分，T 36.2℃，R 20次/分。

专科查体：患者被平车推入病房，可见右下肢外旋内收短缩畸形，局部压痛明显，叩击痛阳性，髋关节活动受限，末梢血运良好。

实验室检查

（1）血常规　白细胞 9.78×10^9/L，中性粒细胞 8.08×10^9/L，淋巴细胞 1.05×10^9/L，Hb 171g/L，红细胞 5.74×10^9/L。

（2）尿常规　酮体++，尿葡萄糖+++，比重1.044，白细胞（高倍视野）15.5/HPF，上皮细胞（低倍视野）5.50/HPF。

（3）肝肾功能　肌酐54.5 mmol/L，碱性磷酸酶141.6U/L，γ-谷氨酰转移酶186U/L，乳酸脱氢酶262.6U/L，α-羟丁酸脱氢酶199 U/L，血糖16.6mmol/L。

（4）凝血酶原时间13.20s，纤维蛋白原5.88g/L，D-二聚体535ng/mL。

（5）甲状腺功能　T_3 0.53nmol/L，T_4 37.02nmol/L，FT 32.81pmol/L。

（6）糖化血红蛋白比值9.08%；C反应蛋白114.54mg/L。

（7）心肌梗死标志物　肌钙蛋白Ⅰ 0.05ng/mL，肌红蛋白31.4ng/mL，肌酸激酶同工酶 3.6ng/mL。

辅助检查

（1）ECG　窦性心动过速（107 次 / 分），一度房室传导阻滞。

（2）心脏彩超　左心增大；主动脉瓣轻度反流；左心室舒张功能减弱；左心室射血分数（LVEF）40%。

（3）CT　右股骨粗隆间骨折。

入院诊断：右股骨粗隆间骨折、强直性肌营养不良、扩张型心肌病、糖尿病、低 T3 综合征。

拟行手术：股骨转子间骨折闭式复位内固定术。

问题 1　如何对强直性肌营养不良患者进行术前评估？

（1）中枢神经系统　强直性肌营养不良患者可并发认知障碍、焦虑等中枢神经系统并发症，这些并发症增加了患者对镇静剂、抗焦虑药、镇痛药如阿片类药物等的敏感性。

（2）循环系统　强直性肌营养不良患者循环系统主要表现为心脏传导系统异常、心动过速、心肌病和瓣膜病等。约 40% 以上的患者心电图中会出现伴 PR 间隔延长的一度房室传导阻滞，是强直性肌营养不良 1 型患者最常见的传导异常。而最常见的心律失常是心房性的，但也可以看到单一性或多形性室性心动过速。因此，对于这类患者应特别注意心血管表现，以制定最佳的治疗方案，特别是麻醉方式和药物的选择。如有心肺症状或心电图异常，应考虑经胸超声心动图检查。应询问是否使用心脏起搏器和除颤器等心律管理设备。

（3）呼吸系统　强直性肌营养不良患者膈肌、腹肌及其他呼吸肌肌力减弱，导致咳嗽、吞咽困难和功能残气量降低，同时对二氧化碳（CO_2）浓度增加的反应减弱，故常合并慢性高碳酸血症，且对镇静剂和麻醉剂的敏感性增加，故麻醉过程中呼吸衰竭是强直性肌营养不良患者最常见的死亡原因。因此密切监测氧合功能，充分评估患者气道保护能力和积极治疗肺部感染对预防强直性肌营养不良者的麻醉并发症至关重要。对于术前有呼吸系统症状的患者，应完善肺功能检查。

（4）内分泌系统　强直性肌营养不良患者易并发内分泌系统疾病，包括甲状腺功能减退、性腺功能减退、生长激素分泌异常、葡萄糖代谢和胰岛素分泌异常（常合并糖尿病）等。术前应常规完善患者血糖、甲状腺功能等内分泌功能的检查。

（5）消化系统　80% 强直性肌营养不良患者存在胃肠道并发症，由于胃排空延迟和咽部肌肉功能障碍，患者有较高的误吸风险，因此术前应避免使用任何镇静剂，以免进一步加重呼吸抑制。术前应考虑使用甲氧氯普胺和 H_2 受体拮抗剂预防误吸。

问题2 强直性肌营养不良患者可以选择什么麻醉方式？分别应该注意哪些问题？

（1）局部麻醉　对于强直性肌营养不良患者，在满足手术需要的前提下，应尽量选择局部麻醉，避免使用镇静药。蛛网膜下腔阻滞和硬膜外麻醉作为术中麻醉或作为术后镇痛效果是比较好的，但也应该在麻醉期间对患者进行密切监测。

（2）全身麻醉　在选择全身麻醉时麻醉医生在所有阶段都应该非常小心谨慎。在全身麻醉诱导过程中，硫喷妥钠由于具有较长时间的呼吸抑制而相对禁忌。挥发性麻醉药常引起寒战，进而诱发肌强直，也易诱发恶性高热，使用时需谨慎。异丙酚已被安全用于诱导和维持麻醉，故可以选择全凭静脉麻醉。应尽量避免使用肌松药物，特别是在手术不需要的情况下，如果需要使用肌松剂，应确保患者术后肌力完全恢复。琥珀胆碱可引发全身肌强直反应，导致气管内插管和通气困难，也可因肌肉收缩和高血钾导致心脏骤停。因此，强直性肌营养不良患者应避免使用琥珀酰胆碱。非去极化肌松剂在用于强直性肌营养不良患者时作用时间延长，因此需减量使用。

（3）周围神经阻滞　实施周围神经阻滞时神经刺激可能导致肌强直，故应谨慎选择周围神经阻滞麻醉。但现在超声引导下神经阻滞，定位准确，避免了对神经的刺激，不仅不会引发肌强直，还在很大程度上减少了摆放体位时疼痛对患者的刺激。故在满足手术的需求下可选择超声引导下神经阻滞麻醉。

问题3 对于合并扩张型心肌病的患者如何进行术前评估与准备？

① 胸部X线片若存在肺静脉淤血，肺间质或肺泡性肺水肿，需要术前积极抗心衰及利尿治疗。

② ECG判断是否存在恶性心律失常或高度房室传导阻滞，并明确是否存在起搏器或植入式心脏转复除颤器的指征，从而防止围术期猝死。

③ 超声心动图评估心腔大小、室壁运动功能、有无附壁血栓等，以决定术前是否需要调整用药及抗凝。

④ 检测BNP、NT-proBNP，若二者水平显著升高或居高不降或降幅<30%，预示围术期死亡风险增加，需暂缓择期手术。

⑤ 术前纠正贫血及电解质、肝肾功能异常。

⑥ 术前治疗用药包括 β-受体阻滞剂、ACEI 类药物等。利尿药手术当天停用，β-受体阻滞剂维持使用。若术前需要抗凝治疗，常采用华法林或达比加群。根据手术类型及麻醉方法，选择合适的停药时间（华法林 5～7 天，达比加群 2～3 天）。

⑦ 检测空腹和餐后 2h 血糖。

⑧ 糖化血红蛋白（HbA1c）升高是围术期死亡率和并发症发生率增高的独立危险因素。

⑨ 全面了解患者糖尿病分型、目前的治疗方案、血糖控制的平均水平和波动范围。

问题 4　对于此类患者术中管理的注意事项有哪些？

① 避免心肌抑制。

② 出现顽固性低血压时，首选多巴胺和多巴酚丁胺，增加心肌收缩力、提高心率来增加心排血量进而维持循环稳定。严重心力衰竭患者，加用肾上腺素和异丙肾上腺素。麻黄碱有一定 β 受体兴奋作用，去氧肾上腺素以 α 受体兴奋为主，可升高体循环阻力，加重心脏后负荷，所以不作为首选用药。去甲肾上腺素可以通过增加舒张压来增加冠状动脉的灌注，而如果长时间输注会加重后负荷，会导致心脏毒性。强直性肌营养不良患者术中血流动力学管理用药见表 27-1。

表 27-1　强直性肌营养不良患者术中血流动力学管理用药

指标	目标	推荐用药	禁忌/慎用
心率	正常至增高	多巴胺	β-受体阻滞剂
前负荷	正常至增高	补液量	硝酸甘油
后负荷	低	ACEI、硝普钠、米力农	去氧肾上腺素
收缩力	增加	多巴胺、多巴酚、肾上腺素、米力农	高浓度吸入麻醉药 大剂量 β-受体阻滞剂

③ 对于心动过缓的患者，给予阿托品目的仅仅是预防心率在麻醉中进一步下降，应小心控制剂量，切忌将心率提高过快而增加心肌耗氧量。

④ 扩张型心肌病患者易出现严重的循环抑制和低血压，努力避免麻醉诱导期间血压剧烈波动，保证心肌灌注。

⑤ 严格把控液体出入量，原则上每输入 1000mL 液体需给予呋塞米 5mg，保证尿量，减轻心脏前负荷；保证通气，充分给氧，避免二氧化碳潴留及高碳酸血症。

问题 5　术中对患者应该进行哪些监测？

麻醉前应常规进行心电图，有创动脉血压监测，早期间断行动脉血气分析；

放置多腔中心静脉导管，以便监测 CVP 和应用血管活性药物，密切监测液体出入量。因强直性肌营养不良患者对阿片类药物和麻醉药均非常敏感，同时术中低温、寒战、外科或机械刺激和电灼等方式均可诱发患者肌强直，故在麻醉中除了使用标准的 ASA 监测仪外（术中监测 ECG、SpO_2、血压、围术期血糖），还应使用神经肌肉阻滞监测仪和温度监测仪。同时术中使用加热毯和液体加热器保持正常体温和保持手术室温度也是非常重要的。

问题 6 对此类患者如何进行术后管理？

术后早期应进行动、静脉血流动力学监测，同时继续给予胰岛素控制血糖，并按时监测血糖。尤其是接受全身麻醉的患者，术后应密切观察 24h，防治心功能不全。如果可能，建议尽量避免使用阿片类药物，并对术后疼痛进行多模式治疗。本病例术后采用了多种镇痛方法联合使用：给予超声引导下右侧髂筋膜阻滞用于术后镇痛，镇痛效果确切，减少了阿片类药物的使用；术毕给予非甾体抗炎镇痛药酮咯酸氨丁三醇并联合使用 PCIA，为患者提供了完善的术后镇痛。

关键点

- 术前详细询问病史，充分了解患者疾病严重程度及重要器官系统受累情况，同时完善相关体格检查和实验室检查。必要时进行多学科会诊，以制定完善的麻醉手术计划。
- 术中完备相关监测手段，采用连续脉搏血氧仪和心电图监测血氧饱和度和心率。监测体温，注意患者保暖，以免低体温诱发患者肌强直。
- 尽量选择局部麻醉，尽量避免使用镇静药、琥珀胆碱和挥发性吸入麻醉药，以免琥珀胆碱和挥发性吸入麻醉药诱发肌强直和恶性高热。
- 手术室需备有除颤器，患者身上应有除颤器垫。
- 计划术后可能延长的住院时间。

参考文献

[1] 陈清华. 强直性肌营养不良患者甲状腺术后呼吸衰竭 1 例 [J]. 医药前沿, 2018, 8(34): 75.

[2] Bisinotto F M, Fabri D C, Calçado M S, et al. Anesthesia for videolaparoscopic cholecystectomy in a patient with Steinert disease.Case report and review of the literature. Rev Bras Anestesiol, 2010, 60(2): 181-191, 105-110.

[3] Sovari A A, Bodine C K, Farokhi F. Cardiovascular manifestations of myotonic dystrophy-1[J]. Cardiol Rev, 2007, 15(4): 191-194.

[4] LoRusso S, Weiner B, Arnold W D. Myotonic Dystrophies: Targeting Therapies for Multisystem Disease[J]. Neurotherapeutics, 2018, 15(4): 872-884.

[5] Mangla C, Bais K, Yarmush J. Myotonic Dystrophy and Anesthetic Challenges: A Case Report and Review[J]. Case Rep Anesthesiol, 2019: 4282305.

[6] Uno R, Matsuda S, Murao K, et al. Use of Sugammadex in a Patient with Myotonic Dystrophy Undergoing Laparoscopic Cholecystectomy[J]. Masui, 2017, 66(5): 550-553.

[7] Morimoto Y, Mii M, Hirata T, et al. Target-controlled infusion of propofol for a patient with myotonic dystrophy[J]. J Anesth, 2005, 19(4): 336-338.

[8] Larach M G, Rosenberg H, Gronert G A, et al. Hyperkalemic cardiac arrest during anesthesia in infants and children with occult myopathies[J]. Clin Pediatr (Phila), 1997, 36(1): 9-16.

[9] Parness J, Bandschapp O, Girard T.The myotonias and susceptibility to malignant hyperthermia[J]. Anesth Analg, 2009, 109(4): 1054-1064.

[10] 廖玉华. 中国扩张型心肌病诊断和治疗指南：创新与转化 [J]. 中国循环杂志, 2019, 34(S1): 120-121. DOI:10.3969/j.issn.1000-3614.2019，增刊：028.

（王晓冬　徐梦颖）